아로마테라피

Aromatherapy

아로마테라피 Aromatherapy

2017년 8월 10일 1판 1쇄 인쇄
2017년 8월 16일 1판 1쇄 발행

지은이 | 이성옥 외
펴낸이 | 김진환
펴낸곳 | **정담미디어 · (주) 학지사**
04031 서울특별시 마포구 양화로 15길 20 마인드월드빌딩
대표전화_ 02-330-5188 팩스_ 02-326-0338
등 록 | 2010년 2월 8일 제313-2010-36호
메 일 | jdmpub@jdmpub.com
홈페이지 | http://www.jdmpub.com

ISBN 978-89-6069-629-7 93510

가 격 | 25,000원

※ 정담미디어는 학지사의 자매회사입니다.

아로마테라피

Aromatherapy

이성옥 김경미 김광옥 박미은 심은경 이영아 이순례 장윤선 공저

정담미디어

저자 소개

이성옥	대동대학교
김경미	경남정보대학교
김광옥	동주대학교
박미은	대동대학교
심은경	동명대학교
이영아	부산여자대학교
이순례	영산대학교
장윤선	동명대학교

머리말

인체가 지닌 신비로움에 대한 과학적 접근과 분석은 과학 중에 과학이라는 절대적인 경이로움 때문에 놀라움을 금치 못하고 있음이 사실이다.

특히 건강한 인체에 아름다움을 표현하고자 많은 에스테티션들이 여러 방면으로 접근하여 노력하고 있다는 점은 매우 고무적인 일이며, 피부미용관련 산업은 짧은 역사와 열악한 교육환경에도 불구하고 기술경쟁과 교육경쟁의 시대를 거쳐 경영경쟁 시대를 맞고 있다고 해도 과언이 아닐 것이다. 또한 국내 · 외적으로 전문인 양성교육이 정착되어가고 있으며 다방면의 전문가 및 예비전문 인력이 양성 · 배출되고 있다. 그 중에서도 아로마테라피는 현대인들의 불규칙한 생활 리듬과 운동 부족, 스트레스로 인한 건강의 적신호에 좋은 효과를 줌으로써 전문인은 물론 일반인도 많은 관심을 가지고 있는 분야이다.

아로마테라피는 향기요법으로 여러 매체를 통하여 많이 알려져 있으며, 건강을 위한 미용으로 대체의학과 접목되어 활용성이 더욱 확산되고 있다. 또한 향기식물의 재배에서부터 사용부위, 사용방법, 추출방법까지 많은 사람들의 관심을 받고 있으며, 다양한 차를 비롯하여 향신료, 건강, 관광, 힐링 등 관련 산업 분야에서도 활용도가 커지면서 많은 사람들이 보고, 느끼고, 체험하는 다양한 산업으로 발전하고 있다. 따라서 현장에 있는 에스테티션은 물론이고 전문 인력 양성과 배출에 앞장 서 있는 교육계에서 많은 관심을 가지고 연구하고 있으며, 근래에 들어 그리 흔하지 않던 아로마요법에 대한 전공서적들을 시중에서 많이 볼 수 있다.

이 책은 앞서 연구된 많은 전공서적을 모태로 현장에서 실제 교육에 임하고 있는 교수들이 모여 좀 더 체계적으로 아로마테라피에 접근하고자 대학 교재와 함께 일반인들에게도 보급하는 것에 초점을 맞추어 집필하게 되었다.

최선을 다하였으나 많은 부분이 미비하고 부족하여 부끄러움이 앞서지만 앞으로 더욱더 연구 노력하여 수정 · 보완하여 아로마테라피에 대한 학문적 임상결과를 바탕으로 지금의 부족함을 채울 것임을 약속드린다.

이 작은 한 권의 책이 건강을 위한 작은 지침서가 되어 모든 이들의 건강한 삶에 도움이 되기를 간절히 바라며, 이 책이 나오기까지 수고해 주신 정담미디어 출판사 사장님 이하 임직원 여러분께 감사드린다.

2017년 8월

저자 일동

차례

Chapter 1
아로마테라피의 이해

학습내용

- 아로마테라피의 정의
- 아로마테라피의 역사
- 에센셜오일의 보관방법
- 에센셜오일의 안전성과 위험성
- 에센셜오일의 추출방법

학습목표

- 아로마테라피의 정의 및 역사를 이해할 수 있다.
- 아로마테라피를 위한 에센셜오일의 보관방법을 알 수 있다.
- 아로마테라피를 위한 에센셜오일의 안전성과 위험성을 알 수 있다.
- 여러 가지 에센셜오일의 추출방법을 알 수 있다.

1 아로마테라피의 정의

아로마테라피(aromatherapy)의 어원은 그리스에서 유래되었으며, 향기를 의미하는 '아로마(aroma)'와 치료법을 뜻하는 '요법(therapy)'의 합성어이다. 향기(香氣)요법이라고도 한다. 아로마요법은 고대로부터 전해 내려오는 민간요법이다. 신성한 종교의식과 중요한 행사 시 불을 피워 향을 내거나 아로마오일을 후각과 피부에 적용하여 몸과 마음의 영(spirit)을 건강하게 하는 요법으로 약 6,000년 전부터 사용한 전통요법이기도 하다. 특히 고대 이집트인들은 몸과 마음의 질환을 치유하거나 종교의식을 위한 목적으로 널리 사용하였으며, 고대 그리스, 로마, 인도와 중국에서도 여러 가지 목적으로 아로마요법을 행하였다.

아로마테라피(aromatherapy)란 향기나는 식물(herb)의 꽃, 잎, 줄기, 열매, 뿌리나 과수, 씨앗 등 식물에서 여러 가지 방법으로 추출한 아로마오일(aroama oil, 향유) 또는 에센셜오일(essential oil, 정유)을 이용한다. 식물에서 추출한 100% 순수한 아로마오일은 식물 호르몬이라 볼 수 있는데 각각의 오일마다 여러 가지의 다양

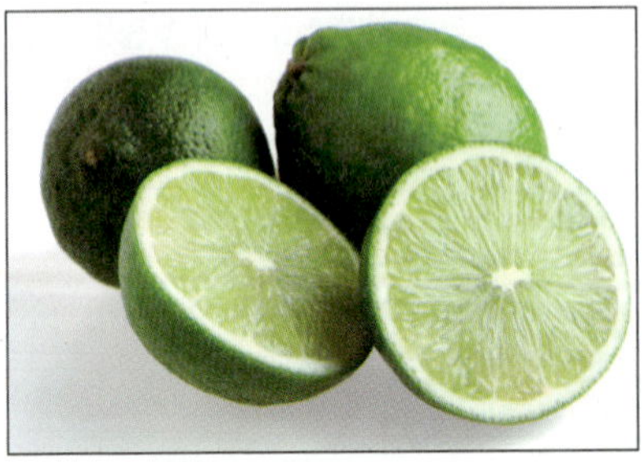

그림 1-1 라임

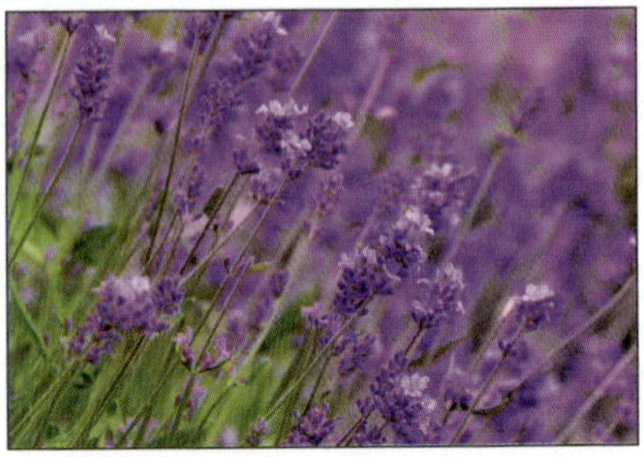

그림 1-2 라벤더

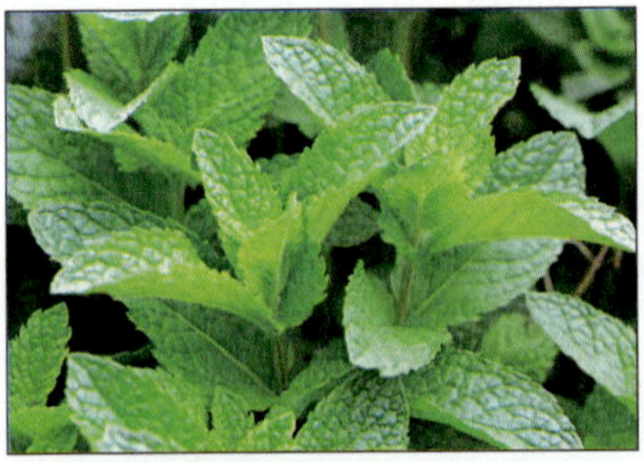

그림 1-3 페퍼민트

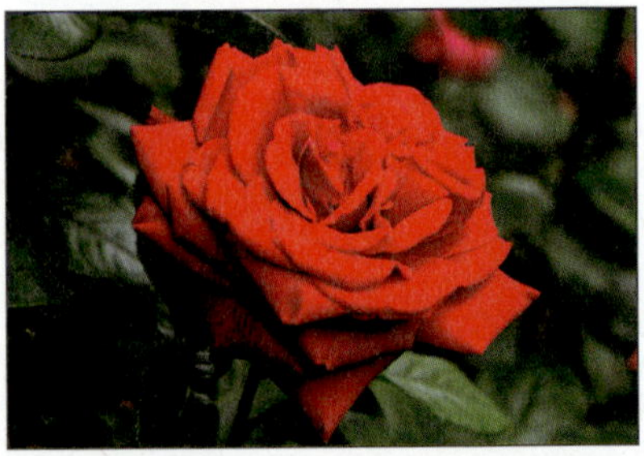

그림 1-4 로즈

한 작용성분을 함유하고 있으며 이들이 종합적으로 작용될 때 아로마 효과를 극대화할 수 있다. 아로마요법은 목욕, 마사지, 흡입 등 다양한 방법으로 인체의 후각, 피부, 점막세포를 통해 빠르게 흡수되어 신체적 · 정신적 부조화를 개선하며 질병 예방과 건강의 항상성을 유지, 촉진시킨다. 또한 정상적인 피부건강을 되찾는 역할을 하면서 총체적인 관점에서 건강과 미(美)를 증진시키기 위한 자연요법이다.

아로마오일은 탄화수소(hydrocarbon), 알코올(alcohol), 알데히드(aldehyde), 케톤(ketone), 에스테르(ester), 옥사이드(oxide) 등의 분자량이 비교적 작은 물질들로 이루어져 있기 때문에 휘발성이 높아 체내에 빠르게 흡수된다.

국제적으로 지명도가 높은 영국의 통합 아로마테라피협회 IFPA(The International Federation of Professional Aromatherapists)는 다음과 같이 아로마테라피를 정의하고 있다. "아로마테라피는 향기 식물에서 추출한 정유를 사용하여 인간의 신체를 비롯한 정서에까지 효능을 발휘하는 자연요법 중의 한 가지 방법이다."

여러 연구에서 아로마테라피의 오일 종류는 300여 가지 이상으로 알려져 있지만 주로 사용되는 아로마오일의 종류는 100여 가지 정도로, 일상생활에서 건강증진 및 피부미용, 정신적 균형, 화장품 등에 널리 사용되며 일부 허브는 음식에도 사용된다. 따라서 아로마요법은 자연 지향적이며 건강에 관심이 많은 요즘, 비교적 안전하고 실용적인 미용건강법으로 구미 각국과 일본, 호주 등지에서 호평을 받고 있다.

2 아로마테라피의 역사

1) 고대시대의 아로마요법

인류의 탄생과 더불어 고대인들은 오랜 시간의 경험을 바탕으로 특정 식물이 상처를 낫게 하거나 질병 치유에 도움을 준다는 것을 알게 되었다. 방향물질을 이용한 요법의 역사는 명확한 시기를 찾기 힘들지만 고대시대의 이집트, 인도, 그리스, 로마, 중국 문헌에서 찾아볼 수 있으며 고대 이집트 유적에서는 약초의 사용법이 상세히 기록되어 있다. B.C 3000년경 이집트에서는 아로마오일을 의학, 미용, 시체 봉합, 종교적 목적 등으로 광범위한 분야에 사용하였다. 람세스 2세의 미라는 로만카모마일의 오일을 방부제로 사용했다고 전해지며, 여왕 클레오파트라는 미용방법으로 다양한 아로마를 사용하여 자신을 가꾸었다고 전해진다. 고대의 사람들은 식물의 향기가 영혼뿐만 아니라 몸과 마음을 조절해 주는 효능이 있다고 생각하였다.

B.C 2000년경 쓰인 인도에서 가장 오래된 서적 아유르베딕 텍스트(Ayurvedic text)에는 700여 종의 식물들에 대한 연구 기록이 있으며 샌들우드(sandalwood), 미르(myrrh), 진저(ginger), 시나몬(cinamon) 등의 오일을 이용해 종교 행사를 하거나 미라 방부제와 화장품을 만들었다는 기록이 있다. 또한 고대시대에는 소수 계층에 속하는 사람인 성직자, 왕족, 귀족 계층만이 향을 사용할 수 있었으며 미르는 시체에 발라 미라를 만들기도 하였다.

성경의 기록에 따르면 예수가 탄생했을 때 동방박사들이 전해준 선물로 유명한 황금, 프랑킨센스(유향, frankincence), 미르(몰약, myrrh) 중 유향과 몰약은 몸의 보호와 질병예방에 사용되었다. 프랑킨센스와 미르는 현대에서도 아로마테라피에서 많이 활용되는 에센셜오일이다.

아로마오일의 사용은 이집트에서 그리스, 로마로 전파되어 질병치료는 물론 목욕이나 마사지 등에 다양하게 활용되었으며 고대시대 로마에서는 목욕 문화의 발달로 대규모의 목욕탕에서 로즈메리(rosemary), 세이지(sage), 펜넬(fennel), 로즈(rose), 카모마일(chamomil) 등의 아로마오일이 사용되었다. 특히 로마 제5대 네로 황제는 로즈(rose)향을 즐겨 사용하였다고 알려져 있다.

기원전 4세기경 그리스의 의학자 히포크라테스는 방향식물을 이용한 오일 사용법을 자료화하여 건강을 유지하는 최상의 방법이 아로마 목욕과 마사지라고 주장하기도 하였다.

약 2200년 전 중국에서 쓰인 전통 의학서 황제내경(黃帝內經)에는 다양한 식물

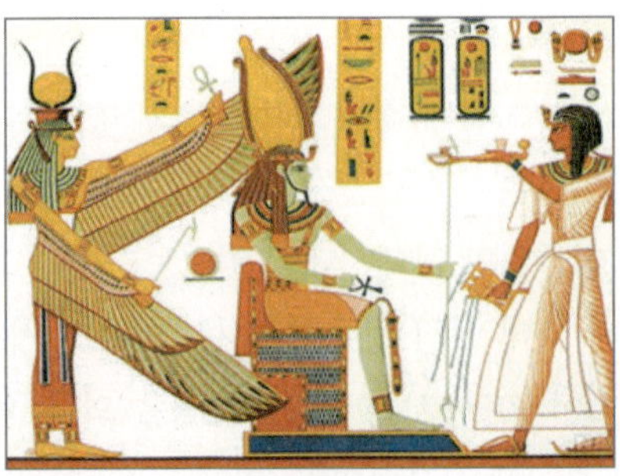

그림 1-5 왕에게 향유를 바치는 이집트 벽화

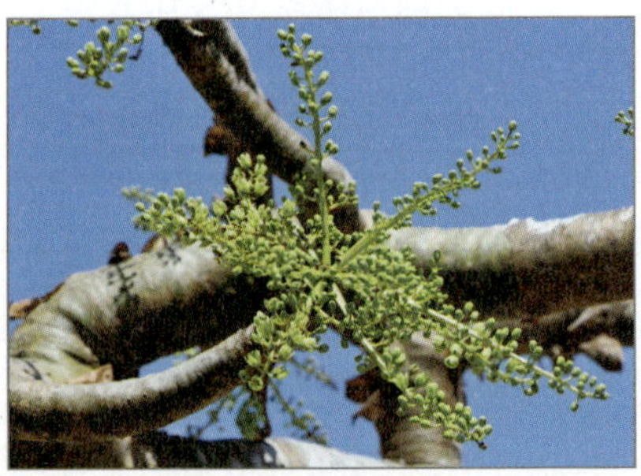

그림 1-6 프랑킨센스(유향)

의 효능을 자료화하였으며, 본초강목에서는 약 200여 가지 이상의 식물을 혼합한 처방을 찾아 볼 수 있다.

고대시대의 우리나라에서도 허브를 활용하였다. 삼국유사의 기록에 곰과 호랑이가 인간으로 태어나기 위해 마늘과 쑥만 먹으며 백일 동안 굴속에서 기도하는 기록이 있다. 마늘과 쑥은 예로부터 현재까지 일상생활에 다양하게 사용하는 민간요법이며 서양에서도 오래 전부터 사용했던 허브이다.

2) 중세시대의 아로마요법

중세시대 아로마요법의 역사를 살펴보면, 12세기경 동양에서 향기 물질을 향료와

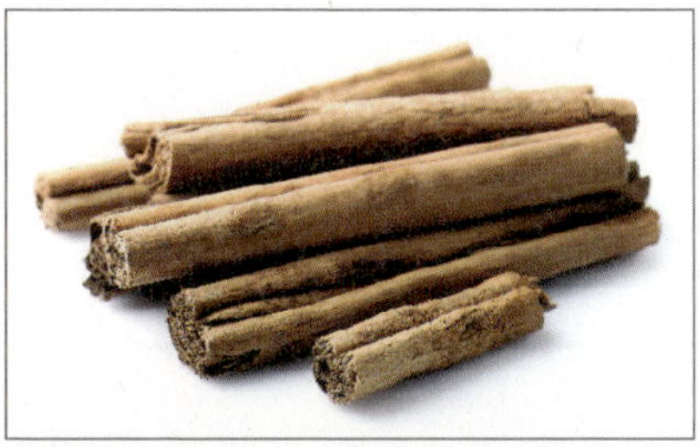

그림 1-7 샌들우드

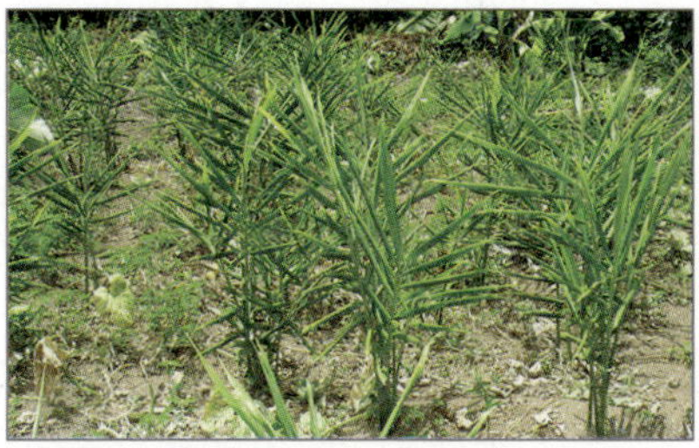

그림 1-8 진저

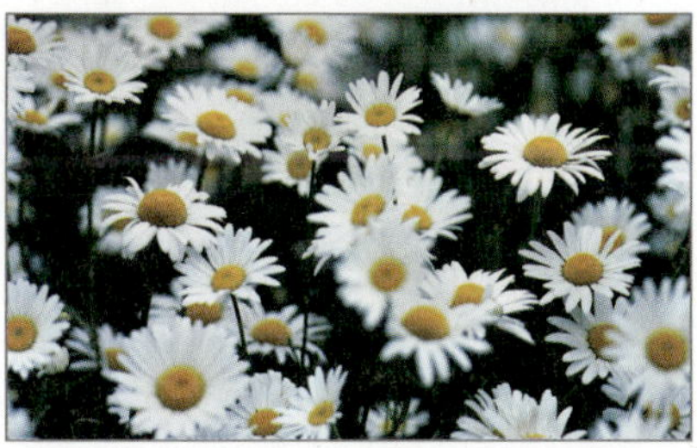

그림 1-9 카모마일

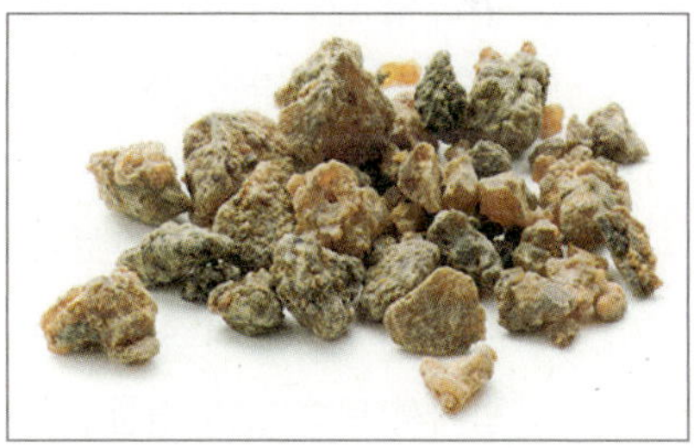

그림 1-10 미르

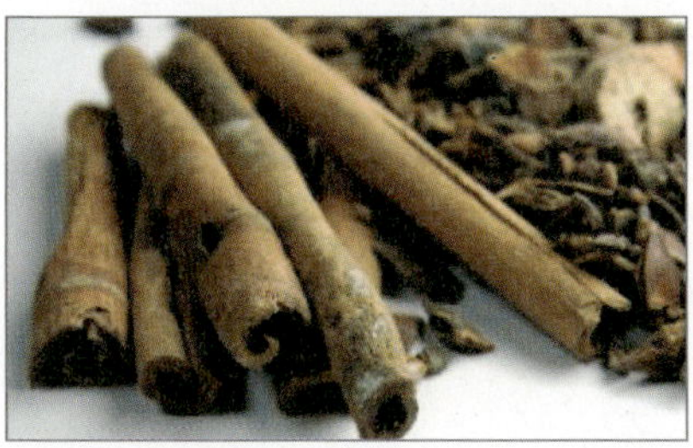

그림 1-11 시나몬

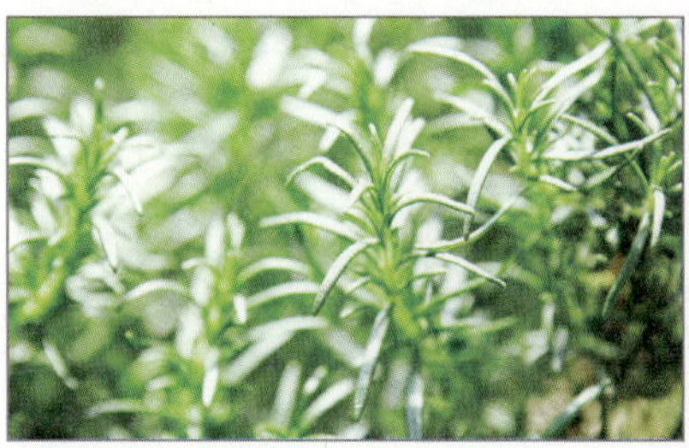

그림 1-12 로즈메리

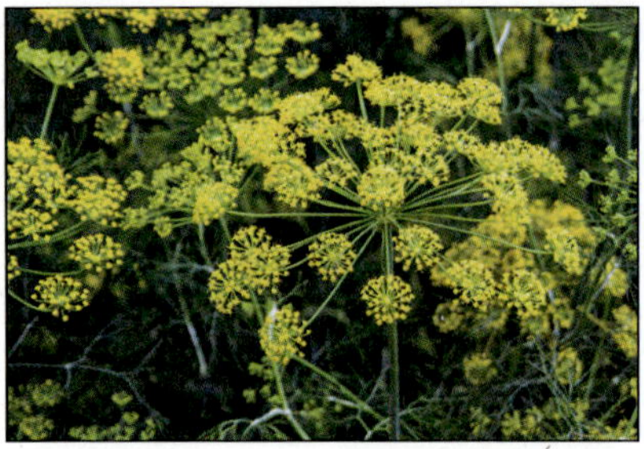
그림 1-13 펜넬

함께 들여와 아랍의 연금술사들이 발명한 냉각장치에 에틸알코올을 이용하여 아로마오일을 추출할 수 있는 증류법이 유럽에 소개되었다.

영국에서는 정유를 13세기에 처음 사용했다는 기록이 있으며 가죽 제품을 만들다가 정유 물질에 방부 효과가 있는 것을 알아내었으며 이 외에 탈취제, 청결제, 소독제로도 사용하였다. 1370년 헝가리에서 한 수도사가 로즈메리 오일에 에틸알코올을 녹여 최초의 알코올 향수인 헝가리워터(hungary water)를 만들었다. 당시 신경통이 심했던 엘리자베스 여왕은 헝가리워터를 사용하여 건강을 되찾았으며 이후 이 헝가리워터는 일명 '영혼의 물'이라 불리게 되었다.

3) 근대시대의 아로마요법

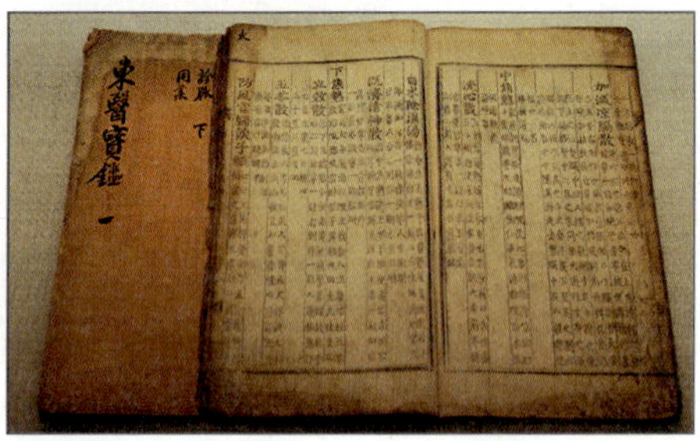
그림 1-14 동의보감

14세기부터 17세기까지 유럽에는 주기적으로 최악의 전염병인 흑사병(pest)이 대유행하여 한때 유럽인구의 약 1/3~1/2이 사망했다. 사람들은 향기물질을 사용하거나 로즈메리, 소나무 등의 허브 식물을 불에 태워 전염병을 피하고자 하였다. 이 무렵 아로마의 효능을 체험한 유럽에서 토종 향기 식물인 라벤더, 세이지, 로즈메리 등을 이용한 민간요법에 관심을 가지기 시작했다. 16세기경부터 이탈리아의 베니스인은 로마시대의 향유 문화를 계승하여, 가죽제품을 만들 때 향유로 가죽의 잔여 독성물질을 제거하는데 사용하는 등 향유가 실생활에 도입되기 시작하였다.

우리나라에서는 허준(許浚, 1539-1615)이 집필한 조선 최고의 의서인 동의보감(東醫寶鑑) 탕액편에 민간요법에서 사용하는 약초(허브)를 이용한 처방 800여 가지가 실려 있다.

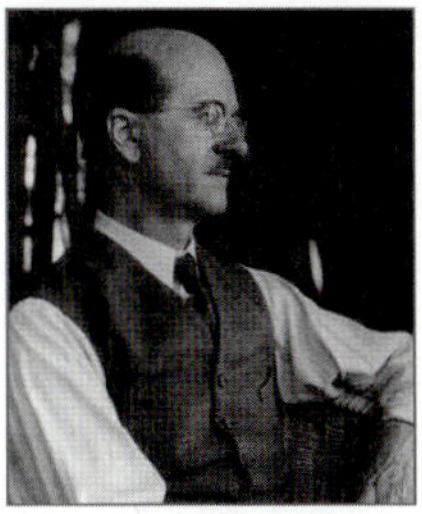

르네 모리스 가테포세
(Rene Maurice Gattefosse)

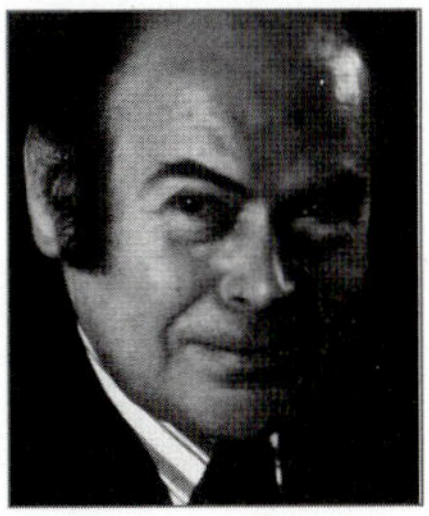

쟝 발네
(Jean Valnet)

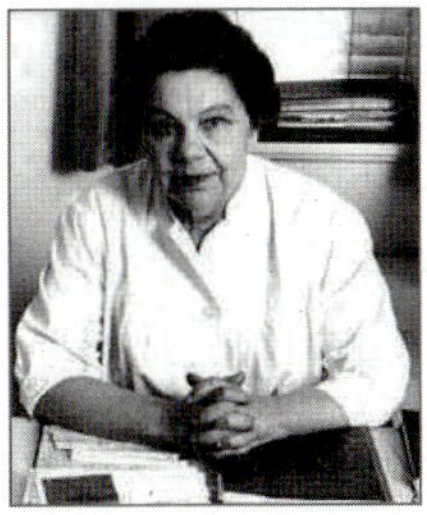

마가렛 모리
(Marguerite Maury)

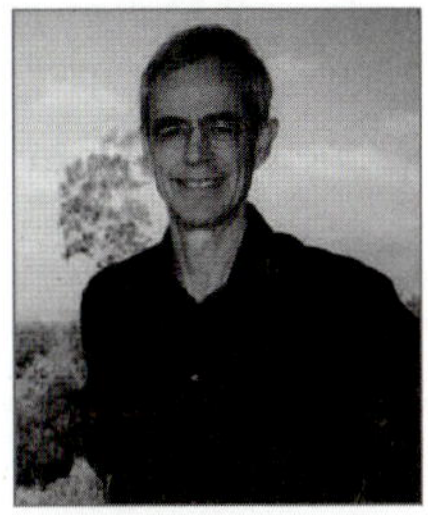

로버트 티셔랜드
(Robert Tisserand)

그림 1-15 20세기 아로마테라피 연구자

4) 20세기 아로마요법

아로마테라피(aromatherapy)라는 용어는 프랑스의 화학자인 르네 모리스 가테포세(Rene Maurice Gattefosse)가 1928년에 "아로마테라피"라는 저서를 통해 처음 사용하였다. 아로마오일을 치료적인 면에서 이용하게 된 동기는 향료 실험 중 폭발로 화상을 입어 상처난 손을 라벤더 오일통에 넣게 되었고 그 후 놀랍게도 그의 손이 빠르게 치료되면서 라벤더 오일에 치유 효과가 있음을 발견하였기 때문이다. 그 후 아로마에 대한 과학적 연구가 시작되었다. 1960년경 프랑스 의사 쟝 발네(Jean Valnet)와 오스트리아 생화학자 마가렛 모리(Marguerite Maury) 등은 가테포세의 사건에 영향을 받아 아로마요법을 연구하게 되었는데 제2차 세계대전중 군의관이었던 발네는 부상병의 상처와 화상치료에 타임, 레몬, 클로버, 카모마일 등을 사용하였다. 그 후 발네는 향료가 심리적 문제의 치료에도 효과가 있음을 알게 되었다. 발네의 책 「Aroma therapie」는 영어로 번역되어 「The Practice of Aromatherapy」로 출간되면서 아로마요법 운동을 불러 일으켰다. 생화학자 마가렛 모리는 전인적 아로마테라피 개발에 많은 역할을 한 사람으로, 영어로 출간된 그녀의 저서 「The Secret of Life and Youth」에서 그녀는 마사지 뿐 아니라 사람의 마음 변화를 가져다 줄 수 있는 정신 치료 물질로서 에센셜오일의 중요성을 강조했다. 1977년, 발네와 가테포세의 연구업적에 많은 영향을 받은 안마사 로버트 티셔랜드(Robert Tisserand)는 「The Art of Aromatherapy」를 출간하여 미국인들의 관심을 모으는데 성공하였으며 현재에 이르기까지 다양한 아로마테라피 활용법에 관한 저서를 출간하고 있다. 발네, 모리, 티셔랜드 등의 연구와 노력으로 고대로부터 사용된 허브의 용도가 재발견됨으로써 아로마요법이 학문적 치료기술로 전환되었다.

5) 현대의 아로마테라피

현대 의료에서도 아로마테라피 연구가 지속되면서 예일대학의 도드(Dodd), 톨러(Toller) 등에 의해 후각기능과 대뇌 둘레계통(limbic system)과의 연관성에 대한 이해가 커지고 있으며 학문적, 임상적으로 큰 발전을 가져왔다. 그 후 밀라노 대학의 로베스티(Robesti P.)가 에센셜오일의 신경진정, 흥분작용을 연구하여 임상적으로 확인하였으며 일본 아키타 대학의 하세가와(Hasegawa)는 향기에 의한 심신증의 치료법을 개발하였다. 이와 같은 연구와 임상적 배경으로 아로마테라피는 약리활성 성분을 포함한 천연성분과 식물추출물 등을 이용하여 인체의 후각, 피부, 점막세포를 통하여 흡수되었을 때 몸과 마음에 일어나는 생리 · 심리적 효과에 관한 연구가 왕성하게 이루어지고 있다.

최근에는 에센셜오일의 생화학요법의 응용으로 방향성, 방부성, 살균성, 항균성 등의 뛰어난 효과가 과학적으로 검증되고 있으므로 유럽의 영국, 프랑스를 중심으로 의학적 영역에서도 연구가 활발하게 이루어지고 있다.

우리나라에서 허브가 일반인에게 알려진 것은 1996년경이다. 당시 충청북도에서는 지역 경제 활성화의 일환으로 허브를 도입하면서 공공단체에서 허브란 용어를 사용하였다. 허브 향은 대중의 관심을 받기 시작했으며 인기에 힘입어 아로마테라피도 일부 계층에서 활용되기 시작했다. 신경정신과 의사 모임 및 한의사 모임 등 의료분야에서 향을 이용한 치료법이 선보여지기 시작하면서 동호회가 만들어지고 협회들이 결성되었다.

현재 우리나라의 아로마테라피는 에스테틱 등 여러 분야에 보급되어 사용하고 있으며 아로마테라피 용품 전문점에서도 에센셜오일을 취급하고 있다. 외국에서 도입된 아로마테라피 전문가도 양성되고 있으며 이들을 통해 아로마테라피는 건강

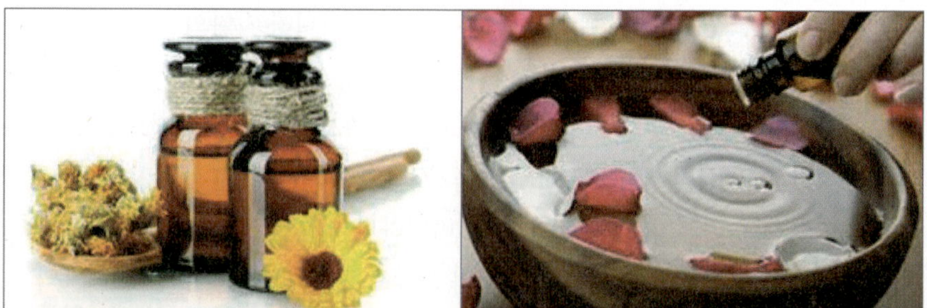

그림 1-16 아로마테라피

이나 미용 또는 휴식의 방법으로 일상생활에 도입되어 전문적인 연구도 진행되고 있다. 그러나 아로마테라피의 활용이 시작된 기간이 짧아 다양한 사용방법이 미흡한 실정으로 앞으로 많은 연구와 노력이 필요하다.

우리나라의 사회인구 고령화와 평균 수명 연장은 노화로 인한 퇴행성 만성질환 증가를 가져오고 있다. 아로마요법은 정신적, 신체적 질병의 예방과 치유 개선 효과가 있으므로 노인들도 안전하게 사용할 수 있는 아로마테라피 활용 연구가 필요하다.

현대인은 일상생활 속에서 과도한 스트레스에 노출되거나 피로가 쌓이면 피부가 거칠어지고 수면장애, 신경성 근육 이상 등을 일으키기도 한다. 이 경우 증상에 맞도록 적절한 농도의 에센셜오일을 희석하여 아로마테라피를 실시하면 신체의 면역성을 높여주고 스트레스 호르몬의 분비를 억제해 정신적 · 육체적 긴장을 완화하고 뭉쳐진 근육을 이완시켜 심신의 건강과 함께 미용 효과도 높일 수 있다.

3 에센셜오일의 보관방법

에센셜오일은 햇빛, 열, 금속, 습기, 산소 등에 노출되면 오일의 특성 성분이 영향을 받아 향이나 색이 변하고 화학적 변화가 일어나 품질이 저하될 수 있다. 보관방법이 잘못되어 산화되거나 변질된 에센셜오일을 사용하게 되면 역효과가 나타날 수 있으므로 아로마테라피의 안전한 사용을 위해 적절한 장소에 주의하여 보관하여야 한다.

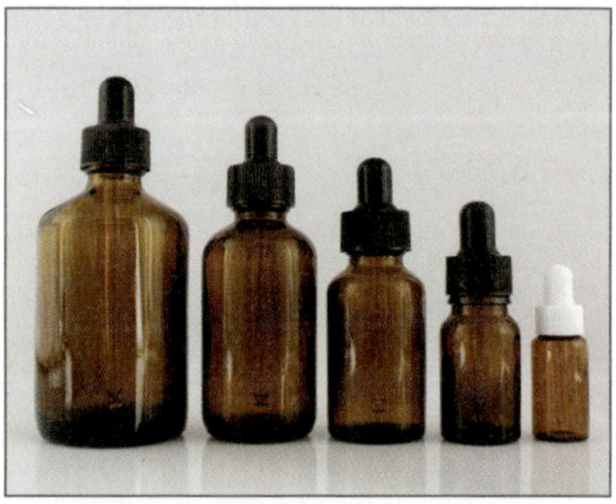

그림 1-17 에센셜오일 차광병

① 에센셜오일은 산화방지를 위해 빛을 차단하는 갈색 유리병이나 짙은 색의 차광병에 넣는다.

② 에센셜오일은 휘발성이 강하기 때문에 사용 후 뚜껑을 꼭 닫아 냉암소에 보관한다.

③ 보관 장소로는 직사광선이나 창가를 피해 습기가 없고 통풍이 잘 되며 진동이 없는 시원한 곳에 보관한다.

④ 사용 후 에센셜오일은 온도 변화가 거의 없는 15~20℃ 정도에, 개봉하지 않은 오일은 30℃ 이하 온도에 보관하면 적당하다

⑤ 에센셜오일의 보존기간은 개봉하지 않은 상태에서 오일은 약 2년간 보존이 가능하며 개봉 후 보존기간은 대략 6개월~1년이므로 보존기간 안에 사용하도록 한다.

⑥ 에센셜오일 사용 후 큰 병에 소량이 남을 경우 산화 방지를 위해 작은 차광병에 옮겨 담아 보관한다.

⑦ 에센셜오일병에 보관 조건과 유효기간, 주의사항 등을 표시하고 확인한다.

4 에센셜오일의 안전성과 위험성

에센셜오일은 휘발성이 강한 식물의 자연성분이 농축된 천연 물질이므로 아로마테라피를 행할 때 그 성분들에 대하여 안전하다고 인정된 오일만 사용해야 한다. 또한 안전하다고 인정된 오일이라 하더라도 성분과 건강 상태의 변화에 따라 사용 시 주의를 해야 한다.

일부 오일은 독성이 강한 것부터 약한 것까지 그 성질이 다양하며 인체에 침투력이 강하기 때문에 피부가 민감한 사람은 부작용을 일으킬 수 있다. 아로마테라피에서 에센셜오일의 안전한 사용을 위해서는 에센셜오일의 질, packaging & labelling, 오일의 화학적 조성, 오일의 위험성 등의 자료를 파악해야 한다. 민감한 피부와 알레르기성 피부의 경우 패치테스트(patch test)를 위해 에센셜오일 1%를 희석한 오일을 시트지에 1~2방울 떨어뜨린 후 팔의 안쪽 넓은 부위에 붙이고 우선 15분 정도 경과 후 피부상태를 확인하고 안전한 결과를 보기 위해서는 24시간 경과 후 피부의 상태에 발적, 붉은 반점, 가려움의 유무로 패치 테스트를 한다. 피부 표면에 붉은 반점이 생기거나 자극이 있을 경우에는 정상적인 경우보다 에센셜오일의 양을 더욱 적게 희석하여 사용하거나 경우에 따라 사용을 하지 말아야 한다. 발적, 가려움이 없어도 에센셜오일을 1~2주간 사용한 후에 반응이 나타나는 경우도 있으므로 1개월 정도는 주의 깊게 사용하는 것이 좋다.

버가못, 레몬, 스위트오렌지, 그레이프푸르트 등의 시트러스계(감귤계)에서 얻

표 1-1 아로마테라피 시 주의해야 할 에센셜오일

구분	에센셜오일 종류
일광 알레르기를 일으키는 에센셜오일	안젤리카 루트, 진저, 레몬, 라임, 만다린, 오렌지, 버베나, 버가못(bergapten-free 제외)
피부에 자극적인 에센셜오일	아조완, 애니씨드, 바질(스위트), 블랙페퍼, 보네올, 카제풋, 캐러웨이, 시더우드(버지니아), 시나몬(리프), 클로브(버드), 유칼립투스, 갈릭, 진저, 레몬, 파촐리, 페파민트, 파인 니들, 타임(화이트)
민감성피부 및 알레르기를 일으키는 오일	시트로넬라, 갈릭, 제라늄, 진저, 홉스, 재스민, 레몬, 레몬그라스, 바질(프렌치), 베이 라우렐, 벤조인, 시더우드(버지니아), 로만-저먼카모마일, 멜리사(레몬밤), 로베이지, 마스틱, 민트, 오렌지, 페루 발삼, 파인(스코치-롱리프), 티트리, 타임(화이트), 발레리안, 바닐라, 버베나, 바이올렛, 야로우, 일랑일랑
임신 중 사용을 피해야 하는 에센셜오일	안젤리카, 애니시드, 바질, 베이, 라우렐, 시더우드, 샐러리 씨드, 시나몬 리프, 시트로넬라, 클라리세이지, 클로브, 펜넬, 히솝, 주니퍼, 마저럼, 미르, 너트머그, 파슬리, 스페니시세이지, 타라곤, 타임, 페파민트, 로즈, 로즈메리
중독성이 매우 강한 위험성 오일(hazardous oils)	버터아몬드, 아르니카, 캄파(브라운-옐로우), 시나몬(껍질), 펜넬(비터), 머스타드, 오레가노, 페닐로열, 파인, 루, 세이지, 세이빈, 사보리, 튜자, 타임(레드), 퉁가, 윈터그린, 웜씨드-웜우드
고혈압 환자가 피해야 할 에센셜오일	히솝, 로즈메리, 세이지(스페니시-코먼), 타임 (혈압을 상승시킬 수 있다.)
당뇨병(diabetes) 환자가 피해야 할 에센셜오일	안젤리카, 타임 (초기 환자의 경우 쇼크를 일으킬 수 있다.)
간질 환자에게 피해야 할 오일	펜넬(스위트), 히솝, 로즈메리, 세이지(모든 종) (발작을 일으킬 수 있다.)
독성이 있는 에센셜오일	애니씨드, 바질(이그조틱), 베이 라우렐, 베이(웨스트 인디언), 칼라민챠, 캄파(화이트), 카스카릴라, 바크, 시더우드(버지니아), 시나몬(리프), 클로브(버드), 코리안더, 유칼립투스, 펜넬(스위트), 홉스, 히솝, 주니퍼, 너트머그, 파촐리, 페퍼(블랙), 세이지(스페니시), 타라곤, 타임(화이트), 튜버로즈

어진 아로마오일에는 버갑텐(bergapten)이라는 물질을 함유하여 광과민성 반응을 일으켜 일광 알레르기(allergy) 피부염을 일으킬 수도 있다.

알레르기가 있는 사람은 티트리, 페퍼민트, 재스민, 펜넬, 멜리사, 타임, 시나몬 등의 아로마오일에 특히 주의하여야 한다. 에센셜오일 중 라벤더나 티트리를 제외하고는 피부에 직접 바르거나 마셔서는 절대 안 되며, 캐리어오일에 희석하더라도 피부의 두께가 얇은 눈 주위나 입, 점막 부근 등 민감한 부위에는 사용하지 말아야 하며 전문가의 처방대로 정해진 양을 사용하여 아로마테라피를 해야 안전하다.

2) 에센셜오일 사용시 주의사항

① 에센셜오일은 100% 순도의 안정성이 높은 질 좋은 오일을 사용해야 한다. 저질품의 경우 아로마요법의 효과가 떨어지거나 부작용이 나타날 수 있다.

② 에센셜오일 원액을 직접 피부에 사용하는 것은 피하고 반드시 캐리어오일과 희석(블랜딩)하여 사용한다. 예외적으로 라벤더와 티트리 정유는 국소 부위에 직접 사용할 수 있다.

③ 에센셜오일은 가연성이므로 불 가까이 두면 안 된다.

④ 눈, 입술, 항문 등의 점막 부위는 희석한 것이더라도 사용하면 안 된다.

⑤ 임산부나 유아, 노인, 중병환자, 만성병이 있는 사람은 전문가와 상담 후에 사용한다.

⑥ 에센셜오일이 묻은 손으로 눈을 만지면 안 된다.

⑦ 알레르기나 특이 체질인 사람이 에센셜오일 사용 후 피부에 이상이 있을 경우에는 즉시 사용을 중지하고 전문의의 처방에 따른다.

⑧ 간질이 있을 때에는 정유를 사용하기 전에 안전여부를 확인하고 의사와 상담한다.

⑨ 장기간 같은 에센셜오일을 사용하지 않는다.

⑩ 감귤류의 오일은 자외선 노출 시 사용을 피한다.

⑪ 어린이와 노인은 어른 사용량의 반 또는 그 이하로 사용하는 것이 좋다.

⑫ 에센셜오일은 독성이 있으므로 절대 마셔서는 안 된다.

5 에센셜오일의 추출방법

아로마오일은 식물에서 향기 성분을 추출한 물질로 식물이 성장할 때의 일조량, 기후, 토양, 화학물질의 사용 등의 성장조건과 추출방법, 추출시간, 채취시기, 건조상태, 추출 온도에 따라 아로마오일의 추출량과 화학적 특성이 달라지게 된다.

식물에서 추출되는 아로마오일은 전체 식물의 크기에 비해 적은 양이 추출되며 아로마오일을 추출할 때는 식물의 부위에 따라 오일의 양과 질이 달라진다. 줄기나 껍질, 열매, 잎사귀의 경우는 꽃잎보다는 비교적 많은 양을 추출할 수 있으며 장미의 꽃잎에서 추출하는 로즈 에센셜오일의 경우는 극히 적은 양이 추출된다. 에센셜오일의 가격은 추출량과 희귀성, 추출방법에 의해 차이가 나며 높은 가격의 아로마는 로즈, 멜리사(일명 레몬밤) 등이다.

에센셜오일의 추출방법은 용매를 이용하지 않는 증류법과 압착법이 있으며 용매를 사용하여 추출하는 용매추출법, 냉침법, 온침법, 초임계 이산화탄소 추출법 등이 있다.

1) 증류법

증류법(distillation)은 아로마오일을 추출하는 방법 중에 가장 오래된 방법으로 지난 1000년 동안 많은 발전을 이루었다. 증류법은 물을 이용한 물 증류법과 수증기를 이용한 수증기 증류법으로 나눌 수 있다.

(1) 물 증류법

물 증류법은 원료 식물을 물에 완전히 잠기게 한 후 증류기에서 끓인다. 끓는 물의 열에 의해 식물에서 추출된 휘발성 액체는 증기와 함께 증류기 꼭대기에 올라가서 이어지는 튜브를 따라 흘러 내려가면 차가운 외부관이 증기를 식혀 액체 형태가 된다. 증기 기온의 하락은 에센셜오일의 질을 좋게 한다. 오일수집기에서 에센셜오일은 물보다 가벼워 분리가 되고 오일층만 모아 농축시켜 에센셜오일로 사용하게 된다. 물 증류추출법은 뜨거운 물에 성분이 손상되지 않는 에센셜오일에 적합하다.

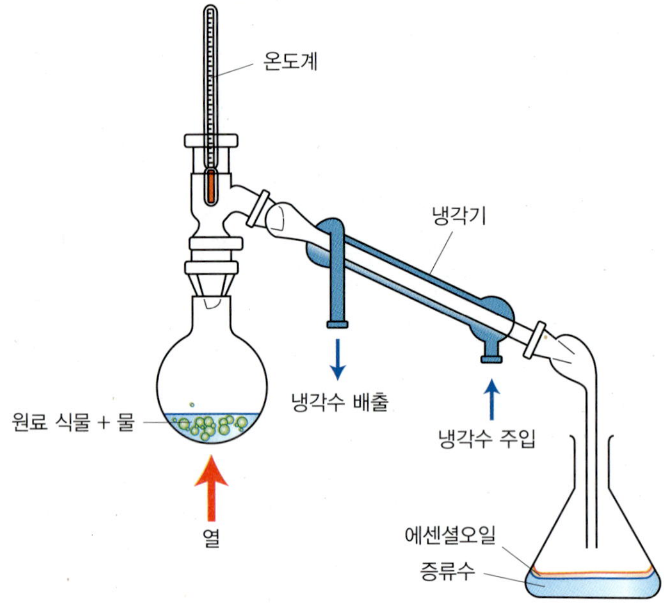

그림 1-18 간단한 물 증류법

(2) 수증기 증류법

수증기 증류법은 에센셜오일 추출 방법 중 일반적으로 가장 많이 사용하는 방법으로 경제적이며 대량으로 오일을 추출할 수 있는 방법이다. 식물의 줄기, 잎, 꽃 등을 바로 수확하거나 식물의 종류에 따라 약간 말린 다음 수증기를 이용하여 증류시킨다. 수증기 증류법은 2개의 보일러에서 열을 가해 증류 용기에 있는 원료 식물을 뜨겁게 하면 식물세포가 느슨해지면서 휘발성 오일 성분이 증기와 함께 증발해 튜브관으로 들어가고, 그 후 냉각시키는 외부관을 지나게 되면 응축되면서 액체 상태로 된다. 오일 수집기에서 위에 뜨는 오일 성분을 모아 농축시켜 에센셜오일로 사용한다. 냉각과정에서 아로마 성분이 녹아있는 물은 플로랄 워터(floral water)라 한다. 수증기 증류법은 단기간에 많은 양의 아로마를 추출할 수 있으나 향기 물질이 물과 열에 의해 분해될 수 있으므로 고온에 불안정하거나 민감한 에센셜 오일 성분은 최대한 빨리 공정을 마치는 것이 중요하다. 라벤더, 페퍼민트, 유칼립투스, 제라늄, 박하 등 전체 아로마오일의 80% 정도가 수증기 증류법으로 추출된다.

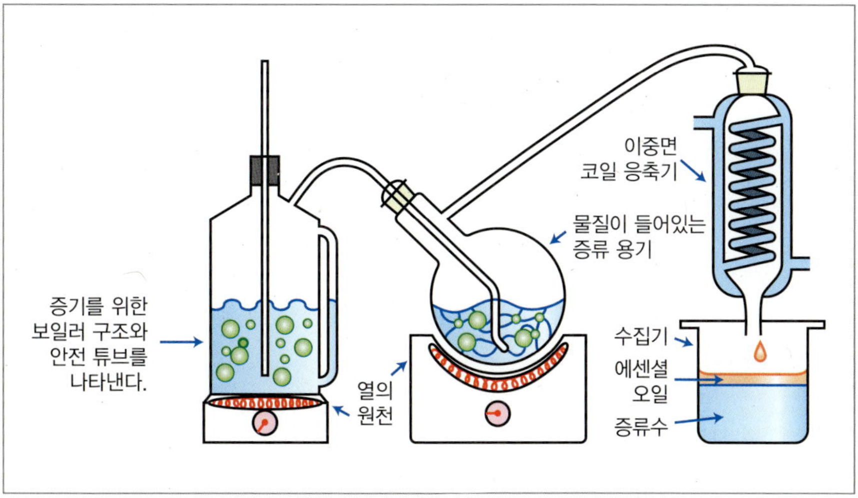

그림 1-19 수증기 증류법

(3) 물 확산 추출법

물 확산 추출법(hydro diffusion)은 수증기 추출법과 비슷하지만 직접적인 증기 증류의 변형으로 증기가 증류기의 아래 부분이 아닌 증류기의 꼭대기에서 생성된다.

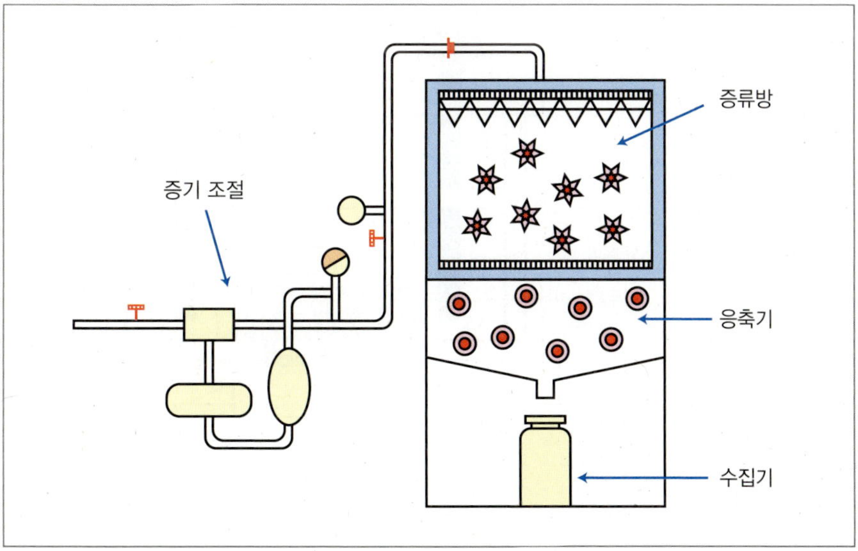

그림 1-20 물 확산 추출법

물 확산 추출법은 수증기가 증류기의 꼭대기에서 원료 식물을 통과한 후 아래로 내려가 여과되고 같은 증류기의 구멍 뚫린 틀 아래 부분인 응축기에서 냉각되고 난 후 같은 증류기의 수집기에서 휘발성 오일 화합물이 모이는 방식이다. 물 확산 추출법의 장점은 증기 소비가 적고 휘발성 오일 물질이 열에 노출되는 시간이 적어 4시간 정도의 빠른 공정으로 에센셜오일의 채유량을 증가시킬 수 있다. 나무껍질에서 추출되는 에센셜오일에 주로 사용한다.

2) 압착법

압착법(expression)은 시트러스 계열의 감귤류를 추출할 때 많이 사용되는 방법으로 열을 가하지 않고 오직 압착만으로 성분을 추출하므로 오일에 변질이나 손상을 주지 않는다. 버가못, 자몽, 오렌지, 레몬 등의 껍질에서 추출하며 과실 껍질의 플레베도(flavedo)라는 큰 세포에서 아로마오일을 추출한다. 시트러스 계열의 아로마는 열에 약하므로 열이나 수증기를 가하지 않고 식물에 압력을 가하여 추출한다. 대개 감귤류 껍질은 압착을 할 때 향기 성분이 일부 파괴될 수 있어 냉각한 후 압착하기 때문에 '냉각 압착법'이라고도 한다.

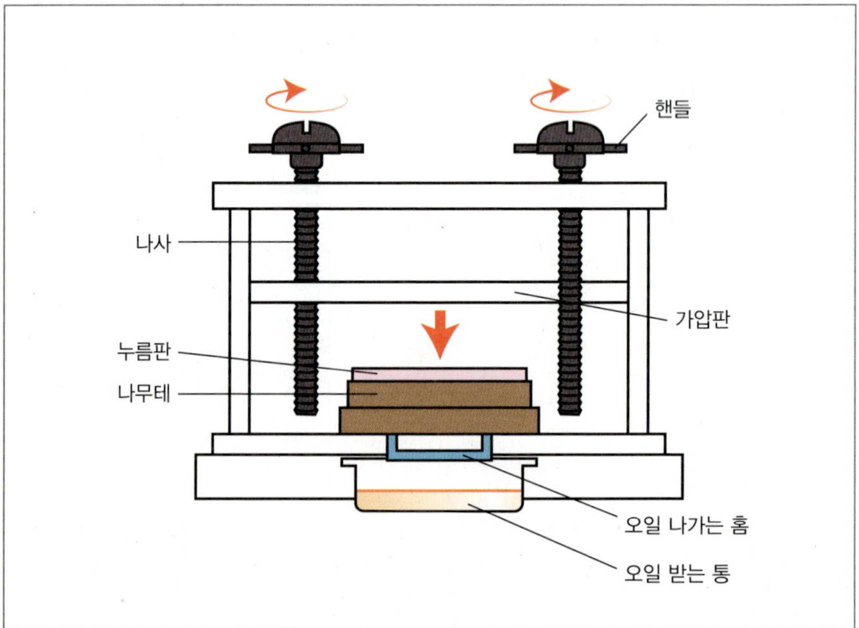

그림 1-21 압착법

3) 용매 추출법

용매 추출법(extraction)은 휘발성 용매로 석유 에테르, 헥산, 에틸알코올 등을 이용하거나 비휘발성 용매로 동물성 지방과 식물성 기름 등을 이용하여 아로마를 추출하는 방법으로 비교적 낮은 온도에서 추출한다. 증류법으로 추출하기 어려운 소량의 아로마 성분을 가진 향기식물에 사용하는 방법으로 증류로 추출한 오일과 비교하였을 때 용매로 추출한 오일의 향기가 더 풍부하다.

(1) 휘발성 용매를 이용한 추출법

휘발성 용매 추출법은 헥산(hexane), 석유 에테르(petroleum ether), 톨루엔, 메탄올과 에탄올 등의 휘발성 유기용매를 사용하는 방법으로 솔벤트 추출법(solvent extraction)이라고도 한다. 허브의 꽃잎에 휘발성 유기용매를 사용하여

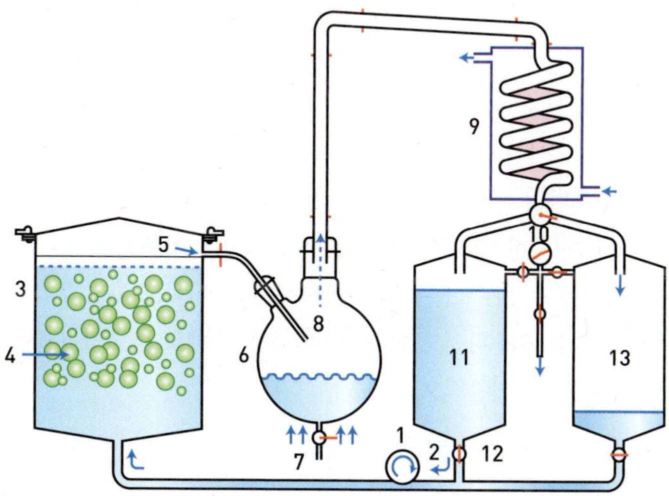

이 도식은 휘발성 용매를 이용해 에센셜 오일을 추출하는 기초적인 장비와 더불어 추출된 뒤 용매를 재생시키는 진공 증류기를 보여준다.

1. 용매펌프 **2.** 추출용기로 가는 용매 **3.** 추출용기 **4.** 추출할 재료 **5.** 증류기로 가는 추출물 **6.** 증류용기 **7.** 추출(추출) 후 콘크리트 회수를 위한 배수 꼭지 **8.** 응축기로 용매 기화물질 **9.** 냉수 응축기 **10.** 두 방향 꼭지 **11.** 추출 용기로 재순환되어 재생된 용매를 담고 있는 수집기 **12.** 가는 용매 출구 꼭지 **13.** 회수된 용매로 채워진 수집기

그림 1-22 휘발성 용매를 이용한 추출법

일정시간 냉암소에 침전시킨 후 용액을 걸러 아로마 성분을 얻어낸 후 농축하면 보통 왁스와 지방이 함유된 고형물질인 콘크리트(concrete)라는 물질이 얻어지는데 부분적으로 알코올에서 가용성을 가진다. 콘크리트에 에틸알코올을 가하면 왁스는 녹지 않고 아로마오일 성분은 용해되어 나온다. 알코올이 섞인 아로마성분 용액을 여과하면 왁스는 제거되고 알코올에 용해되는 아로마오일만 남게 되는데 이를 앱솔루트(absolute)라 한다. 낮은 온도에서 알코올은 증류되어 사라진다. 로즈, 재스민 같이 오일 함량이 매우 적은 허브에서 아로마오일을 효과적으로 추출하는 방법으로 많은 비용과 숙련된 기술이 필요하다. 이 방법으로 얻어진 앱솔루트에는 소량의 유기용매가 잔존할 수 있는 단점이 있다.

(2) 비휘발성 용매 추출법

동물성 지방과 식물 지방유를 이용한 추출법으로 냉침법(enfleurage)과 온침법(maceration)이 있다. 냉침법은 차가운 동물성 지방 또는 저온의 식물성 오일을 사용하며, 온침법은 뜨거운 지방을 이용하여 아로마오일을 추출하는 방법이다. 이 방법은 고대 이집트 시대에도 사용한 오래된 방법이지만 현재는 소수의 경우를 제외하고는 거의 사용하고 있지 않다.

향기 좋은 꽃들을 동물성 지방이나 식물성 오일에 담가 놓으면 에센셜오일 성분과 함께 식물색소를 포함한 다른 구성성분이 지방에 녹는다. 신선한 꽃을 대체하며 같은 지방으로 수 차례 반복한다. 지방유에 향기물질이 포화될 정도가 되면 향기로운 추출액을 얻게 되는데 이물질을 포마드(pomade)라고 한다. 포마드는 향수 또는 두발화장품으로 쓰이기도 하고 포마드에서 순수한 에센셜오일을 추출하기도 한다. 이때 추출 용매로 에틸알코올을 사용하여 증발시켜 농축하면 최종적으로 앱솔루트가 얻어진다.

4) 이산화탄소 추출법

이산화탄소(CO_2)를 이용하여 추출(extraction)하는 방법은 증기 증류법에 비해 독특한 에센셜오일의 질과 고순도를 가지는 추출법이다. 공기 중에 기체 상태로 존재하는 이산화탄소는 온도와 압력에 따라서 기체와 액체 상태일 수 있으며 온도를 내리고 압력을 높일 시 액체에서 고체(dry ice) 형태로 변하게 된다. 액체 상태의 이산화탄소는 용매와 같은 작용을 하기 때문에 최근 아로마오일의 추출에 널리 사용되고 있다. CO_2 추출법의 특징은 저온에서 추출이 가능하기 때문에 열에 약한 향기 성분을 파괴하지 않고 추출할 수 있으므로 고순도의 질 좋은 아로마오일을 추출하는데 사용한다.

이산화탄소 추출법은 헥산, 석유 에테르를 용매로 이용하는 추출법보다 잔류 용매를 거의 남기지 않는다. 경제적으로 비용이 많이 드는 단점이 있지만 성분의 파괴가 거의 없고 용매를 완벽하게 제거할 수 있으므로 고품질의 아로마오일을 추출하는데 이용되고 있다.

Chapter 2
에센셜오일의 이해

학습내용

- 에센셜오일의 화학성분
- 에센셜오일의 체내 흡수경로
- 에센셜오일의 약리작용
- 아로마테라피의 적용

학습목표

- 고객의 상태를 파악하여 취향에 맞는 아로마 제품을 선택할 수 있다.
- 선택한 아로마 제품의 효능과 사용법을 고객에게 설명할 수 있다.

1 에센셜오일의 화학성분

하나의 에센셜오일은 수백 가지 성분으로 이루어져 있고 각 성분들은 서로 결합되어 상승 효과를 내거나 상극적인 역할을 하고 있다. 에센셜오일의 효능 및 효과는 고유의 다양한 성분들의 조합과 구성에 의해 나타나는 것으로, 이것을 알아가기 위해 오래 전부터 과학적인 연구가 이뤄지고 있지만 모두 이해하기는 쉬운 일이 아니다. 에센셜오일의 특징과 효과를 이해하고 안전하게 사용하기 위하여 오일 성분의 특징을 이해하는 것이 중요하다. 에센셜오일은 모든 생물이 살아가는데 필요한 수소(H), 산소(O), 탄소(C)로 이루어져 있다. 에센셜오일의 구성을 이루는 대표적인 화학 성분은 수소와 탄소가 안전하게 결합되어진 불포화 탄화수소와 여기에 산소가 포함되어 있는 화합물 들이다. 산소와 결합하여 산화된 물질은 구성 원소는 같으나 산소가 어떻게 결합되었는지에 따라 오일의 성질을 변화시키게 된다. 에센셜오일의 성분은 크게 탄화수소계(테르펜, 모노테르펜, 세스퀴테르펜, 디테르펜 등)와 산화물질계(알코올, 에스테르, 알데히드, 케톤, 페놀, 옥시드 등의 산소 화합물)로 나눌 수 있다.

1) 탄화수소계

대부분 테르펜(terpene) 구조를 하고 있으며 에센셜오일을 구성하고 있는 작용 물질의 90%가 모노테르펜과 세스퀴테르펜이다. 분자량이 작은 경우는 향기가 대체로 가볍고 신선하며 분자량이 큰 경우는 향이 무겁다. 테르펜 구조를 하고 있는 오일의 특징은 피부를 따뜻하게 해주며 항균, 진통효과 그리고 박테리아나 바이러스 살균 작용의 효과가 있다. 그러나 대부분 에틸알코올에 잘 녹지 않고 공기 중에 쉽게 산화 또는 중합되며 장기간 사용할 경우 피부자극을 유발할 수 있으므로 주의한다.

(1) 모노테르펜 탄화수소

모노테르펜 탄화수소(monoterpene hydrocarbone)는 10개의 탄소로 이루어진 불포화 탄화수소이며 휘발성이 강하고 쉽게 산화되는 특징을 가진다. 대표성분으로는 감귤류의 껍질, 네롤리, 펜넬 오일 등에 함유된 리모넨(limonene)이 있다. 대부분 정신을 맑게 하고 살균, 진통, 항생, 거담, 충혈완화, 이뇨작용 효과가 있다. 감귤류(레몬, 오렌지, 그레이프프루트, 만다린 등)의 껍질이나 침엽수(사이프러스, 파인, 주니퍼 등) 등에 높은 비율로 함유되어 있고 거의 모든 에센셜오일이 이 성분을 조금씩 가지고 있다. 공기 중 산소와 반응하여 쉽게 산화되고 오존이 만들어지며 이때 공기 중에 기화된 테르펜은 방부효과가 증가한다. 한번 산화되면 피부에 자극을 줄 수 있으므로 이 성분이 많이 함유된 에센셜오일은 보관 시 공기가 잘 통하지 않도록 보관하여야 변질을 막을 수 있다. 한번 블렌딩된 오일이나 공기 중에 자주 노출시키는 오일은 빨리 사용하도록 하며 개봉 후, 일 년 안에는 모두 사용하는 것이 좋다. 주니퍼베리 등 모노테르펜 성분이 많이 들어 있는 에센셜오일은 신장에 자극을 주거나 조직을 상하게 할 수 있으므로 적은 양을 사용하거나 사용 빈도를 낮추어 사용하며 신장질환자는 사용을 금지한다.

(2) 세스퀴테르펜 탄화수소

세스퀴테르펜 탄화수소(sesqueterpene hydrocarbone)는 15개의 탄소로 이루어진 탄화수소로 모노테르펜보다 더 많이 복잡한 화학적 구조로 이루어져 있으며 적은 양을 함유하고 있어도 그 오일의 치료적인 효과는 크다. 카모마일저먼 오일에 있는 카마쥴렌(chamazulene)이 대표적인 성분으로 항염, 소염, 항알레르기 등의 효과를 나타낸다.

TIP 테르펜 용어 이해

- 이소프렌 단위체(isoprene unit)
  : 5개의 탄소와 8개의 수소 원자(C_5H_8)로 이루어진 탄화수소
- 테르펜(terpene)
  : 2개 이상의 이소프렌 단위체가 모여 조성을 갖는 화합물을 말한다. 분자 내에 이소프렌(C_5H_8) 단위체의 수에 따라 다음과 같이 분류한다.

모노테르펜(monoterpene)	($C_{10}H_{16}$) 이소프렌 단위체 2개
세스퀴테르펜(sesqueterpene)	($C_{15}H_{24}$) 이소프렌 단위체 3개
디테르펜(diterpene)	($C_{20}H_{32}$) 이소프렌 단위체 4개
트리테르펜(triterpene)	($C_{30}H_{48}$) 이소프렌 단위체 6개
테트라테르펜(tetraterpene)	($C_{40}H_{64}$) 이소프렌 단위체 8개

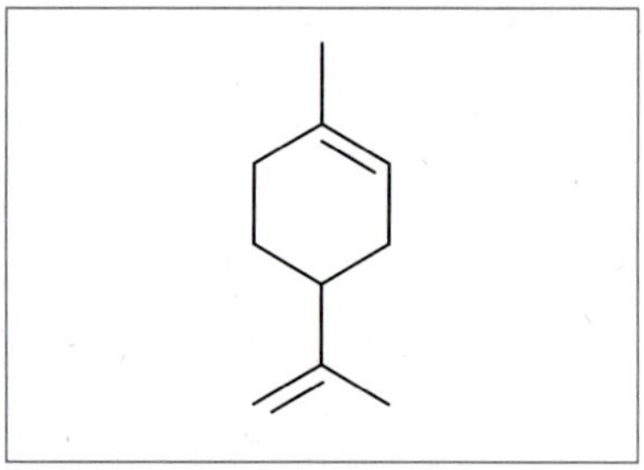

그림 2-1 리모넨(limonene) 분자구조

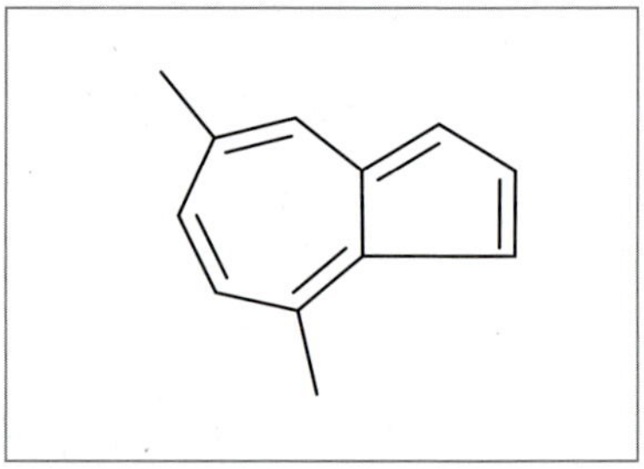

그림 2-2 카마쥴렌(chamazulene) 분자구조

2) 산화물질계

산화물질계(terpenoids)는 에센셜오일의 대표적인 화학성분인 탄화수소 화합물에 산소가 결합되어진 구조이다. 산소가 결합되어 산화된 물질들은 구성 원소는 같지만 어떻게 산소가 결합되어 졌느냐에 따라 그 성질과 성분이 달라진다. 산화물질 즉, 테르페노이드(terpenoid) 계열 성분으로는 알코올(alcohol), 에스테르(ester), 알데히드(aldehyde), 페놀(phenol), 케톤(ketone), 옥시드(oxides) 등이 있다.

(1) 알코올계

수산기(−OH) 그룹이 하나의 탄소에 결합되어진 분자를 알코올이라 한다. 알코올계는 주로 테르펜에 수산기(−OH)가 결합된 구조를 가지고 있으므로 화학명의 어미에 공통적으로 "−ol"이 붙는다. 알코올이 함유되어 있는 오일은 미생물에게 놀라울 정도로 효능이 크면서도 인체에는 무해하기 때문에 피부적용시 가장 안전한 성분으로 어린이와 노약자도 사용 가능하며 염증억제와 살균소독을 목적으로 많이 사용되고 있다.

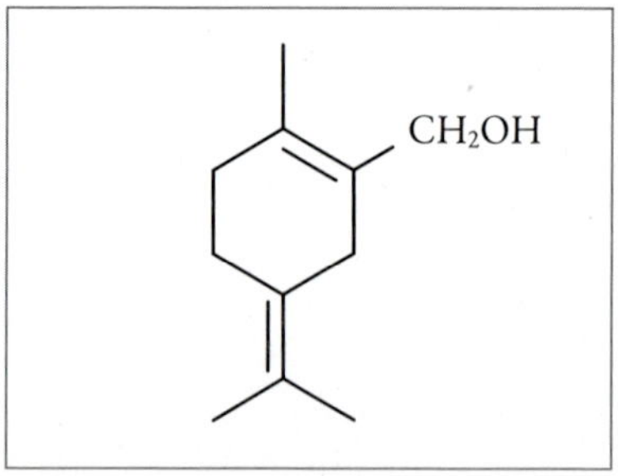

그림 2-3 제라니올 분자구조

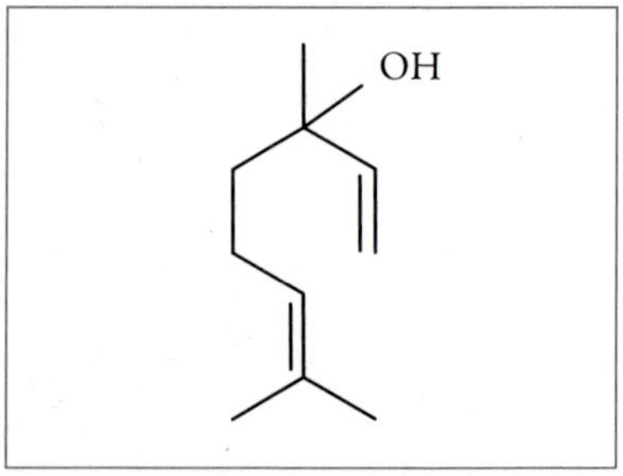

그림 2-4 리나로올 분자구조

알코올은 좋은 향기와 강력한 방부효과를 나타내며 항균, 항진균 작용을 한다. 면역계 자극 강화, 혈액순환과 림프순환을 촉진하고 항염, 진통, 항경련, 이뇨 그리고 약간의 마취효과도 있다. 라벤더, 버가못, 제라늄 등은 냄새를 일으키는 박테리아의 번식을 막아주는 천연탈취 효과가 있다.

대표적인 성분으로 로즈 오일에 함유된 제라니올(geraniol), 네롤리 오일에 함유된 네롤(nerol), 라벤더와 버가못 오일에 함유된 리나로올(linalool) 등이 있다.

① 모노테르펜 알코올

모노테르페놀(monoterpenol)은 탄소 10개로 이루어진 연결체 중 한 곳에 한 개의 수산기(−OH)그룹을 가지고 있으며 미들 노트의 기분 좋은 고양 효과의 향을 나타내는 특성이 있다. 피부 자극이 거의 없어서 가장 안전하게 사용될 수 있으며 살균, 방부, 항균, 항바이러스 효과를 가지고 있다. 항균 효과가 큰 성분으로는 티트리, 주니퍼 등의 오일에 함유된 테르피네올(terpineol)과 로즈, 제라늄 등의 오일에 함유된 시트로네롤(citronellol)이 대표적이다. 라벤더에 풍부하게 들어있는 리날로올(linalool)은 진정 효과가 탁월하다.

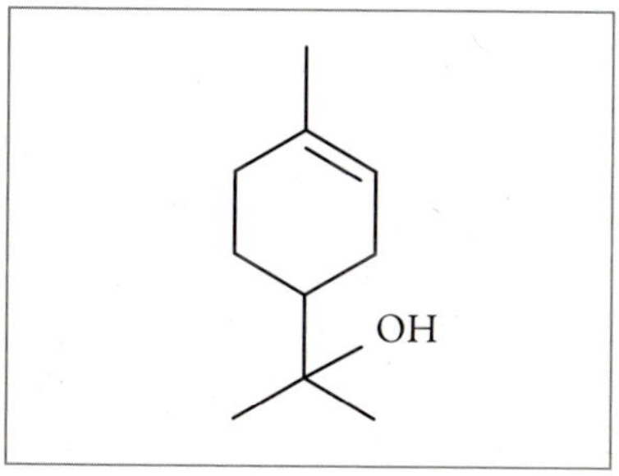

그림 2-5 테르피네올 분자구조

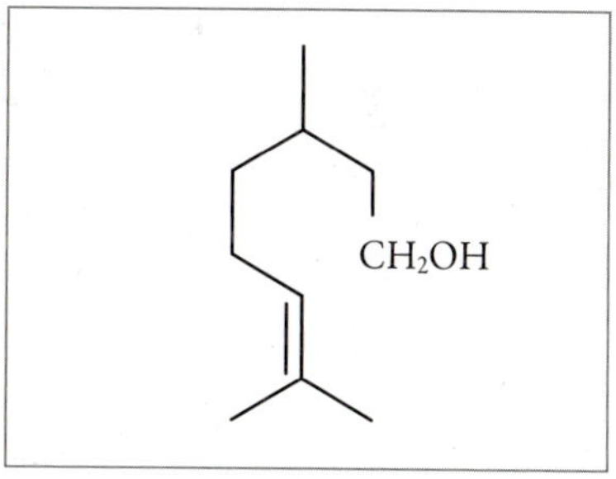

그림 2-6 시트로네롤 분자구조

② 세스퀴테르펜 알코올

세스퀴테르페놀(sesquetepenol)은 탄소 15개로 이루어진 연결체에 한 개의 수산기(−OH)그룹을 가지고 있는 구조이다. 분자구조가 복잡해질수록 무거운 향을 내기 때문에 수증기 증류법으로 추출되기 어려워진다. 그러나 적은 양이 함유되었다 하더라도 그 치료적 효과가 크기 때문에 그 오일이 가지고 있는 치료적인 효과를 가늠하는데 중요한 역할을 할 수 있다. 세스퀴테르페놀은 안전하면서도 광범위한 치료적 효과를 가지고 있으며 카모마일저먼, 로즈, 진저, 샌들우드, 파출리 등의 오일에 많이 함유되어 있다.

③ 디테르펜 알코올

디테르페놀(diterpenol)은 탄소 20개로 이루어진 연결체에 한 개의 수산기(−OH)그룹을 가지고 있는 구조이며 인체의 호르몬 구조와 유사하여 호르몬계의 조화와 균형에 좋은 효과를 나타낸다. 에센셜오일에 매우 소량씩 존재하지만 매우 강력한 효과를 나타낸다. 세이지에 함유되어 있는 샐비올(salviol), 클라리세이지에 함유되어 있는 스칼레올(sclareol)이 대표적이다.

(2) 알데히드계

알데히드계(aldehydes)는 마지막 탄소에 산소 원자가 더블본드로 결합되어 있는 구조이다. 이렇게 결합되어진 네 번째 탄소에 항상 수소원자가 결합되어 있는 것을 말하며 접미사 "−al" 또는 "알데히드(aldehyde)"로 나타낸다. 알데히드계는 열에 의해 쉽게 카보실 액시드(carboxyl acid)로 반응하여 피부자극을 일으키기 쉬우므로 레몬그라스처럼 이 성분이 과량 함유된 오일은 희석시켜 사용해야 한다.

알데히드는 성분에 의해 멜리사, 시트로넬라 등은 상큼한 과일 향을 가지며 진정, 항염효과가 있는데 1% 이하의 적은 양을 사용할수록 더욱 효과가 있다. 알데히드는 산소와 열이 있는 상황에서 쉽게 산화되어 산을 형성하며 강력한 항염증, 항바이러스 효과를 나타낸다. 알데히드가 주성분인 에센셜오일은 신경 안정작용, 혈압안정, 해열작용, 염증완화 작용을 하며 매우 낮은 농도로 희석했을 때 그 효과가 가장 크며 농도가 강할 때는 오히려 역작용이 일어나므로 주의한다. 최근 연구에 의하면 안압을 높이는 작용이 있으므로 안압이 높은 사

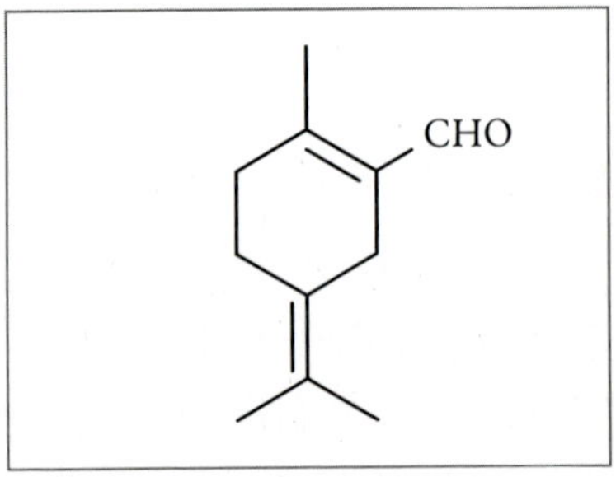

그림 2-7 제라니알 분자구조

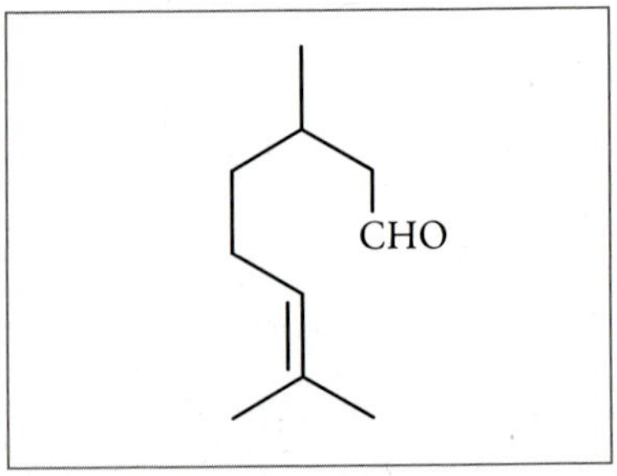

그림 2-8 시트로네랄 분자구조

람은 알데히드가 많이 포함된 레몬그라스, 레몬밤 등은 사용하지 않도록 한다. 대표적인 성분으로는 네롤리, 레몬그라스 등에 함유된 제라니알(geranial)과 시트로넬라, 멜리사 등에 함유된 시트로네랄(citronellal)이 있다.

(3) 에스테르계

알코올이 산(acid)과 반응하면서 발생하는 화학적 조직체로서 식물에 존재하는 산성물질(acid)이 물 또는 알코올(alcohol)과 반응하여 에스테르(esters)를 형성한다. 단어 중간에 "–yl"이 포함되어 있고 일반적으로 단어 끝이 "–ate"로 표기된다. 에스테르는 숙성한 과일향 또는 꽃향이 나는 것이 특징으로 피부에 대한 부작용이 적으며 중추신경계에 직접 효과를 주어 경련을 완화시킨다. 항염, 살균, 외상치료, 신경 안정, 긴장 완화 그리고 순환 촉진 효과가 있다.

대표적인 성분으로는 재스민, 일랑일랑에 함유된 벤질아세테이트(benzyl acetate), 네롤리, 라벤더, 버가못, 클라리세이지에 함유된 리나릴아세테이트(linalyl acetate), 라벤더, 마저럼, 유칼립투스에 함유된 제라닐아세테이트(geranyl acetate)등이 있다.

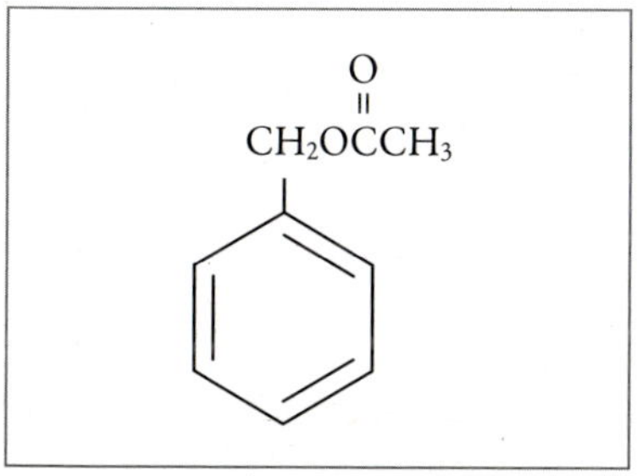

그림 2-9 벤질아세테이트 분자구조

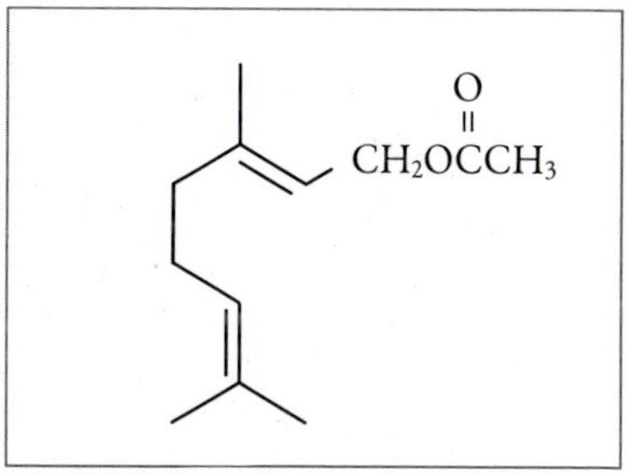

그림 2-10 제라닐아세테이트 분자구조

(4) 페놀계

수산기(hydroxyl group, –OH)그룹이 벤젠 고리(benzene ring)에 붙어 있는 구조이며 접미사는 알코올과 마찬가지로 "–ol"로 끝난다. 에센셜오일 구성성분 중 가장 강한 살균력과 방부효과를 가지고 있으며 모든 미생물이 성장하는 것을 막고 죽인다. 페놀(phenols)은 사용 시 피부와 점막에 매우 강한 자극을 준다. 또한 체내 흡수되면서 간에서 설포네이트(sulfonate)로 전환된 후 체외로 배출되기 때문에 너무 많이 사용하면 간에 부담을 주며 오랜 기간 사용할 경우

독성을 나타내기 때문에 낮은 농도로 단기간만 사용해야 한다.

대표적인 성분으로는 클로브 오일에 함유된 유게놀(eugenol)로 강력한 방부효과로 곰팡이를 죽이고 국소적으로 마취효과를 나타낸다. 타임의 주요 성분인 티몰(thymol)은 매우 강력한 살균력을 가지고 있다.

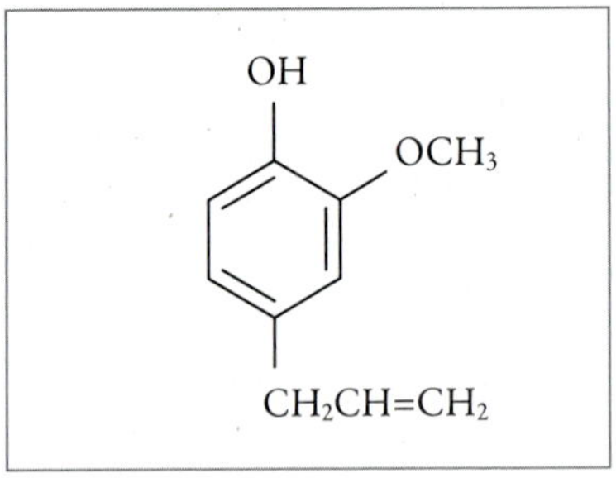

그림 2-11 유게놀 분자구조

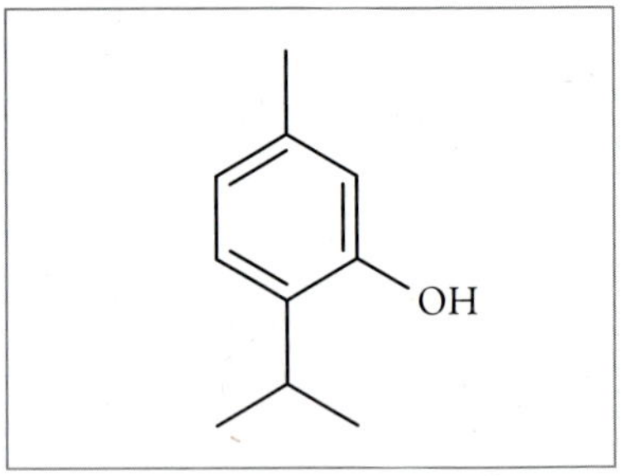

그림 2-12 티몰 분자구조

(5) 케톤계

케톤(ketones)은 카보닐기로 두 개의 작용기가 연결된 탄화수소 유도체를 말하며 알데히드와 마찬가지로 산화된 알코올에서 생성된다. 케톤(ketone)이라는 단어는 아세톤(acetone)에서 유래되었으며 접미사는 "−one"으로 끝난다. 여러 종류의 오일에 함유되어 있으며 그 양은 매우 미미한 편이다. 케톤계는 항응고, 진정, 점액질 제거 효과가 있지만 잠재적으로 독성이 강하여 중추신경마비, 낙태, 간질 등을 유발할 수 있다. 예를 들어 웜우드 오일은 피노캄펜(pinocamphene)성분이 과량 들어 있어서 신경조직을 파괴하며 발작증과 뇌세포 감소증을 일으키고, 측백엽 오일에 함유된 투존(thujone)은 가장 위험한 성분으로 낙태, 신경병, 경련 등을 유발하며 페니로얄 오일에 함유된 풀레곤(pulegone)은 임산부에게 유산의 원인으로 알려져 있다. 따라서 케톤 성분이 많이 함유된 오일은 사용 시 사용량을 절대적으로 지키고 1%를 절대 넘기지 않는 한도에서 사용해야 한다. 올바른 사용량으로 정확히 사용하면 케톤 성분이 함유된 오일은 신경조직 강화, 재생효과가 탁월하다. 특히 로즈메리 오일은 뇌 조직을 자극하여 기억력 증강, 집중력 증가에 효과적이어서 나폴레옹도 작전을 계획할 때 항상 사용했다고 한다.

대표적인 성분으로 로즈메리, 캠퍼, 세이지, 타임에 함유된 캠퍼(camphor), 페퍼민트에 함유된 멘톤(menthone) 등이 있다.

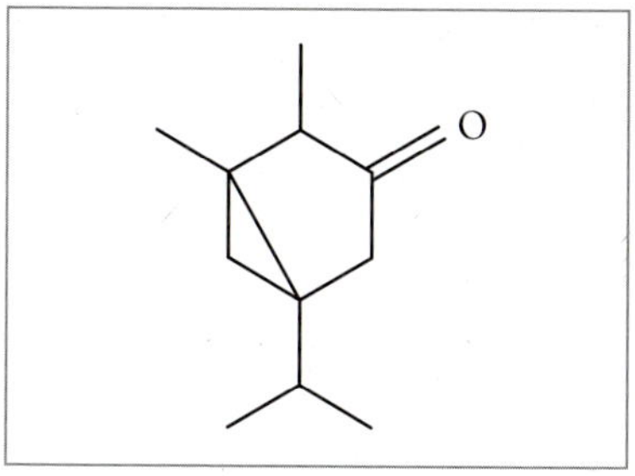

그림 2-13 투존 분자구조

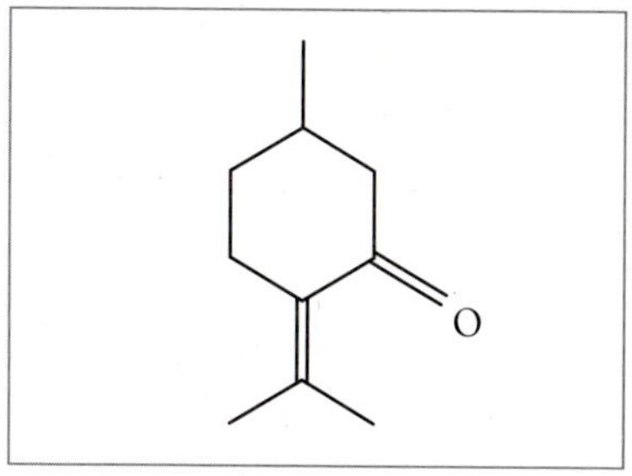

그림 2-14 풀레곤 분자구조

(6) 옥사이드계

옥사이드(oxide)는 화학구조상 산소가 고리를 이루고 있을 때 사용하는 일반명이다. 수산기를 갖고 있지 않기 때문에 알코올계나 페놀계와 구분하기 위해 어미에 "−ol"의 맨 끝에 "e"를 붙여 "−ole"로 나타낸다. 대표적인 성분으로 펜넬 오일에 함유된 아네톨(anethole)이 있으며, 유칼립투스, 티트리, 로즈메리 등 많은 오일에 함유되어 있는 시네올(cineole)은 항바이러스 작용이 뛰어나며 거담작용이 있어 점액질을 묽게 희석시켜 폐와 기관지를 깨끗하게 한다.

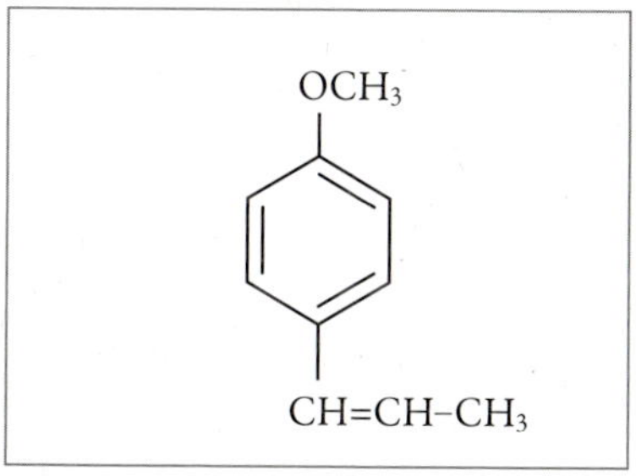

그림 2-15 아네톨 분자구조

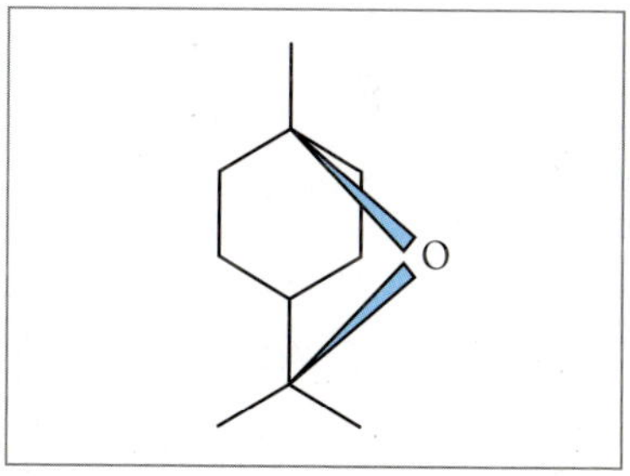

그림 2-16 시네올 분자구조

(7) 락톤계와 쿠마린계

락톤(lactones)은 이스터 성분(esters group)이 탄소 링 시스템과 연결된 화합물이다. 휘발성이 낮아 오래 지속되는 강한 흙향이 특징이며 강력한 거담효과와 순환계 및 면역계 자극효과, 항균 및 항염효과, 진정, 진통, 근육이완, 체온을 내리는 효과가 있다. 케톤처럼 많은 양을 사용하거나 장기간 사용 시 신경계에 독성을 주며 피부 알레르기를 일으킬 수 있지만 다행히 분자가 무거워 에센셜오일에는 매우 소량만 존재하기 때문에 무해한 것으로 간주한다. 대표성분으로는 에센셜오일로 많이 추출되지 않지만 허브 액기스로 많이 추출되는 엘캄펜(elecampane)이 가래로 인한 기침, 만성 기관지염, 호흡곤란에 대표적으로 사용되고 있다. 쿠마린(coumarine)은 락톤(lactone)의 한 종류에 속한다. 버가못 오일에 함유된 버갑텐(bergapten)은 자외선에 민감하여 감광성 물질 혹은 피부암을 초래하는 물질로 알려져 있다. 일반적으로 자외선으로부터 피부손상을 막기 위해 멜라닌이 생성되는데 버갑텐은 멜라닌 생성을 방해한다. 그러므로 버가못 오일을 바른 후 1~2시간 정도는 햇빛에 노출되는 것을 금해야 한다.

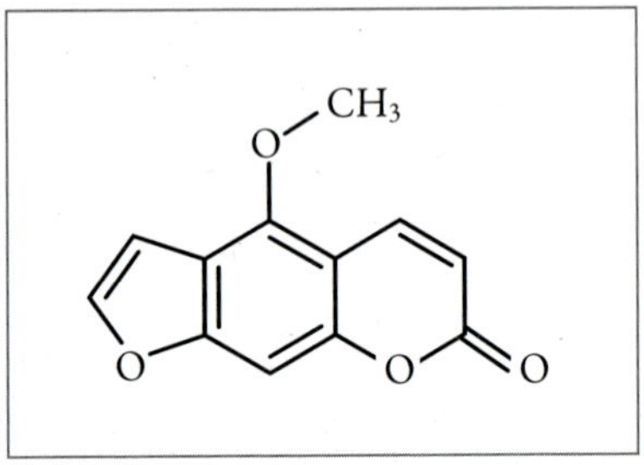

그림 2-17 버갑텐 분자구조

(8) 에테르계

에테르(ethers)는 수산기의 수소 원자가 메틸기(methyl group, $-CH_3$) 또는 두 개의 carbon ethyl group($-CH_2-CH_2$)로 교체되어 만들어진다. 항우울, 항경련, 진정 효과가 있으며 대표성분으로는 애니시드 오일에 함유된 아네톨(anethol), 바질에 함유된 메틸차비콜(methy chavicol)이 있다.

(9) 유기산계

발열 시 열을 내리고 항염증, 염증완화, 진통효과가 우수하다. 대표 성분으로는 네롤리 오일에 함유된 페닐아세트산(phenylacetic acid), 벤조인, 일랑일랑에 함유된 벤조산(benzoic acid) 등이 있다.

2 에센셜오일의 체내 흡수경로

에센셜오일은 일반적으로 피부를 통하거나 호흡기를 거쳐 폐를 통해 흡수되고, 흡수된 오일의 분자들은 혈관으로 들어가 온몸으로 퍼져 여러 신체기관을 자극시키며 영향을 미치고 체외로 배설되는 경로를 거친다. 식물에서 추출된 에센셜오일은 발향 시 공기 중에 기체 상태로 휘발한다. 체내 흡수경로는 액체와 기체 상태로 나누어 볼 수 있다.

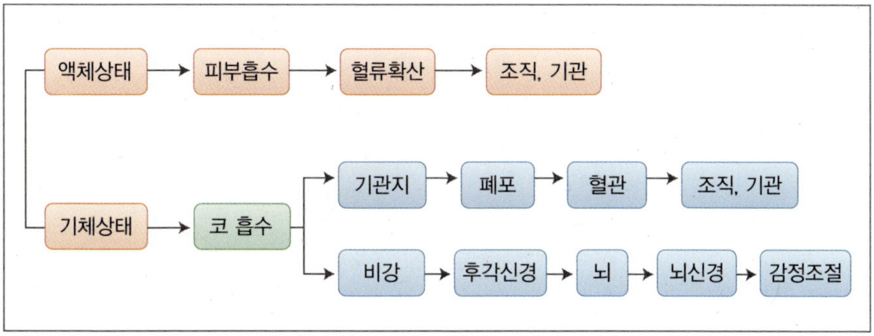

그림 2-18 에센셜 오일의 체내 흡수경로

(1) 피부를 통한 흡수

에센셜오일은 지방 물질에 쉽게 용해되는 특성을 가지며 피지에 쉽게 녹아 지질을 통해 세포 사이로 스며들어 표피를 지나 진피까지 침투한다. 또한 에센셜오일은 방향성 분자들로 구성되어 피부 표면에 발라졌을 때 입자가 매우 미세하여 한선과 모낭을 지나 혈류로 흡수된다. 특히 모낭은 피지를 포함하고 있어 에센셜오일이 혈류로 확산되는 것을 용이하게 한다. 혈류로 확산된 에센셜오일은 림프와 체액에 의해 몸의 다른 부분으로 옮겨지게 된다. 개개인의 건강상태, 사용 방법과 흡수경로에 따라 차이가 날 수는 있지만 에센셜오일 사용 후 1~2시간이 지나면 땀이나 소변에 에센셜오일의 향이 배어 있는 것을 느끼는 경우가 있다. 탑노트의 에센셜오일은 분자의 크기가 더욱 작아 바른 후 30분 안에 순환 체계에 도달할 정도로 빠르게 흡수된다. 상대적으로 훨씬 무겁고 큰 분자구조를 가진 베이스 노트 에센셜오일은 혈류에 도달하는 속도가 가장 느리다. 피부의 물질 흡수의 예로 마늘 즙을 내어 발바닥에 문지르

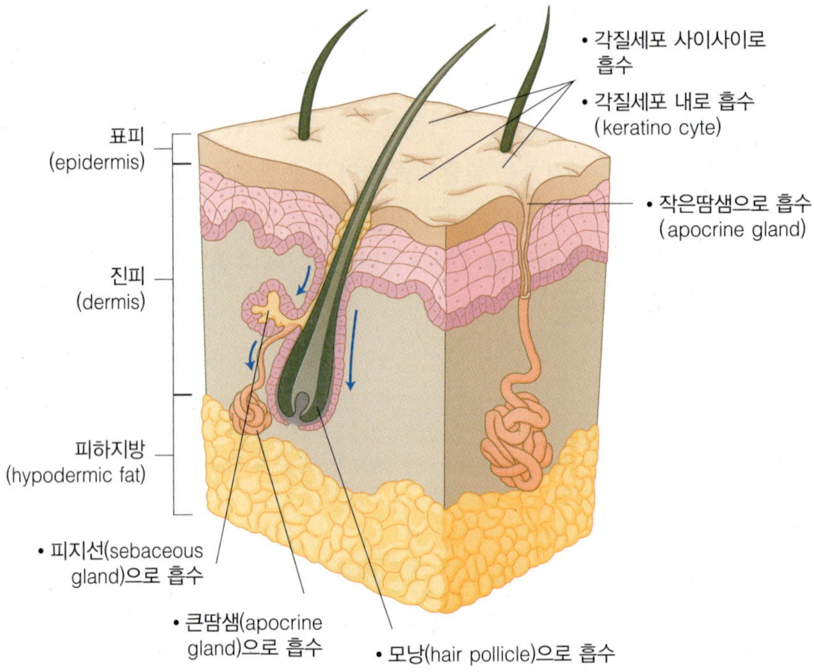

그림 2-19 피부 단면도

면 약 20분 후에 입에서 마늘 냄새가 난다. 이것은 마늘의 에센셜오일 성분이 피부로 흡수되어 모세혈관을 타고 폐까지 순환되었기 때문이다. 피부에 상처가 있거나 감염이 되었을 때에는 흡수율이 더욱 높아지는데 피부의 부작용 위험도 증가할 수 있으므로 에센셜오일을 상처난 피부에 바를 때에는 항상 주의가 필요하다.

(2) 후각을 통한 흡수

에센셜오일은 코의 후각이나 호흡기, 피부 등을 통해 흡수되는데, 후각신경이 다른 감각들보다 더욱 예민하기 때문에 여러 흡수경로에서 후각신경을 통한 오일의 흡수 속도가 약 0.5초로 가장 빠르다.

먼저 후각 기능에 대해 살펴보면 후각은 인간의 가장 중요한 감각기관 중 하나로서 기본적인 생존을 위한 음식, 적, 다른 성별 등을 탐지하기 위해 사용되어 왔다. 코의 천장 부분은 머리카락처럼 섬세한 돌기인 섬모가 있는 습한 점

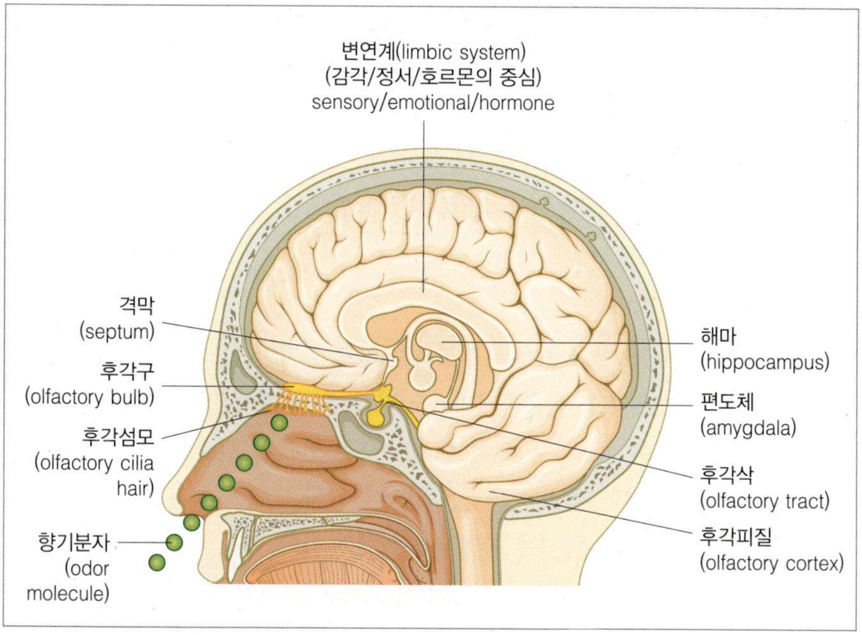

그림 2-20 후각계 단면도

막으로 이루어져 있고 이 섬모들은 얇은 수분층으로 덮여 있다. 이 수분은 공기를 통해 코로 운반된 미세한 냄새 분자와 접촉하고 그 분자들은 후각 세포를 화학적으로 자극하게 된다.

대략 우리 인체에서 후각세포는 1,000만~2,000만 개에 이르며 약 30일을 주기로 새로 생성되는데 나이가 들어감에 따라 매년 1%씩 세포 수가 감소하여 후각세포의 노화가 진행된다.

에센셜오일이 후각을 통해 흡수되는 과정은 다음과 같다.

에센셜오일이 증발되면서 방향성 분자를 방출하며 이 분자는 코 안쪽 맨 위에 있는 후각상피세포의 수용체에 결합한다. 후각신경의 끝 부분에 있는 섬모가 냄새를 신경 메시지로 바꿔준다. 바뀐 메시지는 대뇌의 변연계(limbic system)를 통해 두뇌로 전달되어 영향을 주는데, 이처럼 후각은 다른 감각과 달리 유일하게 대뇌의 변연계에 직접 영향을 미친다. 변연계는 인간의 생명활동에 가장 기본적인 역할을 담당하며 기억뿐만 아니라 성욕, 기분, 마음을 조절하는 인간의 원초적이고 본능적인 활동에 관여하며 이 변연계의 자극은 본능적인 활동의 중요한 감각을 연결하고 조절하는 시상하부(hypothalamus)로 전달되며, 시상하부는 바로 아래에 있는 자율신경계와 호르몬계를 지배하는 뇌하수체(pituitary gland, hypophysis)에 신호를 전달한다. 신호를 전달받은 뇌하수체는 시상하부의 명령에 따라 자체적으로 자율신경계에 자극을 주거나 호르몬을 생산하며 이렇게 분비된 호르몬은 소화기관, 생식기관 등으로 다양하게 영향을 미친다. 이 과정들을 통해 최종적으로 성욕, 식욕, 수면욕 등 본능적인 욕구를 느끼게 되는 것이다.

(3) 입을 통한 흡수

에센셜오일의 복용은 권장하지 않고 있지만 여러 가지 위장 증상에 따라 입을 통해 우리 몸에 흡수시키기도 한다. 입을 통해 흡수된 에센셜오일은 위점막 등에 심한 손상을 일으킬 수 있으므로 반드시 캡슐에 넣어 희석된 상태로 복용해야 한다. 섭취된 오일은 위액에 의해 분해되어 신체 여러 기관에 흡수된다. 에센셜오일은 다른 화학약품과 달리 몸에 축적되지 않고 소변이나 대변, 땀으로 배출되어 건강한 성인의 경우 복용한 에센셜오일은 3~6시간 이상 남아 있지 않게 된다. 그러나 많은 양을 섭취 시 오일이 체내 통과하면서 구강점막이나 식도, 위점막을 자극할 수 있고 배설 시 신장 및 간에 해를 끼칠 수 있으므로 주의해야 한다.

3 에센셜오일의 약리작용

정유(essential oil)는 방향성 식물인 허브(herb)의 농축된 순수 에센스를 말한다. 에센셜오일은 식물의 뿌리, 수지, 꽃, 열매, 껍질에서 뽑아낸 추출물로 각기 독특한 향기를 지니고 있다.

에센셜오일은 식물의 엽록체 광합성 작용에 의하여 오일샘 주위 세포들의 화학적 작용에 의해 얻어지며 일반적으로 향기가 나고 액체 상태로 추출되어 공기와 만나면 기체로 변하는 휘발성이 매우 강하다. 에센셜오일은 화학적으로 수십 가지에서 수백 가지 화학성분으로 이루어진 체계적인 화합물로 각각 어떤 성분을 얼마나 가지고 있는지에 따라 에센셜오일의 특성이 달라진다. 따라서 한 가지 에센셜오일이 여러 가지 성분에 의해서 각각 여러 효과를 나타내며 각 성분 간 시너지효과로 독특하고 다양한 생리작용이 나타나게 된다.

(1) 심리적 효과

특정 식물에 대한 치료 효능은 현대 연구에서도 대부분 입증되었는데, 바질은 "악으로부터의 방어물" 또는 "마음에 좋은 약", "그 향은 슬픔을 가시게 해준다."라고 기술되어 있으며 항우울제, 신경 강장제로 널리 사용되고 있다. 이처럼 에센셜오일은 사람의 생각과 마음을 미묘하게 움직이는 힘을 가지고 있다. 향이 전해질 때 기분이 상쾌해지거나 긴장감이 조절되고 스트레스와 불안감이 해소될 수도 있다. 또한 우울감, 분노감, 공포감, 슬픔 등의 감정 조절과 이완효과를 나타낸다.

피부에 도포하여 후각신경을 거쳐 뇌의 변연계를 통해 시상하부 호르몬 분비, 신경전달물질, 생화학적 작용을 통해 감정과 마음에 여러 반응을 나타내는 것이다.

(2) 생리적 효과

에센셜오일은 체내에 흡수되어 위의 활동과 소화액 분비와 식욕을 촉진시킨다. 예를 들어 카모마일, 마시멜로, 단델리온 등은 담낭과 간의 증상을 완화시키기 위해 사용되는데 오일의 쓴맛과 탄닌, 점액 등의 아로마 성분 배합으로 소화기 증상을 완화시키는 효과를 나타낸다.

에센셜오일은 비뇨생식계, 내분비계에도 영향을 미친다. 예를 들어 로즈나 재스민 등은 생식계에 대한 친화력을 갖고 있으면서 월경장애, 생식기 감염, 성적 장애 등 특정 증상을 치료하기도 한다. 또한 다수의 에센셜오일은 성장과 신진대사를 조정하는 갑상선과 에스트로겐, 안드로겐, 남성호르몬 등의 생성을 조정하는 부신피질을 포함한 여러 분비선의 호르몬 분비 수치에 영향을 준다.

에센셜오일은 면역계에 영향을 미친다. 거의 모든 에센셜오일은 살균작용을 할 수 있으며 백혈구 생성을 촉진하여 감염성 질환을 예방하고 치료할 수 있다. 중세기에 인류는 전염병과 열대의 말라리아나 장티푸스 등의 전염성 질환 치료에 에센셜오일을 사용하였던 것이다.

에센셜오일은 혈액순환과 근육 및 관절에 영향을 미친다. 오일은 피부와 점막을 통해 혈류에 쉽게 흡수되며 체내 순환의 기질에 영향을 준다. 발열성, 발적성 오일은 국소혈액 순환과 그 내부 장기에도 영향을 준다. 또한 피부표면에 윤기와 활력을 주며 진통과 마비작용으로 통증경감 효과를 나타낸다. 혈관을 확장시키고 혈액의 흐름을 촉진시켜 부종을 가라앉게 한다. 몸 전체의 순환계 균형을 조절하는데 고혈압의 경우에는 혈압을 강화시키고 순환이 활발하지 못한 경우에는 이를 자극시켜 순환을 촉진시켜 준다. 좋은 향기를 맡게 되면 호흡이 깊어지고 기분이 좋아지는 반면 악취는 혈압을 상승시키고 근육과 신경을 긴장시킨다. 이처럼 기분 좋은 향기를 이용하여 혈압을 낮추고 근육과 신경의 긴장을 풀어주고 몸 전체를 이완시키고 진정상태로 유지시켜 주는 것이다.

에센셜오일의 향은 우리 행동을 자제하거나 활동적으로 만든다. 살아오면서 경험한 향들이 머릿속에 기억되어 어떠한 상황이 주어질 때 경험했던 비슷한 향을 맡았을 때의 일들이 연상되어져 우리 몸에서 반응을 나타내게 된다.

(3) 시너지 효과

에센셜오일을 블렌딩할 때 블렌딩한 오일들은 상승효과를 나타낸다. 이것은 오일 한 종류가 가지는 단조로운 효과보다는 다른 오일과의 적절한 블렌딩을 통해 더욱 복잡하고 다양한 효과를 나타낸다는 것이다. 예를 들어 카모마일은 강력한 항염효과를 가지고 있는데 라벤더와 블렌딩할 경우 그 효과가 더욱 향상된다. 이때 에센셜오일들의 배합 비율이 가장 중요하다. 조합된 일부 오일들은 다른 하나의 효과를 상승시키기 때문에 전체의 효과는 부분의 합보다 훨씬 커진다. 반대로 에센셜오일 각각의 특성을 정확히 모르고 블렌딩했을 때에는 다른 오일의 특성을 파괴하거나 방해하여 사용목적을 이룰 수 없게 될 수도 있다.

4 아로마테라피의 적용

에센셜오일의 사용법은 다양하므로 정확한 에센셜오일의 선택과 적절한 사용법은 아로마테라피에서 매우 중요하다. 에센셜오일은 수백 가지의 화합물로 구성되어 있고 구강과 피부, 코를 통해 기관지 그리고 뇌로 전달되기 때문에 원액 자체를 피부에 도포하거나 잘못 사용하면 피부에 발진이나 홍반 등 부작용을 초래할 수 있다. 에센셜오일을 체내로 흡수하는 일차적인 신체 기관에 따라 코, 피부, 점막, 입을 통한 흡수방법이 있다. 특히 에센셜오일을 음용하여 구강으로 흡수될 경우 점막이나 간에 치명적인 자극을 줄 수 있기 때문에 늘 신중해야 하며 라벤더, 티트리 등을 제외하고는 피부에 직접 도포하거나 음용하는 것은 피해야 한다.

1) 매뉴얼테크닉

매뉴얼테크닉(mannual technique)은 피부로 오일이 흡수되도록 도와주는 대표적인 요법으로 주로 만성 질환이나 정신적 스트레스와 관련된 급·만성 정신적, 신체적 질환에 사용되어지며 생리통, 두통, 만성근육통 등 진통완화에도 효과적이다. 에센셜오일을 이용한 마사지는 마사지 자체의 유익과 함께 에센셜오일이 피부를 투과해 흡수되고 향기가 주는 심리적 효과가 더해져 가장 오랫동안 사용되어 온 아로마테라피의 한 형태이다.

(1) 매뉴얼테크닉 방법

- 에센셜오일을 이용한 마사지 방법으로는 대표적인 스웨디시 마사지법과 림프드레나지에서 변형된 동작들이 주를 이룬다. 스웨디시 마사지 동작을 실시할 경우 두드리기, 떨어주기 동작보다는 전체적으로 쓰다듬기, 문지르기 위주로 하며 보통 속도의 1/3속도로 천천히, 부드럽게 마사지하여 에센셜오일의 흡수를 돕고 신진대사를 활성화하여 몸이 오일에 스스로 반응하도록 도와주어야 한다.
- 에너지 혈점을 이용한 경락마사지에 에센셜오일을 사용할 경우 에너지 혈점을 부드럽게 자극하여 전체적인 기의 흐름을 원활하게 하도록 한다.
- 피부를 통한 흡수법은 피부를 광범위하게 마사지하는 방법과 국소적으로 에센셜오일을 적용하는 방법이 있다.

(2) 매뉴얼테크닉 효과

- 몸의 이완으로 만성근육통, 두통 등 진통완화에 효과적이다.
- 피부재생과 탄력, 노화방지에 효과적이다.
- 심리적 안정, 긴장완화, 정신적 스트레스 완화에 효과적이다.

(3) 주의사항

- 캐리어오일에 에센셜오일을 블렌딩하여 사용한다.

- 처음 사용 시 피부에 패치테스트(patch test)를 실시한 후 사용한다. 화장솜에 내용물을 묻혀 귀 뒤쪽, 손목 안쪽 등에 도포한다. 24시간 경과 후 피부가 간지럽거나 빨갛게 붉음증이 발생하면 오일에 대한 부작용이므로 사용하지 않도록 한다.
- 민감한 피부, 알레르기 피부는 반드시 패치테스트 후 사용한다.
- 피부는 열기, 습기, 독소를 제거하는데 약 1시간 정도 소요된다. 따라서 뜨거운 목욕이나 사우나 직후는 에센셜오일을 흡수시킬 수 없으므로 마사지 하지 않는다.
- 바이러스에 의한 감염으로 체온이 높을 경우 마사지를 하게 되면 림프계를 통한 전파가 촉진될 수 있으므로 마사지를 적용하지 않는다.
- 최근 수술을 받은 경우, 심장 질환이 있는 경우 마사지하지 않는다.
- 식사 후 바로 복부에 대한 마사지를 하지 않는다.

TIP 마사지 오일 블렌딩하기

- 베이스오일 25ml에 에센셜오일을 5~15방울 넣어 약 1~3% 비율로 섞는다.(보통의 성인 한명 기준)
- 적용 부위 또는 피부타입이나 증상에 따라 베이스오일을 선택하여 사용한다.
  - 바디오일: 스위트 아몬드 오일, 호호바 오일,
  - 훼이셜오일: 아프리코트 오일, 호호바 오일,
  - 건성피부: 아보카도 오일(20%)
  - 혈액순환부족 피부: 마카다미아 오일(20%)

2) 흡입

사람은 좋은 향을 맡으면 호흡이 길어지고 몸 전체적으로 긴장이 이완되고 불쾌한 향을 맡으면 호흡이 짧아지고 긴장하게 된다. 에센셜오일의 향을 코로 흡입(Inhalation)하는 흡입법은 공기처럼 눈에 보이지 않는 가스 상태로 에센셜오일이 흡수되므로 가장 빠르고 직접적으로 효과를 볼 수 있어서 가장 일반적이고 오랫동안 사용된 방법이다.

(1) 흡입 방법

① 건식 흡입법

건식 흡입법(dry inhalation)은 정신적인 건강을 위해 사용되며 간단하게 손바닥에 에센셜오일 몇 방울을 떨어뜨려 양손으로 비빈 후 양손을 코에 대고 흡입한다. 일상생활 어디서나 편리하게 사용할 수 있는 방법으로 손수건이나 화장지 등에 오일을 1~2 방울 떨어뜨려 코에 대고 5분 정도 흡입한다.

② 수증기 흡입법

수증기 흡입법(steam inhalation)은 수증기와 같이 흡입하는 방법으로 기관지 기관의 점막에 자극을 적게 주면서 에센셜오일을 흡수시킨다. 각종 호흡기 기관의 염증 및 감염 질환에 다양하게 사용하며 정신적 안정을 찾는데 효과를 준다.

세면 볼에 1L 정도의 뜨거운 물을 붓고 보통 에센셜오일 3~5 방울을 떨어뜨려 준 후 향이 밖으로 나가지 않도록 큰 수건으로 머리와 세면 볼까지 덮은 후 얼굴에 스팀을 쪼인다. 눈을 감고 약 5분 정도 에센셜오일과 함께 증발하는 수증기를 호흡하며 들이마신다. 이때 급성 염증증상에는 너무 뜨거운 물을 사용하지 않도록 하며 너무 깊게 호흡하지 않으며 눈을 감고 눈의 자극을 적게 하여 흡입하는 것이 좋다. 물의 온도가 높으면 빨리 휘발되어 강해지므로 짙은 농도로 향이 흡입되고 온도가 낮으면 낮은 농도로 서서히 흡입된다.

③ 연고 흡입법

연고 흡입법(salves inhalation)은 에센셜오일로 연고 또는 크림을 만들어 흡입과 마사지 두 가지 방법을 적용할 수 있게 한다. 연고의 경우 피부발진, 호흡기계 증상, 근육통에 사용하면 효과적이다.

해바라기씨 오일, 올리브 오일, 카렌듈라 오일 등 식물성 기름 250mL에 밀랍(beeswax) 30mL를 혼합하여 중탕해서 액체 상태로 만든 후 목적에 맞는 에센셜오일을 블렌딩하여 혼합한다. 일정 시간 경과 후 내용물이 굳어지면서 연고로 사용한다. 내용물의 점도가 너무 낮아 묽으면 다시 녹인 후 밀랍을 첨가하면 된다.

건선, 습진 등 피부에 마사지해야 하는 경우에는 피부 흡수율을 높이고 자극도 없는 밀랍을 베이스로 하여 목적에 맞는 에센셜오일을 2~5% 농도로 희석하여 연고를 만들어 사용한다.

④ 네뷸라이저 흡입법

네뷸라이저 흡입법(nebulizer inhalation)은 특수 분무기계 네뷸라이저를 이용하여 짧은 시간에 많은 양의 에센셜오일을 흡입할 수 있는 방법으로, 에센셜오일을 작은 분자로 분해하여 공기 중에 작은 분무형태로 만들어 직접 흡입하도록 한다. 이온화된 에센셜오일의 미세 분자가 네뷸라이저 안에 분산된 상태로 있다가 바로 인체에 흡입된다. 1회 15분 정도 흡입하며 2시간 간격을 두고 반복한다.

⑤ 스프레이 분사법

스프레이 분사법(spray vaporization)은 스프레이 용기에 120mL의 증류수를 넣고 목적에 맞는 에센셜오일 10~15방울을 첨가하여 희석하여 스프레이를 분사하는 방법이다. 에센셜오일은 물에 녹거나 섞이지 않기 때문에 알코올을 용매로 사용하는데 알코올이 코점막을 자극하여 염증을 유발시킬 수 있으므로 유의해야 한다. 스프레이 용기는 에센셜오일과의 반응성을 고려해서 플라스틱이나 금속(철) 재질보다는 세라믹이나 유리 재질의 용기가 좋다.

불안증, 공황장애가 있을 경우 라벤더, 일랑일랑 등 2~5% 희석하여 코밑에 스프레이하면 효과적이다. 비염의 경우 페퍼민트, 유칼립투스를 5% 희석하여 코가 막힐 때마다 코밑에 스프레이한다. 방향제 또는 방충제로 사용할 경우 제라늄, 티트리를 희석하여 스프레이한다.

TIP 아로마오일 흡입하기

- 콧물이 날 때: 유칼립투스 한 방울을 손수건에 묻혀 코에 대고 흡입한다.
- 멀미가 날 때: 페퍼민트 한 방울을 손수건, 화장지에 묻혀 코에 대고 흡입한다.
- 두통이 날 때: 라벤더, 페퍼민트 한 방울을 티슈에 묻혀 흡입한다.
- 불면증일 때: 라벤더, 유칼립투스 한 방울을 베게에 떨어뜨려 밤새도록 향을 맡도록 한다.

(2) 흡입 효과

- 흡입과 동시에 후각신경을 자극하여 자율신경 및 감정을 조절하는 변연계를 자극하여 호르몬 시스템에 영향을 주어 호르몬 분비를 활성화하여 신체 기능 균형을 준다.

- 코로 흡입하는 흡입법은 단시간에 강력하게 향을 흡입하므로 편도선, 감기, 축농증, 기관지염, 후두염 등 호흡기 질환에 매우 효과적이다.
- 얼굴에 집중 접촉하는 수증기 흡입법은 여드름, 염증성 피부 개선에 효과적이다.
- 땀 냄새가 심한 겨드랑이에 스프레이로 분사하면 개선효과가 크다.

(3) 주의사항

- 급성 염증 증상에는 너무 뜨거운 물을 사용하지 않도록 한다.
- 에센셜오일의 양을 증가시키거나 너무 깊이 들이마시지 않는다.
- 천식, 알레르기 심한 사람은 사용하지 않는다.

3) 확산법

확산법(diffusion)은 생수나 증류수에 에센셜오일을 몇 방울 떨어뜨려 스프레이 용기 또는 확산기구(diffusers)를 이용하여 주위를 향기롭게 하고 밀폐된 공간에 에센셜오일을 부드럽게 공기 중으로 방출시켜 공간을 정화시키고 각종 감염 증상을 예방하는 방법이다. 확산기구는 재질, 모양, 용도에 따라 다양하므로 공간과 사용목적에 따라 적절히 선택하여 사용한다.

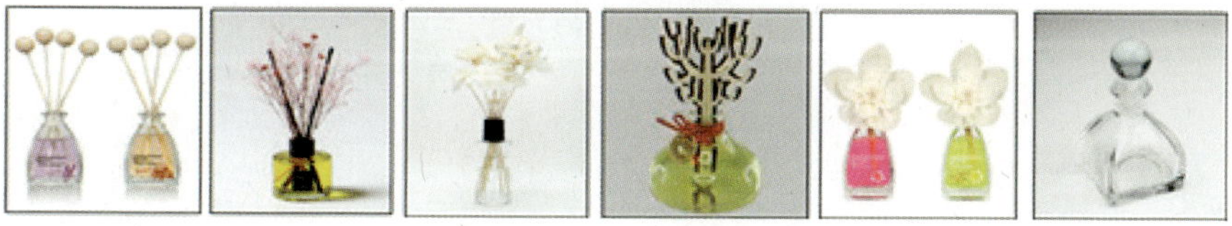

그림 2-21 다양한 디퓨저

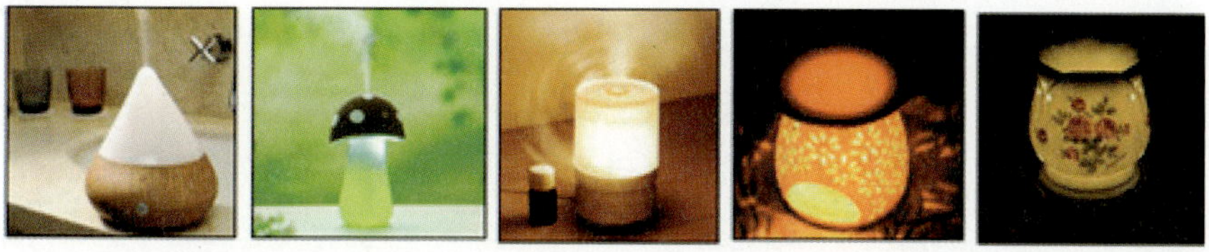

그림 2-22 다양한 아로마 램프

(1) 확산 방법

① 초 램프 확산법

실내공기 정화, 치료용으로 가장 일반적으로 많이 사용되고 있는 방법이다. 초를 이용한 발향기 사용 시 에센셜오일이 수증기와 같이 공기 중에 확산되므로 향을 아주 약하고 부드럽게 오랜 시간 사용할 수 있다. 발향기 윗부분에 생수나 증류수를 200ml 정도 붓고 에센셜오일을 5~10방울 떨어뜨린 후 아로마 램프 안에 초를 켜면 된다.

② 전기식 램프 확산법

전기식 램프는 전기를 이용해 열을 발생시켜 에센셜오일을 분산시키는 방법이다. 초를 이용한 발향기보다 넓은 공간에 분산이 가능하며 파촐리, 샌들우드와 같이 무거운 향도 효과적으로 분산시켜 준다. 발향기 윗부분에 생수나 증류수를 용기에 맞게 적당량을 붓고 에센셜오일 3~5방울을 떨어뜨린 후 전원을 켜고 보통 3~4시간 흡입하는 것이 적당하다.

TIP 상황별 확산법에 효과적인 에센셜오일

- 불면증: 라벤더, 마저럼
- 수험생: 로즈메리
- 생리전 긴장 증후군: 클레이세이지
- 최음효과: 로즈, 재스민
- 우울증: 제라늄, 버가못
- 천식, 비염, 만성알레르기: 카모마일
- 부인과 질환: 로즈
- 벌레, 곤충 퇴치: 유칼립투스, 타임

(2) 확산 효과

- 낮에는 침체된 분위기를 상승시키고 공기를 정화시켜 준다.
- 침실에 램프 확산하여 흡입하면 불면증 개선, 숙면에 효과적이다.
- 우울증, 신경쇠약 등 정신건강 회복에 효과적이다.
- 수면을 하면서 흡입하면 각종 감염 증상을 예방할 수 있다.

(3) 주의사항

- 열에 의해 성분이 변하는 에센셜오일은 사용하지 않는다.

- 에센셜오일을 반드시 물에 희석하여 램프에 사용한다.
- 어린이, 노약자 혼자 있는 공간에서는 화재의 위험이 있으므로 사용하지 않는다.

3) 목욕법

목욕법(bath)은 주변의 물의 열기로 에센셜오일의 흡수가 촉진되는 방법이며 손과 발 등 부분적으로 하는 족욕법, 수욕법, 좌욕법이 있고 몸 전체에 적용하는 전신 목욕법이 있다.

(1) 방법

① 족욕법과 수욕법

깊이가 있는 대야에 물을 붓고 에센셜오일 5~6방울을 떨어뜨려 물에 희석시킨 후 손과 발을 10~15분 정도 담근다. 족욕은 무좀, 발의 피부질환 완화에 효과적이며 수욕은 관절염, 무좀, 순환장애, 스트레스 조갑진균, 손의 피부질환 완화에 효과적이다. 여름철에는 혈액순환을 돕고 상쾌한 기분을 위해 차가운 물로 족욕을 할 수도 있다.

② 좌욕법

작은 욕조 또는 큰 대야에 앉았을 때 허리부분까지 뜨거운 물을 채우고 에센셜오일 3~5방울을 떨어뜨린다. 천연유화제 특히 소금을 혼합하여 사용하면 체내 해독효과와 함께 몸 안의 노폐물이 걸러지는데 도움을 줄 수 있다. 생식기와 소화기 계통을 원활하게 하고 생리통, 요통, 치질, 변비 개선에 효과적이다.

③ 전신욕

욕조에 따뜻한 물(35~38℃)을 가득 채우고 자신의 신체적, 정신적 상황에 따라 필요한 에센셜오일을 약 5~10방울 떨어뜨려 물에 희석시킨 후 입수한다. 물에 에센셜오일이 잘 섞일 수 있도록 천연유화제 역할을 할 수 있는 소금, 우유, 꿀, 식물성 오일, 생크림 등을 사용해도 된다. 미지근한 물(28~35℃)은 몸을 풀어주고 마음을 진정시켜 주는 효과가 크며 몸을 강화시켜 줄때에는 뜨거운 물(35~39℃)을 사용하지만 장시간 사용 시 오히려 몸을 허약하게 할 수 있으며 에센셜오일의 효능이 감소하므로 유의한다.

(2) 효과

- 혈액 및 림프순환 촉진
- 근육통증 완화
- 피부질환 치유
- 호흡기계 증진
- 스트레스 감소

(3) 주의사항

- 너무 많은 양의 에센셜오일을 사용할 경우 지나치게 급속히 체내 흡수되므로 경우에 따라 발적, 수포 등 피부자극이 발생할 수 있다.
- 사용 시 발적, 수포 등 피부자극이 발생할 경우 에센셜오일이 함유되어 있지 않은 가벼운 크림을 발라 피부를 진정시켜주면 보통 한 시간 내에 진정된다.
- 사우나의 경우 모공을 통해 배설물을 배출시키는 것이 목적이므로 에센셜오일의 침투가 극히 어렵다. 사우나 후 피부가 얼마동안 땀을 흘리기 때문에 적어도 30분 후 마사지하는 것이 효과적이다.

4) 습포법

습포법(compresses)은 에센셜오일을 뜨거운 물에 이용한 온습포 또는 차가운 물에 이용한 냉습포를 국소부위에 얹어두는 방법이다. 큰 그릇에 물을 500ml 붓고 에센셜오일 3~4방울을 떨어뜨린다. 흡수력이 좋은 면으로 된 천을 그릇에 담가 물을 적신 후 물티슈 정도의 물기만 남기고 짠 후 원하는 국소부위에 얹어 준 후 습포가 체온과 비슷해지면 제거한다. 필요하면 반복해서 사용하거나 습포를 감싸서 사용해도 된다. 온습포는 종기, 근육통, 노인성 관절염, 상처치료 그리고 심한 긴장에 효과적이며 냉습포는 두통, 편두통, 멍든 곳과, 삔 곳에 효과적이며 지혈, 진통을 목적으로 상처가 나는 즉시 사용하며 열이 나고 뜨거운 증상이 나타나는 류머티즘에도 사용하면 효과적이다. 냉습포 사용 시 천을 미리 얼음조각에 감싸두었다가 사용해도 좋다.

5) 기타

(1) 관주법

입속에 궤양이 있거나 목구멍이 아플 때, 숨쉬기 힘들 때 그리고 구취가 심할 때 뜨겁게 끓인 물 한잔에 티트리, 판넬, 타임 같은 에센셜오일 3~5방울을 떨어뜨려 잘 섞은 다음 가글링한다. 또는 비뇨생식기 감염 시 끓였다 식힌 물에 티트리, 라벤더, 버가못 등의 에센셜오일을 희석하여 생식기 주변의 가렵거나 염증 있는 부위를 세척한다.

(2) 아로마 목걸이

아로마용 목걸이에 목적에 맞는 에센셜오일 1~2방울을 목걸이 안 캡슐에 담아 사용하는 방법으로 목에 걸고 다니면서 수시로 향을 맡을 수 있어서 지속적으로 방향 효과를 볼 수 있다. 두통이 있을 때에는 페퍼민트, 집중력이 떨어질 때에는 로즈메리, 콧물감기 또는 코가 막힐 때에는 유칼립투스 에센셜오일을 선택하는 것이 효과적이다.

Chapter 3

에센셜오일의 종류와 특징

학습내용

- 에센셜오일의 종류와 특징

학습목표

- 에센셜오일의 종류와 특징을 파악할 수 있다.
- 에센셜오일의 유의사항을 파악한 후 사용할 수 있다.

1 에센셜오일의 종류와 특징

1) 그레이프프루트 Grapefruit

- **학명**: *Citrus paradisi*
- **주산지**: 캘리포니아, 이스라엘
- **노트**: 탑 노트(top note)
- **성상 및 향취**: 가볍고 달콤한 감귤계 향
- **화학적 특성**:

① limonene(93.75%)

② myrcene(1.92%)

③ linalool(0.129%)

④ sabinene(0.53%)

⑤ β-pinene(0.10)

⑥ decanal(0.30%)

⑦ β-caryophllene(0.32%)

⑧ trans-β-ocimene(0.15%)

⑨ nonanal(0.054%)

⑩ neral(0.048%)

⑪ geranial(0.075%)

⑫ nootatone(0.027%)

- **추출**: 과피를 압착하여 추출한다.
- **효능 및 특징**: 그레이프프루트의 명칭은 열매가 포도송이 모양으로 열린다고 해서 유래되었다. 정유 추출은 주로 열매의 껍질에서 냉압착으로 추출하며 아로마 외에도 화장품의 향료나 향수의 재료로 사용되기도 한다.

① 피부계: 그레이프프루트는 지성피부와 여드름피부관리에 사용하며 지루성 두피치료에도 효과적이다.

② 림프계: 그레이프프루트는 림프순환을 촉진시켜 셀룰라이트 분해와 몸 속 독소를 제거하여 비만해소에 효과적이다.

③ 신경계: 그레이프프루트는 정신을 고양시키고 의식 회복에 효과적이며, 우울증이나 무기력증과 스트레스를 해소시킨다.

- **적용 방법**: 목욕, 마사지, 습포, 직접 흡입, 확산기, 오일증발법
- **주의사항**: 무독성, 무자극성, 비자극성이나 민감한 피부에는 주의를 요하고 감귤류 식물로 햇빛에 노출되었을 때 피부가 착색될 수 있다.

2) 레몬 Lemon

- **학명**: *Citrus limonum*
- **주산지**: 캘리포니아, 아시아
- **노트**: 탑 노트(top note)
- **성상 및 향취**: 달콤하고 신선한 과일향
- **추출**: 껍질에서 냉압착법으로 추출한다.
- **화학적 특성**:

  ① limonene(65.14%)
  ② β-pinene(12.06%),
  ③ y-terpinene(9.32%)
  ④ sabinene(1.98%)
  ⑤ α-pinene(1.91%)
  ⑥ myrcene(1.52%)
  ⑦ geranial(1.61%)
  ⑧ neral(0.97%)
  ⑨ β-bisabolene(0.55%)
  ⑩ geranyl acetate(0.47%)
  ⑪ α-thuyene(0.44%)
  ⑫ neral acetate(0.49%)
  ⑬ α-terpineol(0.16%)
  ⑭ trans-α-begamotene(0.36%)
  ⑮ β-caryophllene(0.22%)
  ⑯ para-cymene(0.08%)
  ⑰ geraniol(0.02%)

- **효능 및 특징**: 레몬은 작은 나무로 열매는 녹색에서 익으면 노란색이 된다. 정유 추출은 녹색 열매일 때 더 좋은 오일을 추출할 수 있으며, 주로 껍질에서 냉압착법으로 이루어진다. 고대에서는 레몬껍질로 벌레를 쫓기 위해 사용하기도 하고 유럽에서는 기관지염, 천식, 감기 등 호흡기계통에 레몬의 향염 작용을 많이 사용한다.

① 피부계: 레몬은 피지 생산의 감소와 수렴작용이 뛰어나 지성피부와 여드름피부에 효과적이고 미백관리에도 많이 사용한다. 과각화 피부에 각질을 제거하며 맑고 깨끗한 피부를 가꿀 수 있다.

② 림프계: 레몬은 림프순환과 혈액순환을 활성화시키며 셀룰라이트 제거에 효과가 있고 모세혈관벽을 튼튼하게 한다.

③ 신경계: 레몬은 감귤계의 달콤하고 신선한 향으로 정신적 피로와 스트레스에 효과적이고, 머리를 맑게 해주어 집중력과 기억력 향상에 도움을 준다.

④ 호흡계: 레몬은 병원성미생물에 대한 항바이러스작용으로 감기, 기침, 천식에 효과적이다.

- **적용 방법**: 마사지, 습포, 좌욕, 목욕, 확산법, 오일증발법, 직접 흡입, 수증기 흡입법

- **주의사항**: 무독성, 무자극성이나 일부 민감한 피부에는 자극적이다. 감귤류 식물로 햇빛에 노출되었을 때 피부가 착색될 수 있다.

3) 레몬그라스 Lemongrass

- **학명**: *Cymbopogon citratus*
- **주산지**: 인도
- **노트**: 탑 노트(top note)
- **성상 및 향취**: 강하고 달콤한 과일 향
- **추출**: 레몬그라스 잎을 건조시킨 후 수증기증류법으로 추출한다.
- **화학적 특성**:

① geranial(44.21%)
② neral (31.72%)
③ geranyl acetate(4.10%)
④ geraniol(3.78%)
⑤ limonene(1.99%)
⑥ β–caryophllene(1.90%)
⑦ methyl–heptenone(1.17%)
⑧ cis–β–ocimene(1.02%)
⑨ trans–β–occimene(0.75%)
⑩ citronellal(0.68%)
⑪ linalol(0.65%)
⑫ myrcene(0.08%)

- **효능 및 특징**: 레몬그라스는 레몬 향기가 나는 풀이라는 의미로 학명에 *Citratus* 라고 이름이 붙어졌다. 아시아지역에서 음식의 향료로 많이 사용하였고, 비타민 약 제조시 비타민 A의 합성 재료로 사용한다. 항균, 항염증 효과가 뛰어나 벌레 퇴치나 공기소독에 효과적이다.

① 피부계: 레몬그라스는 수렴작용으로 모공을 수축시키고 피지분비를 조절하여 피부기능을 활성화시킨다. 근육통증을 완화시키고 조직을 탄력있게 증가시킨다.
② 신경계: 레몬그라스는 머리를 맑게 하고 생활에 활력을 주고 집중력을 향상시킨다.
③ 소화계: 레몬그라스는 소화불량을 해소시키고 소화력을 증가시키고 특히 위

장염, 대장염에 효과적이다.

④ 근육계: 레몬그라스는 진피의 조직을 강화시키고 엘라스틴의 탄력을 증가시킨다. 운동 후 근육의 부상, 타박상, 염좌에도 효과적이다.

⑤ 순환계: 레몬그라스는 이뇨작용을 촉진시켜 부종완화에 효과적이다.

- **적용 방법**: 마사지, 직접 흡입, 확산법, 습포, 피부관리
- **주의사항**: 무독성이나 일부 민감한 피부에는 자극이 일어날 수 있다. 감귤류 식물로 햇빛에 노출되었을 때 피부에 착색될 수 있다.

4) 바질 Basil

- **학명**: *Ocimum Basilicum*
- **주산지**: 마다가스카
- **노트**: 탑 노트(top note)
- **성상 및 향취**: 캠퍼향
- **추출**: 바질의 잎과 꽃대에서 증기 증류법으로 추출한다.
- **화학적 특성**:

① methyl chavicol(84.57%)
② 1.8−cineole(3.23%)
③ trans−α−bergamotene(1.91%)
④ trans−β−ocimene(1.14%)
⑤ linalol(1.01%)
⑥ eugenol methyl ether(0.86%)
⑦ T−cadinol(0.67%)
⑧ β−pinene(0.40%)
⑨ camphre(0.35%)
⑩ α−pinene(0.26%)
⑪ β−caryophyllene(0.22%)
⑫ eugenol(0.02%)

- **효능 및 특징**: 바질의 명칭은 바실럼(basileum) 왕족의 라틴어에서 시작되었다. 열대 아시아에서 자라며 1년생 허브를 향신료로 많이 이용되는 차조기과 허브이다. 인도의 아유르베다(Ayurveda)에서는 모든 악을 몰아내는 성스러운 허브로 중요시하고, 그리스에서는 광기의 상징으로 여기며, 크레타에서는 죽음 또는 악의 상징으로 여긴다.

① 피부계: 바질은 낮은 농도로 사용 시 창백한 피부, 벌레 물린 데, 초기 탈모에 효과적이다.
② 호흡계: 바질은 항경련성이 뛰어나 호흡기계에 효과가 크다. 부비강 울혈, 천식, 인플루엔자, 기관지염, 백일해를 완화시켜 준다.
③ 신경계: 바질은 머리를 맑게 해주며 정신을 강화시켜 준다. 특히 바질은 진

정시키는 작용이 뛰어나 스트레스, 히스테리, 우유부단 등 신경성 장애에도 많이 사용된다.

④ 소화계: 바질은 소화불량, 멀미, 딸꾹질, 위경련, 구토 등 소화기계에도 뛰어난 효과가 있다.

- **적용 방법**: 마사지, 직접 흡입, 확산기
- **주의사항**: 바질 성분의 메틸시나메이트와 메틸차비콜은 피부에 자극원이 되므로 사용을 금한다. 임산부와 유 · 소아는 사용을 금한다.

5) 버가못 Bergamot

- **학명**: *Rutaceac Citrus aurantium bergamia*
- **주산지**: 아시아 열대지역, 모로코
- **노트**: 탑 노트(top note)
- **성상 및 향취**: 달콤한 과일향
- **추출**: 익은 과일의 껍질을 냉압착법으로 추출한다.
- **화학적 특성**:

  ① methyl chavicol(84.57%)
  ② 1.8-cineole(3.23%)
  ③ trans-α-begamotene(1.91%)
  ④ trans-β-ocimene(1.14%)
  ⑤ linalol(1.01%),
  ⑥ eugenol methyl ether(0.86%)
  ⑦ T-cadinol(0.67%)
  ⑧ β-pinene(0.40%)
  ⑨ tlimonene(0.28%)
  ⑩ β-caryophllene(0.22%)
  ⑪ α-pinene(0.26%)
  ⑫ terpinene4-ol(0.20%)
  ⑬ campher(0.35%)
  ⑭ eugenol(0.02%)

- **효능 및 특징**: 버가못은 녹색잎과 향기가 나는 꽃을 가지고 있다. 과실은 녹색이었다가 익으면 노란색으로 변하며 맛은 신맛이 나고 주로 아로마 정유로 추출한다. 이탈리아에서는 버가못을 민간요법으로 많이 사용했으며, 유럽에서는 버가못을 방부제와 해열제로도 사용하였다. 화장품 회사에서는 향료의 성분으로도 사용한다.

  ① 피부계: 버가못은 피지제거에 효과적이어서 여드름피부와 지성피부 관리에 좋으며 티트리와 함께 사용하면 모공수축에 효과적이다.
  ② 신경계: 버가못은 라벤더와 함께 사용하여 불안한 심리상태를 진정시킨다.

③ 소화계: 버가못은 과식을 했을 때나 소화가 잘 되지 않을 때 소화를 촉진시키며, 장에 가스가 찰 때 효과적이다.

④ 면역계: 버가못은 입술 주변의 헤르페스와 수두, 대상포진에도 사용하며 병원성 미생물의 성장을 억제시키는 효과가 있다.

⑤ 비뇨기계: 버가못은 방광염, 요도염, 질 감염, 이뇨 등 비뇨기 감염치료에도 효과적이다.

⑥ 호흡계: 버가못은 인후염, 편도선염, 기관지염 치료에 효과가 있으며 여기서 추출한 티몰은 살균소독 효과와 구충 효과도 있다.

- **적용 방법**: 습포, 마사지, 좌욕, 목욕, 직접 흡입, 오일증발법

- **주의사항**: 버가못은 광독성이 있으므로 마사지나 목욕을 한 다음 햇볕에 노출하는 것은 피하는 것이 좋다.

6) 오렌지스위트 Orange Sweet

- **학명**: *Citrus sinensis*
- **주산지**: 브라질, 미국
- **노트**: 탑 노트(top note)
- **성상 및 향취**: 달콤한 과일 향
- **추출**: 오렌지의 익은 껍질을 냉압착하여 추출한다.
- **화학적 특성**:
  ① limonene(94.54%)
  ② α−pinene(0.67%)
  ③ sabinene(0.64%)
  ④ decanal(0.30%)
  ⑤ linallool(0.54%)
  ⑥ myrcene(2.84%)
  ⑦ neral(0.10%)
  ⑧ geranial(0.02%)
- **효능 및 특징**: 오렌지스위트는 노란색과 오렌지색의 유동성 액체로 신선한 감귤류의 향이 난다. 오렌지의 치료적인 가치는 고대 중국에서 먼저 알려졌다. 특히 달콤하고 신선한 향이 좋아 어린 아이들이 행복하게 잠들 수 있도록 도와준다.
  ① 피부계: 오렌지스위트는 피부 진피속 콜라겐 생성을 촉진시켜 건성피부, 노화피부에 효과적이다. 화농성 여드름피부를 진정시키며 림프순환을 촉진시켜 셀룰라이트를 분해하여 비만에 효과적이다.
  ② 신경계: 오렌지스위트는 진정, 항우울 작용이 있어 불안, 불면증 증상에 라벤더, 네롤리, 샌들우드와 함께 사용하면 효과적이다.
  ③ 소화계: 오렌지스위트는 소화불량과 복부 팽창을 완화시키고 변비와 설사에 효과적이다.
- **적용 방법**: 습포, 목욕, 마사지, 직접 흡입, 확산법, 수증기 흡입법
- **주의사항**: 무독성, 무자극, 비과민성이고 광독성도 없다.

7) 파촐리 Patchouli

- **학명**: *Pogostemon cabrin benth*
- **주산지**: 인도네시아
- **노트**: 베이스 노트(base note)
- **성상 및 향취**: 나무냄새를 띄는 발삼향
- **추출**: 잎에 있는 세포벽을 파괴하여 뜨거운 증기로 추출한다.
- **화학적 특성**:
  ① β-patchoulene(2.25%)
  ② α-guaiene(14.91%)
  ③ α-patchoulene(5.53%)
  ④ α-bulnesene(20.10%)
  ⑤ patchoulol(30.11%)
  ⑥ β-gaiene(6.78%)
  ⑦ β-caryophllene(3.34%)
  ⑧ pogostol(0.99%)
- **효능 및 특징**: 파촐리는 향기로운 연년생 관목으로, 흰색과 분홍색의 꽃을 가지고 있다. 파촐리는 타밀어(Tamil)의 paccilai에서 유래되었다. 아시아에서는 파촐리를 향수, 벌레 방충제로 사용하였다.
  ① 피부계: 파촐리는 재생관리, 보습, 진정관리에 효과적이다. 점막궤양, 갈라짐, 상처, 흉터, 피부염, 습진 등 피부감염에도 효과적이다.
  ② 신경계: 파촐리는 우울증과 불안한 마음에 도움을 주고 스트레스와 관련된 증상에 효과적이다.
- **적용 방법**: 습포, 마사지, 목욕, 연고, 직접 흡입, 확산법, 오일증발법
- **주의사항**: 무독성, 무자극성, 비민감성이다.

8) 유칼립투스 Eucalyptus

- **학명**: *Eucalyptus Globulus*
- **주산지**: 오스트레일리아
- **노트**: 탑 노트(top note)
- **성상 및 향취**: 상쾌하고 톡 쏘는 향
- **추출**: 신선한 잎 또는 말린 잎으로 증기 증류하여 추출한다.
- **화학적 특성**:

① 1,8−cineole(65.82%)
② α−pinene(12.84%)
③ limonene(6.24%)
④ para−cymene(2.16%)
⑤ α−terpineol(2.129%)
⑥ trans−pinocarveol(1.74%)
⑦ α−terpenyl acetate(1.17%)
⑧ globulol(0.80%)
⑨ aromadendrene(0.57%)
⑩ α−phellandrene(0.45%)

- **효능 및 특징**: 유칼립투스는 가장 높고 큰 상록수로 엷은 청녹색의 잎과 흰색의 작은 꽃을 가진 나무이다. 코알라의 주식으로 잘 알려져 있으며 세계에서 가장 큰 나무 중 하나인 Eu는 '잘', kalyptos는 '싸여 있다'라는 뜻으로 이는 꽃이 피기 전에 꽃받침이 꽃의 내부를 잘 싸고 있는 모습에서 비롯되었다.

① 피부계: 유칼립투스는 적혈구의 산소 운반 능력이 뛰어나 여드름피부와 지성피부에 효과적이고 헤모글로빈의 산소 운반을 증가시켜 피부 호흡을 증가시킨다.

② 신경계: 유칼립투스는 신경통, 머리 어지럼증, 두통, 집중력 향상에도 효과적이다.

③ 호흡계: 유칼립투스는 항바이러스 작용이 뛰어나 호흡기 계통에 탁월한 효과가 있으며, 감기에 걸렸을 때 마사지나 목욕에 작용하거나 주변 공기 중의 세균을 없애기 위한 증기요법으로도 적당하다.

④ 근육계: 유칼립투스는 운동 후 근육통이나 류머티즘, 신경통 완화에 효과적이다.

- **적용 방법**: 습포, 마사지, 목욕, 직접 흡입, 오일증발법, 증기 흡입
- **주의사항**: 6세 이하의 어린이와 고혈압이 있는 사람은 사용을 금한다. 코 주변에 직접 바르면 자극적이므로 반드시 희석하여 사용한다. 유칼립투스는 신장에 자극적일 수도 있어서 사용 시 캐리어오일에 충분히 희석하여 사용한다.

9) 티트리 Tea-tree

- **학명**: *Melaleuca alternifolia*
- **주산지**: 호주
- **노트**: 탑 노트(top note)
- **성상 및 향취**: 시원한 향
- **추출**: 수증기 증류법으로 추출한다.
- **화학적 특성**:

① terpinene-4-ol(40.35%)
② y-terpinene(20.6%)
③ α-pinene(9.55%)
④ 1-8cineole(3.81%)
⑤ terpinolene(3.50%),
⑥ para-cymene(3.00%)
⑦ α-terpineol(2.95%)
⑧ α-pinene(1.02%)
⑨ viridflorene(1.50%)
⑩ aromadendrene(1.25%)
⑪ limonene(1.03%)
⑫ δ-cadinene(1.02%)
⑬ myrcene(0.86%)
⑭ β-pinene(0.74%)
⑮ α-thuyene(0.94%)
⑯ α-phellandrene(0.44%)
⑰ sabinene(0.30%)
⑱ globulol(0.26%)
⑲ viridflorol(0.14%)

- **효능 및 특징**: 티트리는 7m 정도까지 자라는 나무로 주로 호주에서 자생하며 원주민들이 티트리를 감기나 두통이 있을 때 약초로 많이 사용하였고, 티트리 나무로 집을 짓는데 사용하기도 했다. 제2차 세계대전 중에는 살균 소독력이 뛰어나 곰팡이, 바이러스, 박테리아 등의 제거와 피부치료에 사용하였다. 티트리

는 자극이 없어 원액을 사용하여도 무방하며 살균효과는 페놀보다 12배 더 강한 것으로 알려져 있다.

① 피부계: 티트리는 여드름피부, 지성피부, 비듬 예방, 두피 건조, 무좀에 효과적이다.
② 림프계: 티트리는 림프 순환을 원활하게 하여 면역작용에 도움을 준다.
③ 호흡계: 티트리는 방부, 항박테리아, 살균작용이 뛰어나 감기, 천식, 기관지염 등 호흡기 질환에도 효과적이다.
④ 항균성: 티트리는 살균 소독력이 뛰어나고 곰팡이, 바이러스, 박테리아 등의 병원균에 항균성이 강하며, 무좀, 트리코모나스, 질칸디다의 질병에도 사용한다. 강한 방부제, 강력한 면역력 증강 작용을 한다.

- **적용 방법**: 마사지, 목욕, 좌욕, 습포, 도포, 직접 흡입, 확산법, 수증기 흡입법, 오일증발법
- **주의사항**: 무독성, 무자극성으로 원액을 사용하여도 무방하나 민감한 피부에는 자극적일 수 있다.

10) 라벤더 Lavender

- **학명**: *Lavandula angustifolia*, *L. angustifolia/L. vera*
- **주산지**: 프랑스, 불가리아
- **노트**: 탑–미들 노트(top–middle note)
- **추출**: 라벤더의 꽃대를 사용하여 수증기 증류법으로 추출한다.
- **성상 및 향취**: 신선한 약초향
- **화학적 특성**:

① linaryl acetate(36.71%)
② linalol(31.38%)
③ β–caryophllenen(4.27%)
④ cis–β–ocimene(4.01%)
⑤ trans–β–occimene(3.35%)
⑥ terpinene4ol(1.63%)
⑦ β–farmesene(1.79%)
⑧ borneol(1.14%)
⑨ octanone3(1.05%)
⑩ lavandulol(0.63%)
⑪ campher(0.45%)
⑫ α–terpineol(0.40%)
⑬ myrcene(0.45%)
⑭ limonene(0.25%)
⑮ 1.8cineole(0.84%)
⑯ β phllandrene(coelue)

- **효능 및 특징**: 라벤더는 수풀 같은 작은 나무로 높이가 1m 정도까지 자라고 정유 추출은 주로 꽃에서 추출한다. 전체 아로마 중 대표적인 아로마로 인식되고 있으며 아로마테라피에서 가장 대중적으로 폭넓게 쓰이는 오일이다. 유럽에서는 민간 치료제로 오래 전부터 만병통치약처럼 사용되어 왔다. 가테포세가 실험 중 손에 화상을 입은 후 화상치료에 라벤더 오일을 사용한 것이 유명하다. 안정성이 뛰어나 피부에 직접 바를 수 있는 것이 특징이다.

① 피부계: 라벤더는 특히 세포의 재생 증진에 효과가 있다. 모든 피부에 효과적으로 사용할 수 있으며 특히 여드름, 가려움증, 피부병, 썬번피부에도 적용 가능하다.

② 호흡계: 라벤더는 항균 · 항염 성분이 있어 감기, 천식, 인플루엔자, 부비동염, 기관지염, 기침 등 호흡계의 질환에 효과적이다. 감기증상으로 인한 몸살에 안정을 취하도록 도와주고 편안한 호흡을 할 수 있도록 한다.

③ 신경계: 라벤더는 교감신경과 부교감 신경계의 기능을 조화롭게 함으로써 중추신경계의 밸런스 조정 작용이 있으며 스트레스를 낮추는 능력이 탁월하다. 또한 정신적 긴장이나 노여운 감정을 풀어 기분을 차분하게 해준다. 피로 회복에 효과적이고 정신 정화, 불면증에 효과적이다. 두통, 편두통에도 도움을 준다.

④ 근육계: 라벤더는 근육의 피로와 통증 감소에 효과적이며, 류머티즘, 관절염, 좌골신경통에도 효과적이다.

- **적용 방법**: 습포, 마사지, 좌욕, 목욕, 연고, 직접 흡입, 확산법, 오일증발법
- **주의사항**: 라벤더는 무독성, 무자극, 비민감성이다. 원액도 사용가능한 순한 정유이나 심한 피부질환에는 주의를 요한다.

11) 제라늄 Geranium

- **학명**: *Pelargonium garveolens*
- **주산지**: 남아프리카
- **노트**: 탑-미들 노트(top-middle note)
- **성상 및 향취**: 향기로운 장미향
- **추출**: 잎과 줄기에서 수증기 증류법으로 추출한다.
- **화학적 특성**:

  ① citronnellol(31.65%)
  ② geraiol (14.64%)
  ③ citronnellyl formate (7.02%)
  ④ linalol(6.42%)
  ③ isomenthone (6.79%)
  ⑥ 10-epi-y-eudesmol (4.14%)
  ⑦ geranyl formate (3.10%)
  ⑥ cis-rose oxyde (0.45%)
  ⑨ menthone (0.36%)
  ⑩ nerol (0.52%)
  ⑪ β-caryophyllene (1.30%)
  ⑫ germacrene (1.86%)
  ⑬ geranyl butyrat(1.17%)
  ⑭ geranyl tiglate(1.05%)
  ⑮ phenyl-etyl tiglate(0.76%)

- **효능 및 특징**: 제라늄은 잎이 톱니모양이며 꽃은 분홍색을 띈 다년생 관목으로 고대에는 화상 치료, 종기 치료에 사용되었다. 제라늄이라는 명칭은 식물의 씨앗이 황새의 부리와 비슷해 붙여졌다. 제라늄은 항상 누군가를 돌볼 준비가 되어 있는 모성애적 특성을 갖고 있는 아로마로 긴장과 스트레스에 특히 효과가 있다. 특히 로즈제라늄은 시트로네롤 성분이 많아 벌레 퇴치용으로 많이 사용되고 항바이러스 질환에도 효과적이다.

  ① 피부계: 제라늄은 피부미용에서 많이 사용한다. 그 이유는 향기로운 장미향

이 나고 피지분비를 정상화시켜 주기 때문이다. 제라늄은 복합성피부, 지성피부, 여드름피부에 효과적이고 습진, 피부염 등 피부 치유에도 유용하다.

② 신경계: 제라늄은 신경제 조절 작용을 하며 제라늄 오일로 마사지 또는 흡입을 하면 스트레스, 긴장감, 우울증, 불안을 완화시켜 마음을 조화롭게 해준다.

③ 림프계: 제라늄은 림프 순환을 촉진시켜 셀룰라이트, 독소배출, 체액 정체, 부종에 효과적이다.

④ 생식계: 제라늄 오일은 부신 피질 호르몬을 자극하여 호르몬 변동에 의한 생리전의 긴장과 폐경기 증상에 효과적이다. 이뇨 작용이 뛰어나 노폐물을 배출시키며 황달, 신장결석, 당뇨, 요도염 등 여러 감염증을 호전시킨다.

- **적용 방법**: 습포, 마사지, 좌욕, 목욕, 연고, 직접 흡입, 확산법, 오일증발법
- **주의사항**: 무독성, 무자극성이나 임산부와 민감성 피부는 금한다.

12) 클라리세이지 Clary sage

- **학명**: *Salvia sclarea*
- **주산지**: 지중해, 모르코, 유럽
- **노트**: 탑-미들 노트(top-middle note)
- **성상 및 향취**: 상큼하고 달콤한 느낌의 허브향
- **추출**: 꽃대와 잎을 이용하여 수증기 증류법으로 추출한다.
- **화학적 특성**:

① linalyl acetate(68.48%)
② linalool(14.18%)
③ germacrene D(4.43%)
④ β-caryophllene(1.88%)
⑤ sclareol(1.10%)
⑥ α-copaene(0.88%)
⑦ myrcene(0.63%)
⑧ α-terpieol(0.61%)
⑨ trans-β-ocimene(0.38%)
⑩ geraniol(0.37%)
⑪ neryl acetate(0.33%)
⑫ geranyl acetate(0. 59%)
⑭ β-pinene(0.12%)
⑮ limonene(0.16%)
⑯ cis-β-ocimene(0.38%)
⑰ geraniol(0.37%)

- **효능 및 특징**: Clary는 라틴어로 깨끗함을 뜻하며 sage는 치료를 뜻하는 라틴어 'salver'에서 유래했으며 로마 사람들은 클라리세이지를 치료용 허브라고 불렀다. 독성이 없어 안전하므로 아로마테라피에 많이 이용된다.
  클라리세이지는 여성호르몬인 에스트로겐과 비슷한 성분으로 에스트로겐의 유사작용을 함으로써 출산, 생리주기, 폐경기에 많은 도움을 준다. 클라리세이지는 여성에게 호르몬의 중재자로서 행복감을 주는 아로마라고 말할 수 있다. 제

라늄과 함께 블렌딩을 하면 시너지 효과로 마음을 안정시키고 기분을 명랑하게 만들어 기운을 북돋우는 작용을 한다.

① 피부계: 클라리세이지는 피부세포 재생능력이 뛰어나 노화피부와 건성피부에 효과적이며 살균력도 있어 상처에도 사용할 수 있다. 피지분비를 조절해 지루성 두피의 비듬치유와 건강한 두피를 지켜준다.

② 신경계: 클라리세이지는 행복함을 주는 여성 아로마로 알려져 있으며, 심리불안, 긴장, 스트레스, 우울증에 효과적이다. 심리적 균형과 유도력이 우수하여 정신적 피로와 신경성 피로 등 릴랙싱 효과와 마음을 차분히 안정시켜주는 효과가 있다.

③ 호흡계: 클라지 세이지는 기관지경련을 풀어주고 특히 천식환자의 불안과 긴장을 낮추어 천식에 많은 도움을 준다.

④ 생식계: 클라리세이지는 자궁의 통증 완화에 많은 도움을 주며 생리통 완화에 효과적이다. 생리가 늦어지거나 없을 때 생리를 증진시켜주며 자궁을 건강하게 해주는 아로마이다. 클라리세이지는 여성의 호르몬인 에스트로겐과 유사한 작용을 하기 때문이다.

- **적용 방법**: 습포, 마사지, 목욕, 직접 흡입, 확산법, 오일증발법

- **주의사항**: 음주시 술을 빨리 취하게 하며, 진정작용으로 운전할 때나 공부할 때는 사용을 자제한다. 임신 초기에도 사용을 금한다.

13) 펜넬스위트 Fennel Sweet

- **학명**: *Foeniculum vulgare*
- **주산지**: 이탈리아, 그리스, 프랑스 등 지중해 국가
- **노트**: 탑-미들 노트(top-middle note)
- **성상 및 향취**: 달콤한 향
- **추출**: 종자를 으깬 후 증기하여 추출한다.
- **화학적 특성**:

  ① limonene(8.68%)
  ② methyl chavicol(3.33%)
  ③ cis-β-ocimene(1.15)
  ④ fenchone(0.87%)
  ⑤ α-pinene(0.70%)
  ⑥ 1,8-cineole(0.23%)
  ⑦ sabinene(0.28%)
  ⑧ para-anisaldehyde(0.19%)
  ⑨ cis-anethole(0.14%)
  ⑩ β-phellandrene(coelue)

- **효능 및 특징**: 펜넬은 다년생 허브로 2m까지 높게 자라며 노란꽃과 깃털 모양의 잎을 가지고 있다. 펜넬이라는 명칭은 라틴어 foenum(건초)에서 유래하였고 로마 사람들은 펜넬을 foeniculum이라고 했다. 펜넬은 비터 펜넬(bitter fennel)과 스위트 펜넬(sweet fennel)로 2개의 아종이 있다. 정유는 펜넬의 씨앗에서 수증기 증류법으로 주로 추출한다. 한의학에서는 회향(茴香)이라 부르며 고약으로 만들어 뱀에 물린 상처에 치료약으로 사용하기도 한다.

  ① 피부계: 펜넬은 생기 없고 건조한 피부에 사용하고 주름살을 완화하여 노화 피부에도 효과적이다.
  ② 림프계: 펜넬은 림프 순환을 촉진시켜 이뇨성 림프 울혈을 효과적으로 제거하고 셀룰라이트 분해작용을 촉진시켜 비만 관리에 효과적이다.
  ③ 호흡계: 펜넬은 항경련과 거담 작용이 뛰어나 상부기도의 카타르 증상에 효과적이다.

④ 생식계: 펜넬은 에스트로겐 호르몬과 비슷한 아네톨 중합체 성분이 들어있어 생리통, 생리불순, 갱년기 장애, 모유 생성에 효과적이다.

⑤ 소화계: 펜넬은 복부 가스제거와 소화불량, 위경련 등 소화계에도 도움을 준다.

⑥ 비뇨계: 펜넬은 주로 이뇨제와 이뇨관 소독제로 활용하였다. 이뇨관 감염 증상에 효과적이다.

- **적용 방법**: 습포, 마사지, 목욕, 직접 흡입, 확산법, 오일증발법
- **주의사항**: 블렌딩 시 정유의 비율은 1% 이상 사용하지 않도록 한다. 임산부, 민감성피부, 간질환자는 사용을 금한다.

14) 페퍼민트 Peppermint

- **학명:** *Mentha piperita*
- **주산지:** 유럽 남부
- **노트:** 탑–미들 노트(top–middle note)
- **성상 및 향취:** 박하향
- **추출:** 잎을 말려서 수증기 증류법을 추출한다.
- **화학적 특성:**
  ① menthol(42.34%)
  ② menthone(19.39%)
  ③ menthyl acetate(5.24%)
  ④ menthofuranne(3.92%)
  ⑤ neomenthol(3.03%)
  ⑥ isomenthone(2.98%)
  ⑦ 1.8–cineole(4.60%)
  ⑧ β–caryophyllene(2.08%)
  ⑨ germacrene D(1.94%)
  ⑩ limonene(1.38%)
  ⑪ pulegone(1.12%)
  ⑫ β–pinen(0.90%)
  ⑬ α–pinene(0.64%)
  ⑭ sabinen (0.45%)
  ⑮ octanol–3(0.28%)
  ⑯ terpinene–4–ol(0.82%)
  ⑰ piperitone(0.54%)
  ⑱ β–bourbonene(0.36%)
- **효능 및 특징:** 페퍼민트는 다년생 허브로 멘톨 성분이 많아 와인과 음식을 향기롭게 하고 허브차로도 즐겨 마신다. 그리스에서는 축제 때 페퍼민트로 머리 장식을 만들어 썼다. 정유는 페퍼민트의 줄기와 잎에서 추출한다. 몸과 마음에 활력을 주며 상쾌한 박하향은 졸음을 방지하고 피로회복에 도움을 준다.

① 피부계: 페퍼민트는 피부 자극이나 가려움증을 완화시켜 주고, 항염증 작용이 있어 여드름피부, 지성피부에 효과적이다. 페퍼민트 수증기를 피부에 적용 시, 피부울혈제거와 모세혈관을 수축시켜 피부에 활기를 준다.

② 림프계: 페퍼민트는 림프와 친화력이 좋아 모든 조직에 활력을 주고 림프순환을 가속화시키면서 림프 기능을 활성화시켜 준다.

③ 신경계: 페퍼민트는 머리를 맑게 해주며 집중력을 향상시켜 준다. 페퍼민트는 뇌로 가는 혈액의 과잉을 막고 혈관을 깨끗해지도록 돕고 신경계를 강화시켜 준다.

④ 호흡계: 페퍼민트는 감기와 인플루엔자에 효과적이며 감기 초기에 사용하면 더욱 효과적이다. 부비강의 울혈제거와 감염, 염증에도 효과적이다.

⑤ 소화계: 페퍼민트는 소화에 가장 효과적인 아로마이다. 소화불량, 복부팽창, 구토, 장염, 위통, 설사를 완화시켜 준다. 메스꺼움과 멀미에 효과적이다.

- **적용 방법**: 습포, 마사지, 연고, 목욕, 직접 흡입, 확산법, 오일증발법

- **주의사항**: 무독성, 무자극성이나 과민성일 때도 있다. 임산부, 간질, 심장질환이 있는 사람은 사용을 금한다.

15) 타임 Thyme

- **학명**: *Thymus vulgaris*
- **주산지**: 스페인, 프랑스
- **노트**: 탑-미들 노트(top-middle note)
- **성상 및 향취**: 달콤한 허브 향
- **추출**: 꽃대와 말린 잎을 이용하여 수증기 증류법으로 추출한다.
- **화학적 특성**:

① thymol(32.15%)
② para-cymene(27.70%)
③ y-terpinene(13.35%)
④ β-caryophyllene(4.70%)
⑤ linalol(3.20%)
⑥ myrcene(1.55%)
⑦ α-terpinene(1.50%)
⑧ α-pinene(0.75%)
⑨ hydrate de trans sabinene(0.50%)
⑩ terpinene 40ol(0.83%)
⑪ carvacrol methyl ether(0.05%)

- **효능 및 특징**: 타임은 다년생 허브로 명칭은 그리스어 용기(courage)에서 유래되었다고 한다. 로마인들은 전쟁에 나가기 전에 타임을 넣고 목욕을 하였다고 한다. 중세시대에는 십자군 원정을 떠나는 군인들이 타임으로 목도리를 만들어 사용하였다고 한다. 고대 수메르인들이 타임을 태워 훈증제로 사용하였고, 이집트에서는 미라를 만들기 위해 방부제로 타임을 사용하였다.

타임에서 추출한 정유는 에너지가 강하여 우리 몸의 심장, 폐, 신장, 신경계의 기능을 도와준다.

① 신경계: 타임은 신경성 우울증과 정신적 피로와 두통, 스트레스에 유효하며 정신적으로 집중할 수 있도록 도와준다.
② 호흡계: 타임은 강한 항균 · 항염 작용으로 전염병을 치료하고 인플루엔자, 감기, 호흡기계에 효과적이다. 타임의 성분 중 티몰(thymol)은 강한 방부작

용과 살균작용을 가지고 있다.

③ 소화계: 타임은 소화를 촉진시켜 주고 식욕을 증진시키며 복부팽만에 효과적이다. 복부에 가스가 차는 현상을 완화시켜 준다. 특히 Mojay는 강력한 항미생물성으로 장내의 부패작용을 막아주고 위염과 칸디다증에도 효과적이다.

④ 근골격계: 타임은 통풍과 류머티즘에 효과적이고 운동 후 부상에 의한 통증과 경련에도 효과적이다.

⑤ 면역계: 타임은 모든 전염성 질환에 효과적이다. 혈액의 백혈구 생산을 자극하여 신체의 면역을 도와준다. 특히 타임의 mailhebiau는 뛰어난 면역자극제이다.

- **적용 방법**: 습포, 마사지, 목욕, 직접 흡입, 확산법, 오일증발법
- **주의사항**: 무독성 무자극성이나 민감성 피부는 금한다. 임산부, 영 · 유아는 사용을 금한다.

16) 로즈메리 Rosemary

- **학명**: *Rosmarinus officinalis*
- **주산지**: 프랑스, 유고슬라비아
- **노트**: 미들 노트(middle note)
- **성상 및 향취**: 상쾌한 약초 향
- **추출**: 꽃, 잎, 잔가지에서 수증기 증류법으로 추출한다.
- **화학적 특성**:

① 1.8-cineole(46.96%)
② β-pinene(8.06%)
③ α-pinene(11.15%)
④ Camphene(4.17%)
⑤ camphre(8.38%)
⑥ β-caryophyllene(5.28%)
⑦ limonene(2.15%)
⑧ borneol(2.87%)
⑨ α-terpineol(1.75%)
⑩ myrcene(1.46%)
⑪ para-cymene(1.04%)
⑫ y-terpinene(0.54%)
⑬ terpinolene(0.40%)
⑭ linalool(0.55%)

- **효능 및 특징**: 로즈메리는 상쾌하고 향기로운 상록의 관목으로 부활을 상징한다. 이집트인들은 로즈메리향을 가장 선호하고 사랑과 죽음을 상징한다고 했다. 고대인들은 로즈메리가 두뇌에 도움이 된다고 하여 로즈메리로 화관을 만들어 썼다.

① 피부계: 로즈메리는 피부 세포 재생을 도와주며 여드름피부, 건성피부, 민감성피부, 노화피부에 사용한다. 모발 생장에 도움을 주고 비듬예방과 탈모에도 효과적이다.

② 신경계: 로즈메리는 중추신경과 뇌를 자극하여 치매를 예방하고, 기억력과

집중력을 증진시키고 신경 쇠약에 효과적이다.

③ 호흡계: 로즈메리는 기관지염, 천식, 부비강염 질환에 효과적이다.

④ 근골격계: 로즈메리는 운동 후 근육에 축적되어 있는 젖산을 배출시켜 근육의 피로를 풀어 준다.

⑤ 심혈관계: 로즈메리는 심장을 강화시키며 심장의 피로, 심계항진, 혈액순환에 도움을 준다.

- **적용 방법**: 마사지, 직접 흡입, 확산법, 오일증발법
- **주의사항**: 무독성, 무자극, 무민감성이다. 그러나 고혈압, 간질, 임산부는 사용을 금한다.

17) 마저럼스위트 Marjoram Sweet

- **학명**: *Origanum marjorana*
- **주산지**: 독일, 이집트
- **노트**: 미들 노트(middle note)
- **성상 및 향취**: 허브향
- **추출**: 꽃대와 말린 잎에서 수증기 증류법으로 추출한다.
- **화학적 특성**

  ① 1.8cineole(52.76%)
  ② linalool(20.51%)
  ③ limonene(5.09%)
  ④ α−pinene(3.65%)
  ⑤ β−pinene(3.48%)
  ⑥ terpinen−4−ol(0.24%)
  ⑦ borneol(1.24%)
  ⑧ myrcene(1.13%)
  ⑨ α−terpineol(2.67%)
  ⑩ linalyl acetate(1.01%)
  ⑪ sabinene(0.54%)
  ⑫ α−terpenyl acetate(0.16%)
  ⑬ β−caryophllene(0.79%)

- **효능 및 특징**: 마저럼은 방향성 허브로 최대 80cm까지 자라며 주로 꽃에서 정유를 추출한다. 마저럼 중 스위트마저럼(sweet majoram)에서 정유를 가장 많이 추출한다. 이집트에서는 연고를 만들거나 향수를 제조할 때 마저럼을 사용하였다. 그리스인들은 죽은 사람의 영혼의 안식처를 제공해준다고 여겨 마저럼을 무덤 근처에 많이 심었다. 또한 사랑과 명예를 나타낸다고 하여 마저럼 꽃으로 머리 화관을 만들어 사용하였다.

  ① 신경계: 마저럼은 신경계를 강화시켜 스트레스성 불안, 불면증, 신경피로, 자율신경계를의 교감 신경계를 자극하고 교감 신경을 낮추어준다.
  ② 호흡계: 마저럼은 감기에 걸렸을 때 흡입을 하거나 가슴 부위에 마사지를 하

면 효과적이다.

③ 소화계: 마저럼은 소화계통을 자극하여 내장운동을 활발하게 함으로써 소화불량에도 효과적이다.

④ 근골격계: 마저럼은 진통효과가 있어 류머티즘이나 근육의 경련과 통증에 사용하면 효과적이고 동상, 고혈압 완화에도 효과적이다.

⑤ 생식계: 마저럼으로 아랫배를 마사지하면 생리통 완화에 효과적이고 자궁경련과 신경경련을 완화시켜 준다.

- **적용 방법**: 습포, 마사지, 목욕, 연고, 직접 흡입, 확산법, 오일증발법

- **주의사항**: 무독성, 무자극, 비민감성이다. 그러나 저혈압환자, 임산부는 사용을 금한다.

18) 멜리사 Mellssa

- **학명**: *Melissa officinalis*
- **주산지**: 지중해, 프랑스
- **노트**: 미들 노트(middle note)
- **성상 및 향취**: 달콤한 레몬향
- **추출**: 꽃대와 잎을 이용하여 수증기 증류법으로 추출한다.
- **화학적 특성**:

① β-scaryophyllene(22.95%)
② geranial(16.93%)
③ germacrene D(13.84%)
④ neral(12.35%)
⑤ trans-β-ocimene(1.83%)
⑥ citronellal(3.60%)
⑦ α-copaene(1.07%)
⑧ geraniol(0.99%)
⑨ limonene(0.90%)
⑩ linalol(0.52%)
⑪ β-elemene(0.74%)
⑫ cis-rose oxide(0.08%)
⑬ trans-rose oxide(0.05%)
⑭ citronellol(0.36%)
⑮ nerol(0.69%)
⑯ α-humulene(1.55%)

- **효능 및 특징**: 멜리사는 다년생 허브로 60cm 정도까지 자란다. 멜리사의 어원은 bee balm에서 유래된 것으로 멜리사의 꽃과 향기가 꿀벌을 많이 불러 모은다고 하여 붙여졌다. 정유는 주로 잎에서 추출하여 얻어지며 정유량이 극소량이서 고가의 아로마이다. 시중에서는 레몬그라스와 같이 유사한 화학성분과 같이 섞어서 판매되기도 한다.

① 피부계: 멜리사는 여드름피부, 지성피부에 사용한다. 그러나 피부에 자극적

이고 과민 반응이 일어날 수도 있다.

② 신경계: 멜리사는 스트레스, 신경과민, 불안, 불면증에 아주 효과적이어서 '신이 주신 선물이다.'라고 한다.

③ 소화계: 멜리사는 페퍼민트와 펜넬과 함께 소화기계에 우수한 효과가 있다. 소화계 조절, 복부팽만, 경련 완화, 메스꺼움, 구토에 효과적이다.

④ 면역계: 멜리사는 헤르페스, 대상포진 등 항바이러스에 강하다.

⑤ 심혈관계: 멜리사는 심장의 심박수를 정상화시키고 고혈압을 낮추는 것으로 유명하다.

- **적용 방법**: 마사지, 연고, 직접 흡입, 확산법, 오일증발법

- **주의사항**: 멜리사 오일은 무독성이다. 그러나 민감성피부, 임산부는 사용을 금한다.

19) 사이프러스 Cypress

- **학명**: *Cupressus sempervirens*
- **주산지**: 지중해
- **노트**: 미들 노트(middle note)
- **성상 및 향취**: 달콤한 나무 향
- **추출**: 잔가지와 잎에서 증기법으로 추출한다.
- **화학적 특성**:

  ① α−pinene(58.85%)
  ② δ−3−carene(12.06%)
  ③ germacrene D(3.33%)
  ④ terpinolene(2.32%)
  ⑤ cedrol(2.19%)
  ⑥ β−caryophyllene(0.95%)
  ⑦ terpinene4−ol(0.51%)
  ⑧ y−terpinene(0.38%)
  ⑨ α−fenchene(0.49%)
  ⑩ camphene(0,25%)
  ⑪ sabinene(0.68%)
  ⑫ α−terpinene(0.23%)
  ⑬ karahanahenone(0.04%)
  ⑭ bornyl acetate(0.20%)
  ⑮ manoyl oxide(0.10%)
  ⑯ iso−pimaradiene(0.31%)

- **효능 및 특징**: 사이프러스는 높이가 큰 침엽수로, 그리스인들은 하데스라는 저승의 신에게 사이프러스를 바쳤고, 죽음, 저승과 연관지어 생각했다. 그래서 지중해쪽의 묘지에는 사이프러스 나무가 많이 심어져 있다. 고대 히포크라테스는 치질 치료에 사이프러스 정유를 사용했으며 동양에서는 주로 혈류 조절에 많이 이용하였다.

  ① 피부계: 사이프러스는 수렴작용이 뛰어나 지성피부, 여드름피부에 효과적이

고 땀이 많은 피부에 적당하다.

② 신경계: 사이프러스는 신경계 회복과 안정을 강화시킨다.

③ 호흡계: 사이프러스는 항박테리아, 항전염성으로 만성 및 급성 기관지염을 치료하고 기침에 효과적이다.

④ 순환계: 사이프러스는 정맥울혈 제거로 유명하며 하지정맥류, 부종, 치질에 효과적이다.

- **적용 방법**: 습포, 마사지, 목욕, 직접 흡입, 확산법
- **주의사항**: 무독성, 무자극성, 비민감성이나 임신초기는 사용을 금한다.

20) 네롤리 Neroli

- **학명:** *Citrus vulgaris*
- **주산지:** 중국 남부, 인도
- **노트:** 미들 노트(middle note)
- **성상 및 향취:** 오렌지꽃 향
- **추출:** 신선한 꽃을 이용하여 수증기 증류법으로 추출한다.
- **화학적 특성:**

  ① linalool(51.35%)
  ② limonene(8.45%)
  ③ trans-β-ocimene(3.62%)
  ④ geraniol(3.79%)
  ⑤ geranyl acetate(3.34%)
  ⑥ β-pinene(3.32%)
  ⑦ trans-nerolidol(2.62%)
  ⑧ trans-farnesol(2.63%)
  ⑨ sabinene(1.50%)
  ⑩ myrcene(1.59%)
  ⑪ nerol(1.41%)
  ⑫ linalyl acctate(1.83%)
  ⑬ neryl acetate(1.65%)
  ⑭ cis-β-ocimene(0.57%)
  ⑮ y-terpinene(0.21%)
  ⑯ geranial(0.14%)

- **효능 및 특징:** 네롤리는 10m까지 자라는 상록수로 오렌지향이 나는 꽃에서 아로마 정유를 추출한다. 수증기 증류법으로 추출한 정유를 네롤리 아로마오일이라 하며 용매추출법에 의해 추출한 정유를 오렌지 플라워 앱솔루트(orage flower absolute) 아로마오일이라 한다. 네롤리 나무의 가지나 잎에서는 페티크레인(petigrain) 정유를 추출하고 과일의 껍질에서는 비터 오렌지(bitter orange) 정유를 추출한다. 네롤리의 명칭은 이탈리아의 Nerola공주의 이름에서 유래되었다.

① 피부계: 네롤리는 비알레르기성으로 피부가 붉어질 때, 피부 염증에 효과적이다. 모든 피부유형에 적용 가능하나 특히 건성피부, 모세혈관 확장, 습진, 튼살 등 문제성 피부에 효과적이다. 네롤리는 건강한 세포를 성장 촉진시키는 능력이 뛰어나므로 재생을 요하는 피부, 노화 피부에 효과적이다.

② 신경계: 네롤리는 진정 및 항우울에 작용이 뛰어나 불안, 두근거림 등 마음의 안정과 스트레스 해소에 도움이 된다.

③ 소화계: 네롤리는 소화계 내장근의 경련을 완화시키는 능력이 뛰어나 소화불량, 식욕부진, 만성 설사, 복통 등에 많이 사용된다.

④ 심혈관계: 네롤리는 심장의 기능을 조절하고 경련 같은 신경성 심장 증상들을 완화시키는데 도움을 준다. 고혈압, 심계항진에도 효과적이다.

- **적용 방법**: 습포, 마사지, 목욕, 연고, 직접 흡입, 확산법, 오일증발법
- **주의사항**: 무독성, 무자극성, 비민감성이다.

21) 카모마일저먼 Chamomile German

- **학명**: *Maricaria Camomile*
- **주산지**: 이집트, 이태리
- **노트**: 미들 노트(middle note)
- **성상 및 향취**: 푸르고 달콤한 허브향
- **추출**: 말린 꽃봉우리에서 수증기 증류법을 사용하여 추출한다.
- **화학적 특성**:

① α–pinene(13.40%)
② isobutyl angelate + isoamyl(11.80%)
③ methyl allyl angelate(8.94%)
④ isoamyl angelate(6.20%)
⑤ trans–pinocarveol(4.35%)
⑥ isbuty butyate(2.63%)
⑦ pinocarvone(2.20%)
⑧ isobutyl methacrylate(2.10%)
⑨ camphene(1.05%)
⑩ 2–methyl buty methacrylate(0.96%)
⑪ propyl angelate(0.60%)

- **효능 및 특징**: 흰꽃을 가진 강한 과일향의 일년생 식물로, 땅을 기면서 자라나고 재배지에 따라 성분이 다양하게 구성된다. 정유의 색이 청색의 잉크와 같아서 블루 카모마일이라고도 한다. 카모마일의 학명은 자궁을 의미하는데 특히 부인과 질환과 방광염, 요도염과 같은 비뇨기계 질환에 효과적이다.

① 피부계: 카모마일저먼은 민감성 피부와 문제성 피부에 유용하다. 피부 혈관을 수축시켜 얼굴의 홍조를 감소시킨다.
② 소화계: 카모마일저먼은 소화불량, 위의 통증, 복통에 효과적이며 간과 담낭을 자극하여 식욕이 없을 때나 복부 통증에 효과적이다.
③ 면역계: 카모마일저먼은 백혈구 생성을 촉진시키고 병원성 미생물에 대한 저항력을 높여 준다.
④ 생식계: 카모마일저먼은 생리불순, 생리과다, 생리통 등 생리 증후군에 효

과적이다.

⑤ 근골격계: 카모마일저먼은 운동 후 근육통, 류머티즘성 관절염, 염좌, 타박상, 부은 통증에 마사지를 하면 효과적이다.

⑥ 비뇨기계: 카모마일저먼은 방광염, 수뇨관 감염에 도움을 준다. 카모마일을 하복부에 마사지나 습포를 하거나 차로 마셔도 효과적이다.

- **적용 방법**: 습포, 마사지, 목욕, 좌욕, 직접 흡입, 확산법
- **주의사항**: 비독성, 비자극, 비민감성이나 민감한 사람에게 패치 테스트가 필요하고 임신초기는 사용을 금한다.

22) 카모마일로만 Chamomile Roman

- **학명**: *Anthemis Nobilis*
- **주산지**: 독일, 프랑스, 이태리
- **노트**: 미들 노트(middle note)
- **성상 및 향취**: 따뜻하고 달콤한 과일향
- **추출**: 꽃대에서 수증기 증류하여 추출한다.
- **화학적 특성**

① α–pinene(13.40%)
② isobutyl angelate(11.80%)
③ methyl allyl angelate(8.94%)
④ isoamyl angelate(6.20%)
⑤ trans–pinocarve ol(4.36%)
⑥ isobutyl methacrylate(2.10%)
⑦ isobutyl isobutyrate(2.07%)
⑧ pinocarvone(2.20%)
⑨ camphene(1.05%)
⑩ 2–methyl butyl methacrylate(0.96%)
⑪ propyl angelate(0.60%)

- **효능 및 특징**: 카모마일로만은 잎을 문질러 보면 특이한 향기가 난다. 이집트에서는 태양신에게 바치는 식물이었고 인도의 아류르베다에서는 해열제로 사용했다. 온화하고 순한 정유로 영 · 유아에게도 사용이 가능하다.

① 피부계: 카모마일로만은 민감한 피부에도 사용이 가능하고 건성피부, 건선, 습진, 피부염에 효과적이다
② 신경계: 카모마일로만의 달콤한 향은 마음을 진정시키고 특히 불안, 스트레스 등의 심리를 진정, 이완시킨다. 편두통, 불면증에도 효과적이다.
③ 호흡기계: 카모마일로만은 천식, 발작 시, 응급 처지 시 등 호흡계에 도움을 준다. 오일을 관자놀이, 명치, 손목에 발라준다.
④ 소화계: 카모마일로만은 복통, 설사, 소화불량, 식욕부진에 효과적이다.
⑤ 생식계: 카모마일로만은 불규칙한 생리와 무월경, 생리불순, 생리통에 도움

을 준다.

- **적용 방법**: 습포, 마사지, 목욕, 연고, 좌욕, 직접 흡입, 확산법, 오일증발법
- **주의사항**: 비독성, 비자극이나 국화과에 알레르기가 있는 사람과 초기 임신부는 사용을 금한다.

23) 주니퍼베리 Juniper Berry

- **학명**: *Juniperus communis*
- **주산지**: 유럽
- **노트**: 미들 노트(middle note)
- **성상 및 향취**: 발삼향
- **추출**: 익은 열매를 으깨서 건조 후 수증기 증류법으로 추출한다.
- **화학적 특성**:

① α−pinene(37.70%)
② myrcene(14.15%)
③ terpinene−4−ol(4.70%)
④ germacrene D(3.90%)
⑤ limonene(3.60%)
⑥ sabinene(7.90%)
⑦ y−terpinene(2.50%)
⑧ α−thuyene(1.60%)
⑨ β−pinene(1.95%)
⑩ α−terpinene(1.60%)
⑪ terpinolene(1.50%)
⑫ β−elemene(1.25%)
⑬ β−caryophyllene(1.80%)
⑭ δ−cadinene(1.50%)
⑮ germacreane B(1.27%)
⑯ α−humulene(1.33%)
⑰ camphene(0.30%)
⑱ α−phellandrene(0.29%)
⑲ thuyophyllene(0.01%)
⑳ y−cadinene(0.52%)

- **효능 및 특징**: 주니퍼는 향나무과에 속하는 여러 종 중에 주로 주니퍼베리(Juniper berry)를 정유로 사용한다. 고대에는 의식에서 주니퍼를 태워 향으로 사용하

기도 하고 전염병 예방을 위해 사용하였다. 19세기 프랑스에서는 주니퍼를 태워서 천연두의 전염을 막기도 하였다.

① 신경계: 주니퍼는 신경성 피로에 효과적이다.

② 피부계: 주니퍼는 지성피부, 여드름피부에 주로 사용하며, 피부염, 습진, 피부수렴작용, 셀룰라이트 감소에 효과적이고, 아로마 성분 중 모노테르펜 탄화수소(monoterpene hydrocarbon)류는 혈액순환, 림프순환 등의 신진대사를 증가시킴으로써 몸속 염증에 효과적으로 작용한다.

③ 비뇨기계: 주니퍼는 방광염, 신우염 등의 염증과 이뇨작용, 해독작용에 효과적인 오일이며 림프순환과 혈액순환을 자극하여 노폐물을 체외로 배출하는 효과가 크다.

- **적용 방법**: 습포, 마사지, 목욕, 좌욕, 직접 흡입, 확산법, 오일증발법
- **주의사항**: 신장과 방광에 자극을 줄 수가 있으므로 비뇨기계 기능이 약한 사람은 삼가한다.

24) 로즈앱솔루트 Rose Absolute

- **학명:** *Rosa centigolia*
- **주산지:** 터키, 모로코
- **노트:** 미들 노트(middle note)
- **성상 및 향취:** 진하고 달콤한 꽃향
- **추출:** 꽃과 잎을 유기용매 추출한다.
- **화학적 특성:**

  ① limonene(7.2%)
  ② camphene(4.2%)
  ③ geraniol(4.8%)
  ④ linalool(3.7%)
  ⑤ neral(3.2%)
  ⑥ myrcenel(3.4%)
  ⑦ citronellol(2.8%)
  ⑧ borneol(2.2%)
  ⑨ nerol(2.3%)
  ⑩ ethyl alcohol(2.1%)
  ⑪ caryophyllene(1.2%)
  ⑫ farnesol(1.8%)
  ⑬ methyl eugenol(0.9%)
  ⑭ rose oxide(0.3%)

- **효능 및 특징:** 로즈는 가시투성이 작은 나무로 수천 가지 변종들이 있으나 로즈 아로마로 생산되는 종은 다마스크 로즈, 캐비지 로즈(Cabbage rose), 메이 로즈(May rose)이다. 4000kg의 장미꽃으로 1kg의 아로마를 얻을 수 있다. 로즈는 문학, 신화에서 찬미되고 성스로운 목적으로 많이 사용되었다. 특히 장미의 꽃봉우리는 아름다움, 사랑, 완벽함을 상징한다.

  ① 피부계: 로즈는 모든 피부에 유용하나 특히 노화 피부, 건성 피부, 민감성 피부에 효과적이다. 모세혈관을 강화시켜 주고 피부발적, 수렴, 피부염증에 사용한다.

② 신경계: 로즈는 심장에 배정되어 왔고, 심오한 심리적 효과가 크고 항우울, 신경신경제, 심계항진, 불면증에 효과적이다. 로즈는 분노와 두려움을 이기며 마음을 진정시키는데 도움을 준다.

③ 생식계: 로즈는 부인과 치료에 효과적이어서 여성의 생식기문제에 주로 사용된다. 로즈는 여성의 자궁기능을 강화시키고, 생리를 조절하고, 생리통과 과다한 생리 출혈을 경감시키며 불임에도 효과적이다.

- **적용 방법**: 습포, 마사지, 목욕, 연고, 직접 흡입, 확산법, 오일증발법
- **주의사항**: 무독성, 무자극성, 비과민성이다.

25) 시나몬 Cinnamon

- **학명**: *Cinnamomum verum*
- **주산지**: 스리랑카, 인도, 동남아시아
- **노트**: 미들–베이스 노트(middle–base note)
- **성상 및 향취**: 달콤하고 예리한 사향
- **추출**: 시나몬 수피(cinnamone bark)에서 수증기 증류법으로 추출한다.
- **화학적 특성**:

① eugenol(86%)
② eugenol acetate(1.0%)
③ cinnamaldehyde(3%)
④ benzyl benzoate(3%)
⑤ cinnamaldehyde(40%)
⑥ eugenol(6%)
⑦ benzyl benzoate(1%)
⑧ α–pinene(0.2%)
⑨ 1,8–cineole(1.65%)
⑩ linalool(2.3%)
⑪ caryophyllene(1.35%)

- **효능 및 특징**: 시나몬은 중세 아랍인들에 의해 거래되었고 아랍인들은 시나몬이 맹금류 둥지에서 그들의 공격에 맞서가며 추출해야 한다고 주장함으로써 향료 무역을 독점하였다.

① 신경계: 시나몬의 잎은 몸을 따뜻하게 해주는 효과가 있어 초기감기, 몸살, 오한, 통증 등 쇠약감을 없애주는데 효과적이다. 일반적으로 면역력이 약한 아이들과 노인들에게 사용을 권하며 활력이 없고 우울한 사람에게도 도움을 준다.

② 소화계: 시나몬은 뛰어난 위장 촉진제로, 위경련을 진정시키고 소화불량, 복부팽만, 메스꺼움, 대장염, 멀미 같은 증상에 효과적이다. 소화액 분비를 촉진시켜 식욕을 상실한 사람에게도 효과적이다. 시나몬은 병원성 미생물에 대한 항균작용이 있어 체내의 세균을 효과적으로 제거해준다.

- **적용 방법**: 국소적 적용은 하지 않고 확산기로 흡입
- **주의사항**: 심각하게 피부에 자극적이고 알레르기 반응을 보인다. 피부 적용 시 캐리어오일의 0.1% 이상을 넘지 않아야 한다. 임산부는 사용을 금한다.

26) 클로브버드 Clove Bud

- **학명**: *Syzygium leucadendron*
- **주산지**: 스리랑카, 인도네시아
- **노트**: 베이스 노트(base note)
- **성상 및 향취**: 유게롤 향에 가까운 마른 나무향
- **추출**: 말린 꽃봉오리를 수증기 증류법으로 추출한다.
- **화학적 특성**:

① eugenol(86%)

② eugenyl acetate(3.5%)

③ caryophllene(12.5%)

④ isocaryophyllene(2.0%)

- **효능 및 특징**:

클로브는 높이가 15m까지 자라는 상록수로 윤기가 나는 녹색 잎, 적색 꽃과 자주색 열매를 갖고 있고 150년 간 수확할 수 있다. 클로브는 손톱을 의미하며 프랑스의 clou에서 유래되었다. 중국의 한나라 시대 때 클로브를 호흡기계에 사용하였다는 기록도 나와 있다.

① 피부계: 클로브는 벌레 퇴치에 효과적으로 사용을 할 수 있다. 그러나 피부에 직접 뿌리면 자극적이고 과민유발성이므로 피부에는 사용하지 않는다.

② 신경계: 클로브는 정신과 신체의 기(氣) 강화제이며, 운전이나 공부 등 집중을 요할 때 페퍼민트와 같이 블렌딩하여 사용하면 효과적이다.

③ 소화계: 시나몬은 소화를 촉진시키고 식욕 회복, 복부팽만에 효과적이며 구풍 및 향경련 작용을 돕는다.

④ 근골격계: 시나몬은 류머티즘 통증에 주로 사용되며 관절염, 염좌에도 효과적이다.

⑤ 방부성: 1%의 클로버는 페놀보다 약 4배 정도의 강한 방부성을 갖고 있어 몸살이나 감기 예방에 도움을 준다.

⑥ 진통성: 클로브는 통증을 경감시키고 마취 효과를 가지고 있어 치과 치료에 효과적으로 사용된다. 솜뭉치에 클로버를 적셔서 아픈 치아의 표면에 바르면 통증을 경감시켜 준다.

- **적용 방법**: 습포, 마사지, 연고, 직접 흡입, 확산법, 오일증발법
- **주의사항**: 심각하게 피부에 자극적이고 알레르기 반응을 보인다. 어린이와 임산부는 사용을 금한다.

27) 샌들우드 Sandalwood

- **학명**: *Santalum album*
- **주산지:** 인도
- **노트**: 베이스 노트(base note)
- **성상 및 향취**: 부드럽고 달콤한 나무향
- **추출**: 뿌리에서 수증기 증류법으로 추출한다.
- **화학적 특성**:
  ① cis-β-santalol(19.63%)
  ② α-santalol(47.17%)
  ③ trans-α-bergamotol(6.04%)
  ④ β-santalene(1.92%)
  ⑤ epi-β-santalene(1.33%)
  ⑥ epi-cis-β-santalol(3.68%)
  ⑦ cis-lanceol(1.80%)
  ⑧ trans-α-bergamotene(0.26%)
- **효능 및 특징**: 샌들우드는 가장 오래되고 유명한 향기성 물질을 가지며, 4000년 이상의 역사 동안 종교 의식에서 많이 사용되었다. 샌들우드 나무에서 질 좋은 오일을 추출하기까지는 30년 가까운 세월이 걸린다. 강장제, 사원의 향료, 향수의 성분 등으로 사용하며 마음을 깊이 이완시켜 온화하게 한다.
  ① 피부계: 샌들우드는 피부를 차게 식히는 진정작용을 갖고 있고 수분의 공급이 매우 뛰어나 수분 손실 피부와 염증이 있는 건성 피부에 효과적이다. 지성피부와 여드름피부에도 사용된다.
  ② 신경계: 샌들우드는 우울, 불안, 불면증, 신경불안에 효과적이고 기분을 진정시킨다. 부드러운 나무향이 나는 샌들우드는 명상에도 도움이 된다.
  ③ 호흡계: 샌들우드는 호흡기 감염에 뛰어나고 특히 만성적인 건조한 기침과 만성 기관지염에 권한다.
  ④ 림프계: 샌들우드의 세스퀴터핀 알코올은 정맥류와 림프절 울혈 치료에 뛰어나다.
  ⑤ 비뇨기계: 샌들우드는 방광염, 임질 같은 생식, 비뇨기관에 효과적이고 수렴

작용이 뛰어나 점막울혈에도 도움을 준다.

- **적용 방법**: 습포, 마사지, 목욕, 좌욕, 직접 흡입, 확산법, 수증기 흡입법, 오일 증발법
- **주의사항**: 무독성, 무자극, 민감성을 일으키지 않는다.

28) 프랑킨센스 Frankincense

- **학명:** *Boswellia carteri*
- **주산지:** 소말리아
- **노트:** 베이스 노트(base note)
- **성상 및 향취:** 은은한 발삼향
- **추출:** 수지를 이용한 유기용매 추출과 수지를 이용한 수증기 증류법으로 추출한다.
- **화학적 특성:**

  ① α-pinene(33.69%)
  ② limonene(13.98%)
  ③ myrcene(9.50%)
  ④ β-caryophyllene(4.71%)
  ⑤ para-cymene(3.05%)
  ⑥ α-thuyene(1.28%)
  ⑦ β-pinene(1.23%)
  ⑧ α-phellandrene(2.20%)
  ⑨ para-cymene(3.05%)
  ⑩ incensol(1.53%)
  ⑪ δ-cadinene(1.22%)
  ⑫ camphene(0.52%)
  ⑬ δ-3-carene(0.31%)
  ⑭ y-terpinene(0.16%)
  ⑮ bornyl acetate(0.26%)
  ⑯ terpinene-4-ol(0.31%)
  ⑰ α-terpineol(0.23%)
  ⑱ T-cadinol(0.62%)

- **효능 및 특징:** 유향(olibanum)으로 유명한 프랑킨센스는 자유로운, 순수한 또는 풍성함을 의미하는 라틴어 'incensum'에서 유래되었다. 나무껍질에서 생리적으로 배출된 삼출액이 굳어서 형성된 것이다. 고대 이집트에서 종교의식에서 매우 중요한 원료로 사용되었고 예수 탄생을 축하하기 위해 동방박사들이 선사

한 선물이다.

① 피부계: 프랑킨센스는 건성피부, 주름진 노화피부, 흉터, 상처재생, 색소침착 피부에 효과적이다.

② 호흡계: 프랑킨센스는 기관지염, 카타르 증상에 효과적이고 천식 등에서 호흡을 편안하고 깊게 쉴 수 있도록 도와준다.

③ 신경계: 프랑킨센스는 불안, 긴장, 스트레스 등 복잡한 정신을 안정시키고 명상, 묵상, 기도를 도와주며 마음을 침착시켜 준다.

- **적용 방법**: 습포, 마사지, 목욕, 직접 흡입, 확산법, 오일증발법
- **주의사항**: 무독성, 무자극성, 비민감성이다.

29) 재스민 Jasmine

- **학명:** *Jasminum officinale*
- **주산지:** 인도, 이집트, 모로코
- **노트:** 베이스 노트(base note)
- **성상 및 향취:** 따뜻하고 강열한 꽃향
- **추출:** 알코올 추출법으로 추출한다.
- **화학적 특성:**

① jasmone(2.7%)
② methyl anthranilate(0.9%)
③ methyl jasmonate(1.8%)
④ linalyl acetate(1.6%)
⑤ benzyl acetate(1.2%)
⑥ benzyl benzoate(1.3%)
⑦ linalool(1.2%)
⑥ nerol(1.3%)
⑨ geraniol(0.9%)
⑧ benzzyl alcohol(0.8%)
⑪ terpineol(0.85%)
⑫ eugenol(1.1%)

- **효능 및 특징:** 재스민꽃은 고대부터 장신구와 종교의식에 다양하게 사용되었고 밤에 더 그윽한 향기를 발산하다고 하여 '밤의 여왕'이라고도 불린다. 감미롭고 이국적인 산뜻한 향으로 최음제로도 널리 알려져 있다.

① 피부계: 재스민은 피부관리에 특히 유용하며 민감성 피부, 건성피부, 지성피부 등 문제성 피부에 효과적이다.

② 생식계: 재스민은 내분비계 활동의 호르몬 균형을 조절하여 출산시 분만을 도와준다. 진통이 올 때 복부와 허리 부분을 마시지해주면 통증을 덜어주고, 분만 후에는 태반 배출과 산모의 회복을 도와준다. 자궁경련, 생리통 완화에도 효과적이다.

③ 신경계: 재스민의 달콤한 향과 편안한 느낌은 사람의 감정과 분위기를 바꾸

는 능력이 뛰어나서 인간관계와 성관계에 도움을 준다. 특히 신경불안, 초조함, 우울증에 효과적이다.

- **적용 방법**: 습포, 마사지, 목욕, 직접 흡입, 확산법, 오일증발법
- **주의사항**: 무자극성, 광독성, 비민감성이다. 재스민의 코니페릴 아세테이트(coniferyl acetate)와 코니페릴 벤조에이트(coniferyl benzoate)는 알레르기 유발 성분이 있다.

30) 일랑일랑 Ylang-ylang complete

- **학명**: *cananga odorata genuina*
- **주산지**: 마다가스카
- **노트**: 베이스 노트(base note)
- **성상 및 향취**: 달콤한 꽃향
- **추출방법**: 신선한 꽃으로 수증기 증류법으로 추출한다.
- **화학적 특성**:

  ① germacrene D(16.35%)
  ② β−caryophyllene(13.00%)
  ③ linalool(8.82%)
  ④ geranyl acetate(9.22%)
  ⑤ benzyl benzoate(7.81%)
  ⑥ α−farnesene(3.06%)
  ⑦ para−methyl−anisole(3.31%)
  ⑧ α−humulene(3.74%)
  ⑨ methyl benzoate(2.09%)
  ⑩ benzyl acetate(2.06%)
  ⑪ trans−trans−farnesol(2.65%)
  ⑫ benzyl salicylate(2.15%)
  ⑬ β−cadinene(2.21%)
  ⑭ α−pinene(0.11%)
  ⑮ geraniol(1.80%)
  ⑯ eugenol(0.36%)
  ⑰ y−muurolenen(1.40%)
  ⑱ y−cadinene(0.74%)
  ⑲ y−cadinol(1.77%)
  ⑳ farnesyl acetate(1.75%)

- **효능 및 특징**: 일랑일랑은 오랫동안 향수 회사에서 중요시 여겨온 에센셜오일로 영국의 빅토리아시대에 인기가 있었다. 일랑일랑은 황색포도상구균에 뛰어난

항균성을 갖고 있다.

① 피부계: 일랑일랑은 피부의 수분 균형을 도와주며 건성피부와 지성피부에 효과적이다. 호호바 오일과 살구씨오일에 블렌딩해서 모발 끝에 사용하면 모발의 갈라짐에 효과적이다.

② 신경계: 일랑일랑은 빠른 심장 박동과 빠른 호흡을 정상적으로 도와주며 우울과 분노 등에 대한 항우울제로도 유명하다. 특히 신경성 우울증, 분노의 감정조절, 흥분 상태에 효과적이다.

③ 생식계: 일랑일랑은 생리 시작 전에 발생하는 예민한 심리상태와 관련한 PMS에 도움을 준다. 클라리세이지와 네롤리를 같이 블렌딩하여 복부의 천골에 마사지한다.

④ 순환계: 일랑일랑은 빠른 심장박동을 도와주고 혈압을 낮추는데 도움을 준다.

- **적용 방법**: 습포, 마사지, 목욕, 연고, 직접 흡입, 확산법, 오일증발법
- **주의사항**: 무독성, 무자극성, 비과민성이나 과다하게 사용 시 메스꺼움과 두통이 발생할 수 있다.

31) 시더우드 Cedarwood

- **학명**: *Cedrus atlantica*
- **주산지**: 프랑스
- **노트**: 베이스 노트(base note)
- **성상 및 향취**: 나무냄새를 띄는 발삼향
- **추출**: 수증기 증류법으로 추출한다.
- **화학적 특성**:
  ① trans–α–atlantone(18.99%)
  ② β–himachalene(32.94%)
  ③ α–himachalene(10.74%)
  ④ cis–α–atlantone(4.11%)
  ⑤ y–himachalene(6.90%)
  ⑥ trans–y–atlantone(2.93%)
  ⑦ cis–y–atlantone(2.64%)
  ⑧ longiflene(1.00%)
  ⑨ β–atlantone(2.69%)
  ⑩ deodarone(1.57%)
- **효능 및 특징**: 시더우드는 소나무과에 속하며 높이가 50m까지 자라는 침엽수이다. 시더우드의 잎은 바늘처럼 생겼으며 회녹색으로 가지 근처에 뭉쳐 있다. 시더우드의 어원은 kedron에서 유래되었으며 힘과 능력을 의미한다. 시더우드는 벌레나 곰팡이제거 부패를 방지하기 때문에 이집트에서는 죽은 시신을 매장할 때와 미라를 만들 때 사용하였다.
  ① 피부계: 시더우드는 수렴 작용과 살균작용이 뛰어나 지성피부와 여드름피부에 효과적이다.
  ② 호흡계: 시더우드의 항바이러스 작용은 감기와 기관지염 등 호흡기 감염에 효과적이다.
  ③ 신경계: 시더우드는 무기력, 신경쇠약, 집중력 약화에 도움을 주고 스트레스, 불안에 효과적이다.
  ④ 비뇨계: 시더우드는 이뇨작용을 촉진시켜 주고 방광염, 이뇨관 감염에도 효

과적이다.

- **주의사항**: 신경독성이 있고 임산부는 사용을 금한다.

Chapter 4

캐리어오일의 종류와 특징

학습내용

- 캐리어오일의 정의
- 캐리어오일의 특징
- 캐리어오일의 종류

학습목표

- 캐리어오닐의 종류와 특징을 파악할 수 있다.
- 캐리어오일 사용시의 유의사항을 파악한다.

1 캐리어오일의 정의

식물성 오일인 캐리어오일(carrier oil)은 베이스오일(base oil)이라고도 하며, 농축된 에센셜오일(essential oil)을 피부에 효과적으로 사용하기 위해 첨가하여 사용하는 오일을 말한다. 캐리어오일은 대부분 무향이며, 피부에 친화력이 좋고 인체에 유익한 불포화지방산, 비타민, 미네랄 등의 영양성분을 함유하고 있다. 점도, 색상 및 효능이 다르기 때문에 피부증상, 유형 및 사용목적에 맞는 캐리어오일을 선택하여 사용하여야 한다.

캐리어오일은 화학적으로 3개의 수산기에 지방산이 모두 결합되어 있는 트리글리세리드(triglyceride) 구조이며 '지방유(fat oil)'라고도 한다. 지방유는 포화지방산이 결합된 경우에는 실온에서 고체 상태를 나타내고, 불포화지방산이 결합된 경우에는 액체 상태를 나타내는 특징을 가지고 있다.

식물성 오일인 캐리어오일은 대부분 액체 상태로 불포화지방산인 올레인산(불포화 결합 1개), 리놀산(불포화 결합 2개), 리놀레인산(불포화 결합 3개) 등으로 이루어져 있다. 그 외에도 캐리어오일은 비타민, 미네랄 등 피부에 좋은 성분들을 함유하고 있기 때문에 민감한 피부에는 캐리어오일만 사용해도 효과를 볼 수 있다. 특히 보통의 유아들에게는 에센셜오일(essential oil)을 사용하는 것보다 특정 캐리어오일만 선택하여 사용할 수도 있다.

캐리어오일은 식물의 꽃, 씨, 열매 등에서 추출되며 대부분 냉각 압축법과 허브를 다른 오일에 담가 얻게 되는 침출유로 100% 천연오일로 구성되어 있다. 보편적으로 사용되는 올리브, 아보카드 같은 오일은 꽃이나 잎보다는 열매의 씨앗에서 추출한 것이 많다.

캐리어오일은 에센셜오일만큼 농축된 강한 향기가 없고 휘발되지도 않는다. 즉 캐리어오일은 에센셜오일에 비해 자극적이지 않으며 향이 약하고 특정 색이 없다. 따라서 캐리어오일은 피부에 도움을 줄 수 있는 다른 에센셜오일과 결합됨으로써 피부에 아로마 성분을 잘 전달할 수 있는 윤활제 같은 역할을 한다.

에센셜오일은 농축되어 있기 때문에 사용할 때에는 캐리어오일에 반드시 희석하여 사용하는 것이 좋은데, 대부분 얼굴은 1~2%, 바디는 3~4% 정도가 적당하며 각 오일의 특성에 맞추어 희석농도를 정한다. 캐리어오일은 피부에 바로 침투되지 않고 일정시간 남아 피부 표피 중에 풍성한 영양을 공급해주고 수분을 유지할 수 있도록 보호막을 형성해준다.

2 캐리어오일의 특징

캐리어오일(carrier oil)은 식물유(vegetable oil)이며 대체로 허브나 식물의 씨앗을 압착해서 짜낸 오일이다. 캐리어(carrier)라는 이름처럼 에센셜오일의 성분을 피부 깊숙이 효과적으로 침투시켜 주는 운반체 역할을 하며, 캐리어오일 그 자체만으로도 훌륭한 마사지 오일의 역할을 한다. 캐리어오일은 미네랄과 필수 지방산, 비타민 A, D, E를 포함하여 지친 피부에 활력과 윤기를 공급해준다. 에센셜오일의 침투 및 효과를 극대화할 뿐만 아니라 그 자체만으로도 피부 보호 및 재생 효과가 뛰어나다. 희석을 통하여 에센셜오일이 흡수될 수 있는 표면 면적을 넓히고, 건조한 피부에도 흡수력을 향상시키며 민감성 피부에 자극이 덜하도록 돕는다. 대부분 저온 압착법으로 얻어지는 캐리어오일은 열에 의해 채취되는 식품용 오일과는 다른 고급 오일에 속하며 아로마 마사지에 사용하는 중요한 재료이다.

에센셜오일을 희석하기 위해 사용되는 캐리어오일 중에 가장 인기 있는 종류는 포도씨, 아보카도, 아몬드 오일 등 순수 식물성 오일이다.

적합한 캐리어오일을 선택하고 희석함에 있어서 아로마 테라피스트의 선호하는 사용법과 오일의 화학성질, 그리고 고객의 피부의 민감도에 따라 다른 효과가 나타날 수 있다.

에센셜오일에 비해서 캐리어오일은 화장품 원료 등 피부미용 제품의 일부 성분으로만 사용해서 설명이 많이 부족하다. 식물성 오일들은 에센셜오일 보다 훨씬 큰 분자 구조를 가지고 있기 때문에 실제 피부 깊숙이 침투할 수 없지만 캐리어오일은 필수 지방산 등 영양성분이 풍부하며 피부를 부드럽게 연화시키는 작용을 한다.

캐리어오일 중 일부는 100% 그대로 사용하기도 하고 다른 캐리어오일과 서로 섞어서 사용하기도 한다. 예를 들어, 영양소가 풍부하지만 잘 흡수되지 않는 썬플라워(sunflower) 오일은 스위트 아몬드(sweet almond)오일과 잘 블렌딩되며 스위트 아몬드 오일 자체가 좀 진하기 때문에 얼룩이 남을 수 있다.

아프리코트(apricot) 오일은 차갑게 해서 사용하는 것이 좋다. 이와 같이 캐리어오일의 특성을 잘 알고 경험해본 후, 자신의 피부에 알맞는 오일을 선택하여 에센셜오일과 블렌딩하여 사용하는 것이 좋다.

1) 캐리어오일의 품질

캐리어오일은 주로 냉압착법을 통해 얻는다. 냉압착이란 말은 오일을 추출할 때 외부에서 열을 가하지 않는다는 것으로 식물성 오일은 고온으로 갈수록 영양소가 파괴되기 때문에 오일을 추출하는 과정 중에 50°C가 넘지 않도록 한다.

오일이 열에 의해 영양소가 완전히 파괴되는 온도는 대략 160°C 정도이다. 따라서 압착 과정에서 발생되는 열은 오일을 손상시키지 않는다. 캐리어오일을 추출하는 일련의 과정에서 가열을 최소화한 오일이 품질이 높으며 소량으로 생산되기 때문에 오일의 가격이 높아진다.

냉압착법으로 착유한 상태 그대로의 오일로 냄새, 색상, 유효성분이 그대로 살아있는 상태의 오일을 비정제(골든계열) 캐리어오일이라고 하며 이 오일은 치료적 기능에 중점을 둔 오일이라고 할 수 있다. 일부 비정제 캐리어오일은 냉압착 오일의 고유한 냄새 때문에 약간의 거부감이 있을 수도 있다.

냉압착으로 착유한 오일의 냄새, 색상을 제거한 오일을 정제(화이트계열) 캐리어오일이라고 하며 필터링 과정에서 일부 유효성분도 함께 제거가 되지만 사용감은 매우 좋아지며 화장품 원료, 마사지 베이스, 비누제조 등에 많이 사용된다.

2) 유의사항 및 금기사항

캐리어오일은 100% 순수 천연 오일인 고농도 에센셜오일(essential oil)의 부작용을 예방하기 위해 반드시 희석해서 마사지 등의 목적으로 사용한다.

식품점에서 식용으로 판매되는 대부분의 오일은 냉압착된 오일이 아니며 대부분 고열이 가해진 것이라 피부에 효과가 없다. 광유(고열을 가한 것)는 자연 제품이 아니어서 아로마테라피에서는 쓰이지 않는다. 캐리어오일은 종류와 효능이 다양하므로 사용 목적에 따라 알맞은 것을 선택하는 것이 중요하다.

3) 캐리어오일의 주요 성분과 피부 영향력

화학적으로 사람의 피지 성분 중에 가장 많은 양을 차지하고 있는 것인 트리글리세리드(triglycerides)이다. 트리글리세리드(triglyceride) 구조는 3개의 수산기에 지방산이 모두 결합되어 있으며 피부에 바르면 곧바로 피부에 스며드는 피부 친화력이 매우 뛰어나다.

캐리어오일은 짧은 시간 내에 흡수되어 피부에 자연 피막을 형성함으로써 외부의 자극과 이물질의 침입을 막고, 수분의 증발을 억제하며 피부 보습, 보호 효과를 극대화한다. 이것은 염증을 일으키는 자외선을 통과시키지 않고 자체적으로 흡수해 침투하지 못하도록 막아주기 때문에 피부를 보호하고 피부 건조증에 항상 나타나는 황색포도구균(*S. aureus*)의 활동을 억제한다.

- **비타민 A (Vitamin A)**: 손상된 피부를 회복시키고 점막세포의 정상화에 관여하며 건조해진 피부의 통증을 완화시키는 역할을 한다. 지용성 비타민 A인 레티놀(retinol)성분은 세포분화를 촉진시키고 콜라겐(collagen)과 엘라스틴(피부탄력섬유)의 합성을 촉진시켜 주름을 예방, 감소시키고, 피부 수분과 부드러움을 유지시켜 준다.
- **비타민 B (Vitamin B)**: 피로한 피부를 회복시키고 진정 역할과 피부보습 작용을 하며 항산화 효과로 피부노화를 예방하고 각종 유해성분이 피부에 침투하는 것을 막아준다.
- **비타민 C (Vitamin C)**: 세포들과 조직들을 서로 결합시켜주는 결합 조직의 주요 성분인 콜라겐 형성에 관여한다. 기미나 주근깨 등의 색소 침착을 막아주는 미백효과를 가지며 노화가 방지될 뿐만 아니라 멜라닌 색소의 증가를 억제하여 자외선 차단 효과와 탄력강화에 도움이 된다.
- **비타민 D (Vitamin D)**: 가려움증 피부와 습진피부를 진정시키고 염증을 해소해준다. 피부를 부드럽게 해주는 역할과 튼살을 예방하는 역할을 한다.
- **비타민 E (Vitamin E)**: 일명 젊음의 비타민이라고도 하며 천연 방부제인 동시에 과산화지질의 생성을 막는 항산화제 역할을 하여 피부의 건조와 노화를 방지하고 영양을 공급해주는 작용을 한다. 비타민 A와 비타민 E가 결합될 때 피부 재생 효과가 증가된다.
- **올레인산 (Oleic acid)**: 오메가-9 불포화지방산이며 글리세린과 에스테르를 형성하여 피하지방이나 간에 저장되는 에너지원으로서 지친 피부세포를 재생하는 역할을 한다.
- **리놀레산 (Linoleic acid)**: 불포화지방산이며 피부 혈액순환을 촉진하고 항균기능이 있어 피부병이나 여드름 치료 등에 필요한 영양소이다.
- **리놀레인산 (Linolenic acid)**: 불포화지방산이며 리놀레인산이 안정적으로 작용하는데 필요한 요소인 비타민 E와 함께 동물성 지방의 과잉섭취로 인해 축적된 콜레스테롤을 감소시키는 역할을 하여 다이어트 작용을 한다.

- **감마 리놀레산 (Gamma Linoleic acid)**: 불포화지방산이며 탁월한 보습력을 가진 수렴제로서 피부 자극에 도움이 되는 성분으로 정상적인 피부 방어막의 기능을 유지하는데 필요한 필수 지방산의 일종이다. 아토피나 화장독으로 인한 트러블 등에 항염작용을 하며 세포막의 주요한 성분이기도 하므로 건조한 피부 및 민감성 피부, 가려움증 피부 치료에 필요한 영양소이다.
- **팔미트올레인산 (Palmitoleic acid)**: 피부의 피지 구조와 매우 유사하여 피부를 유연하게 하는 효과가 뛰어난 영양소이다. 특히 이것은 운반체 및 유연제로 우수한 퍼짐성과 침투력을 가지며, 흡수력이 뛰어나서 피부에 사용된 후 부드럽고 끈적이지 않는 느낌을 남기며 피부에 매우 순하게 작용하여 혈액이나 림프액의 흐름을 활발하게 해 활성산소(free radical)로부터 보호한다.
- **미네랄**: 미네랄은 피부의 단백질을 합성하고 세포 생성과 성장에 중요한 역할을 하며 각종 유해성분이 피부에 침투하는 것을 막아 피부를 유연하고 건강하게 지켜준다.
- **단백질**: 단백질은 각종 영양성분의 피부 침투력을 높여주고 피부를 부드럽게 한다.

4) 캐리어오일의 선택방법

아로마테라피는 향의 후각을 통한 흡입과 피부를 통한 흡수작용을 주로 하므로, 적합한 캐리어오일을 선택하는 것은 좋은 에센셜오일을 고르는 것 못지않게 중요하다.

피부상태, 사용부위, 사용방법 등에 따라 캐리어오일을 선택해야 진정한 효과를 얻을 수 있으며, 에센셜오일을 희석하여 사용할 때 캐리어오일이 차지하는 비중이 95% 이상이기 때문에 캐리어오일이 사용자의 피부 타입과 맞지 않는 경우에는 에센셜오일의 효과를 저해할 수도 있다. 예를 들어 아보카도(avocado) 오일은 무겁고 기름진 오일이기 때문에 여드름이 잘 나타나는 지성피부에 사용하지 않지만 건조하여 갈라지는 피부에는 소량이라도 곧바로 좋은 효과를 볼 수 있다.

5) 캐리어오일의 보관방법

화학적으로 트리글리세라이드(triglyceride) 구조를 가지고 있는 캐리어오일은 공기중에 오래 노출되면 산패되어 나쁜 냄새가 난다. 캐리어오일은 산패가 잘되므로 반드시 공기가 통하지 않도록 잘 밀봉해서 서늘하고 어두운 곳에 보관하거나 냉장보관하는 것이 좋다. 캐리어오일은 공기에 노출되고 난 후 약 6개월 이내에 사용하는 것을 권장한다.

윗점(wheatgerm) 캐리어오일은 비타민 E(토코페롤)가 풍부하여 오일의 산패를 막아주는 방부제 역할을 하기 때문에 다른 캐리어오일에 소량(5~30%)을 혼합해주면 산패를 지연시킬 수 있다.

부작용을 예방하기 위해 사용 전에 반드시 피부에 패치테스트를 하고 광독성, 자극성 등의 주의사항을 숙지한 후에 사용하도록 한다.

3 캐리어오일의 종류

1) 아르간 오일 Argan oil

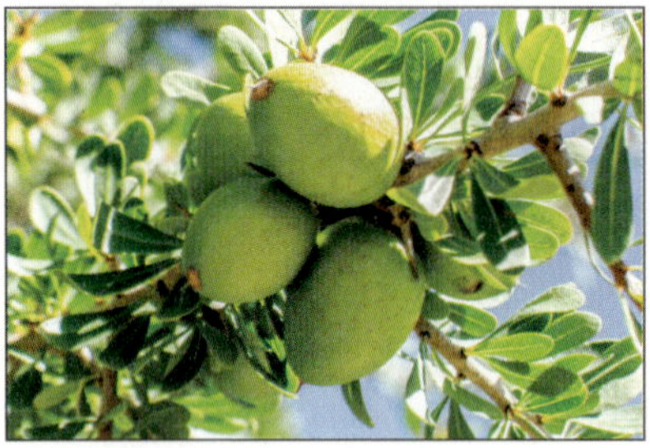

- **학명**: *Argania Spinosa*
- **주성분**: 비타민 E, 오메가-6, 오메가-9 성분을 많이 함유하고 있다. 리놀레산(오메가-6) 등의 필수 불포화지방산 함량이 매우 높고 천연 비타민 E가 풍부하다.
- **주산지**: 모로코 남서부
- **성상 및 향취**: 옅고 불그스름한 색, 골든 옐로 색이 있고 향은 헤이즐넛과 비슷하나 약간의 강한 맛
- **추출**: 아르간 나무에서 자란 열매에서 냉압착법으로 추출한다.
- **효능 및 특징**: 피부를 촉촉하게 유지해주는 영양이 풍부하여 보습력이 뛰어나다. 올리브보다 2배가 넘는 비타민 E를 함유하며 4배 이상의 보습력이 있다. 피부 항산화 효과와 피부 트러블 방지, 노화 방지에 효과가 뛰어나 피부 탄력 개선, 피부 보습 강화, 거친 피부의 연화, 외부환경으로부터의 피부 보호, 햇빛, 화상 등 자극 피부진정, 프리라디컬(세포와 DNA를 손상시키는 유해 물질) 중화, 임산부 살 트임 방지, 두피건강과 머릿결 향상, 손톱 건강 향상 등 아르간 오일 하나로 다양한 부위에 사용할 수 있다.

2) 아니카 오일 Arnica Flowers in soya oil

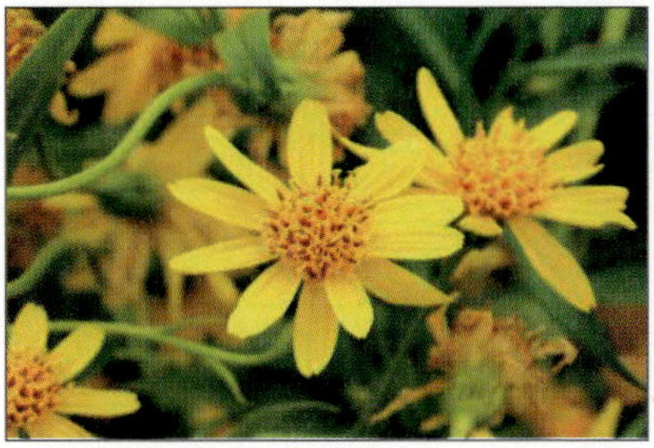

- **학명**: *Arnica Montana*
- **주성분**: 플라보노이드, 카로티노이드
- **주산지**: 스칸디나비아와 북부 유럽
- **추출**: 아니카꽃의 꽃잎이나 뿌리에서 추출한다.
- **효능 및 특징**: 순수오일은 매우 극소량 얻어지지만 약용성분으로 이용하기 위해 다른 캐리어오일에 5~10%를 희석하여 사용한다. 혈액순환, 통증완화, 염증완화 등 아니카만이 갖는 효과가 다른 오일에 첨가되어 독특한 시너지효과가 나타난다. 거칠고 상처 받은 피부, 근육통, 혈액순환을 돕는 마사지에 캐리어오일로 사용되면 효과적이다. 상처부위에는 사용이 금지된다.

3) 아프리코트 커넬 오일 Apricot kernel oil

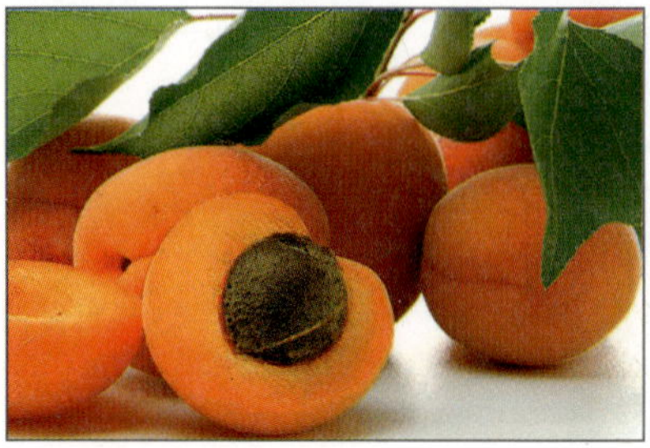

- **학명**: *Prunus armeniaca*
- **주성분**: 고도의 불포화지방산(올레산), 포화지방산(팔미트산), 리놀레산, 비타민 A, B
- **주산지**: 지중해, 로마, 남부 유럽
- **성상 및 향취**: 순수한 밀도와 부드러움. 끈적임이 적고 유연성이 좋고 흡수가 빠름
- **추출**: 살구열매(씨)에서 냉압착법으로 추출한다.
- **효능 및 특징**: 풍부한 미네랄과 비타민을 포함하고 있는데 특히 비타민 A가 풍부한 오일로 피부 통증을 완화시켜준다. 철분이 풍부하여 천연 Blood tonic이라 불리며 혈액순환을 돕고 피부에 쉽게 스며들어 피부의 탄력을 유지한다. 모든 피부에 잘 맞는 영양 오일이며 주름살 제거, 염증 방지, 특히 노화한 피부나 건성 피부, 민감한 피부 등을 관리하는 데 효과가 있다. 민감한 어린아이들의 피부에도 좋은 부드럽고 가벼운 오일로 주름살 제거 및 스트레치 마크를 없애는데 사용된다. 살구씨로 인한 접촉성 피부염을 주의한다.

4) 아보카도 오일 Avocado oil

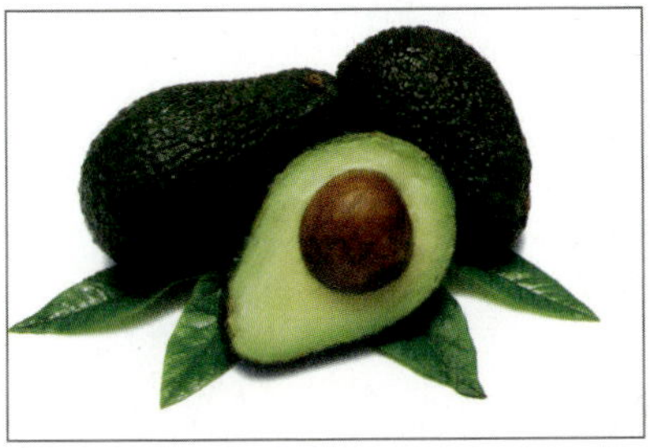

- **학명**: *Prunus armeniaca*, *Persea americana*, *Persea graticsima*
- **주성분**: 체내에서는 합성되지 않는 필수 지방산이나 비타민 등의 영양이 풍부하다. 비타민 A, B와 미네랄, 단백질, 레시틴 및 지방산이 매우 풍부하다.
- **주산지**: 아메리카 대륙의 열대 및 아열대 지방
- **성상 및 향취**: 독특하고 매력적인 향을 가지고 있음, 짙은 녹색, 순도와 밀도가 치밀하며 침투성이 좋은 오일상
- **추출**: 아보카도 열매(과육)로부터 냉압착법으로 추출한다.
- **효능 및 특징**: 주로 스킨케어용으로 사용되는데 각질이나 지방층이 두꺼운 피부에도 잘 스며들어 피부를 부드럽게 해주기 때문에 건조한 피부, 노화방지, 탈수현상 완화, 습진성 피부에 효과적이다. 윤활성이 뛰어난 오일로 영양이 부족하여 탄력이 저하된 피부, 기후와 바람에 상처 받은 피부, 나이든 피부, 피부건조증 등의 힐링 마사지를 위해 적합하다. 점도가 강하여 다른 캐리어오일에 희석해서 사용한다.

5) 보리지 오일 Borage oil

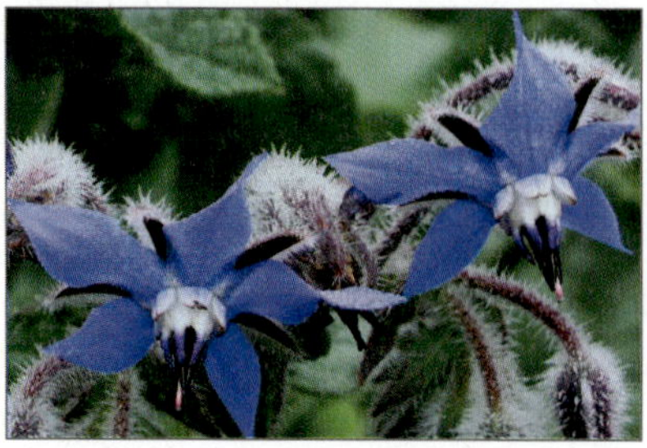

- **학명**: *Prunus armeniaca Borago officinalis*
- **주성분**: 필수지방산(감마리놀레산 GLA 16~23%), 포화지방산(팔미트산), 스테아르산, 불포화지방산(올레산)
- **주산지**: 중동
- **성상 및 향취**: 짙은 갈색, 무취
- **추출**: 보리지 식물의 씨앗에서 냉압착법으로 추출한다.
- **효능 및 특징**: 관절염 및 생리전 증후군 완화에 도움이 되며 유럽에서 스킨케어용으로 널리 쓰이고 있다. 피부 세포의 보호 기능을 향상시키며 폐경기 증후군, 심장병 치료에도 좋으며 또한 피부를 젊어지게 하는 효과가 있어서 훼이셜 오일로 추천할 수 있다. 반드시 냉장고에 보관해야 한다.

6) 카렌듈라 오일 Calendula Flowers in soya oil

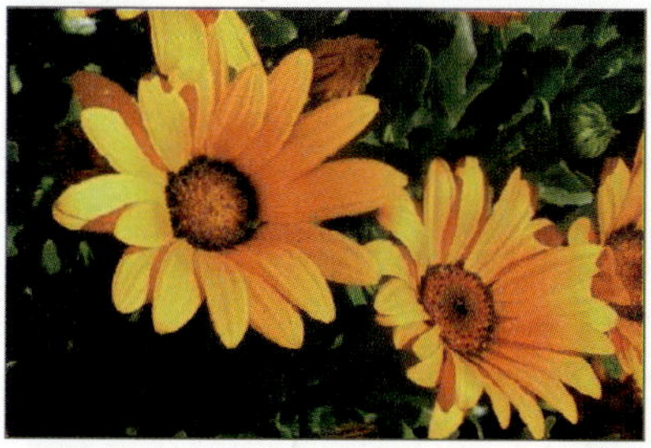

- **학명**: *Calendula officinalis*
- **주성분**: 풍부한 비타민, 미네랄, 효소, 단백질을 함유
- **주산지**: 지중해
- **성상 및 향취**: 카렌듈라의 꽃색(오렌지)
- **추출**: 카렌듈라의 꽃잎을 해바라기, 윗점 오일 등에 넣어 우려낸 침출시킨다.
- **효능 및 특징**: 원래의 캐리어오일의 영양 성분들과 함께 더욱 복합적인 효과를 낸다. 감수성이 예민한 피부와 근육통 및 상처 입은 피부에 효과적이라고 널리 알려져 있는 약용성분의 오일로 상처난 피부나 점막을 치유하고 보호하는 작용을 하며 민감한 피부에 유용하다. 항염증작용과 항진균작용이 뛰어나 베인 상처나 습진을 치료하며 이비인후과 염증 질환에도 사용된다. 동상에는 카렌듈라 오일 20mL에 위트점 오일 2mL, 비왁스 4~5g, 벤조인 오일 10방울을 섞어 바르면 효과가 있다.

7) 카놀라 오일 Canola oil

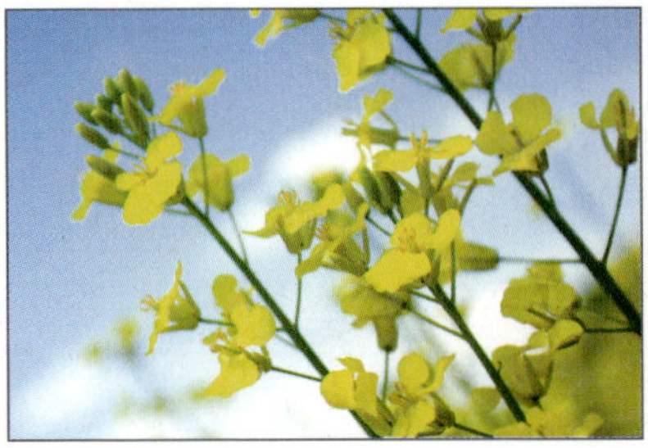

- **학명:** *Brassica campestris*
- **주성분**: 풍부한 비타민, 미네랄, 단백질을 함유
- **주산지**: 유럽, 북미지역
- **성상 및 향취**: 매우 가볍고 세밀하며 향이 없음
- **추출**: 꽃의 씨앗에서 추출한다.
- **효능 및 특징**: 리놀린산이 풍부하여 부패와 변질을 막는 작용이 강하다. 바르는 즉시 피부에 깊숙이 스며들며 얼굴을 포함한 다양한 마사지와 목욕용으로 추천되며 면도 후 피부에 발라주어도 좋은 오일이다. 역사가 깊은 고급 오일로 최근 다시 각광받고 있으며 캐나디안 오일로 불리기도 한다.

8) 캐롯 오일 Carrot oil, Carrot extract in soya oil

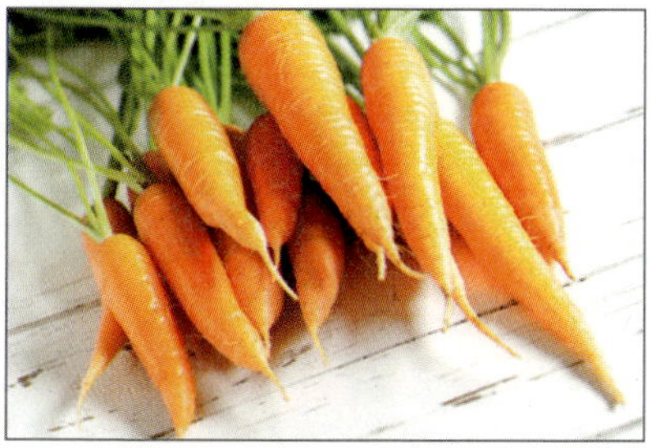

- **학명**: *Daucus carota*
- **주성분**: β-케로틴, 비타민 A, B, C, D, E, F를 함유하고 있으며 미네랄이 풍부하다.
- **주산지**: 프랑스, 네덜란드, 헝가리
- **성상 및 향취**: 뿌리를 다른 식물 오일에 넣어 우려내면 오렌지색에서 붉은색을 띰. 옅은 오렌지색에서 갈색
- **추출**: 당근뿌리(와일드캐롯은 야채로 이용되는 당근) 혹은 당근의 씨앗으로부터 얻어지는 오일로, 와일드 캐롯의 씨에서 얻은 오일은 캐롯시드 오일(carrotseed oil)이라고 하여 에센셜오일로 활용된다.
- **효능 및 특징**: 상처난 피부나 점막을 회복시켜 보호하는 작용이 뛰어나고 피부 건조, 습진 등에 효과가 있는 영양가 높은 오일이다. 노화가 빠른 피부와 건조하고 거친 피부를 위해 특별히 적용되는 고급 오일로 다른 캐리어오일과 5~10%를 희석하여 사용하는 것이 일반적이다.

9) 캐스터오일(피마자유) Castor oil

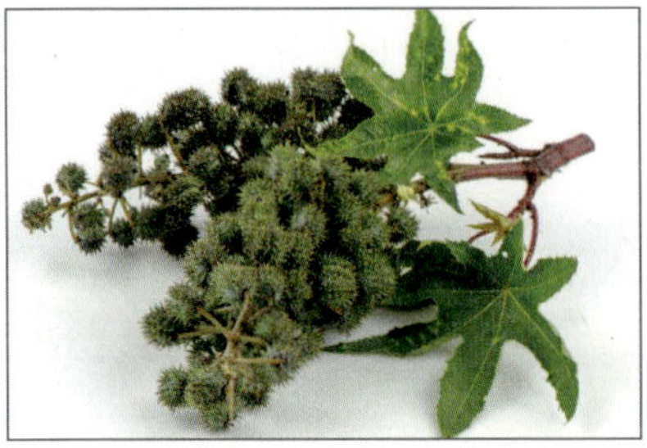

- **학명**: *Prunus armeniaca*, *Ricinus Conimunis*
- **주성분**: 리시놀레산(ricinoleic acid)의 트리글리세리드
- **주산지**: 인도, 브라질
- **성상 및 향취**: 황갈색을 띈 투명한 기름. 독특한 냄새와 구역질나는 뒷맛이 있음
- **추출**: 피마자 열매를 이용하여 냉압착법으로 추출한다.
- **효능 및 특징**: 수산기를 함유하고 있어 알코올에 잘 녹고 불용성 색소인 피그먼트와 잘 혼합된다. 스킨로션에 유성감을 부여하며 피부에 자극이 없고 알레르기를 일으키지 않는다. 왁스의 대체품 및 계면활성제의 원료가 된다. 립스틱이나 매니큐어의 가소제 및 포마드의 주성분으로 배합가능하다.

10) 코코넛 오일 Coconut oil

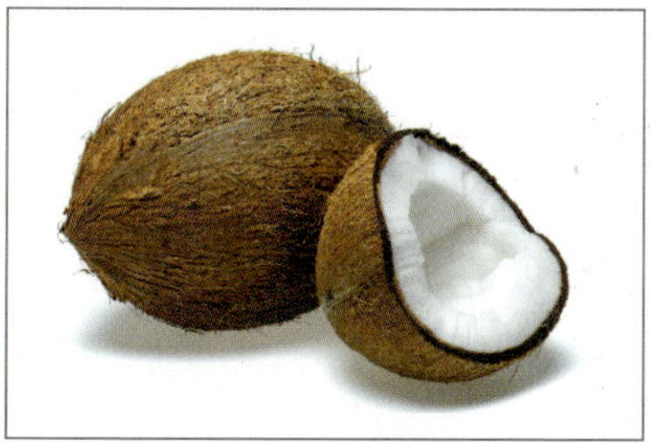

- **학명**: *Prunus armeniaca Cocos nucifera*
- **주성분**: 리시놀레산(ricinoleic acid)의 트리글리세리드
- **주산지**: 남아시아, 동인도, 남아메리카, 아프리카
- **추출**: 코코넛 야자나무 열매에서 냉압착법으로 추출한다.
- **성상 및 향취**: 사용감이 매우 가볍고 수분을 공급, 무색 오일, 무취
- **효능 및 특징**: 피부 보습작용이 뛰어나 건조를 막는다. 머리카락에 적당한 유분을 보급하기 때문에 헤어 케어용으로 많이 쓰이며, 자외선의 자극을 완화시키는 효과가 있어 선탠오일로도 사용한다. 단, 피부가 민감한 사람은 사용 전에 패치 테스트를 해야 한다.

11) 달맞이꽃 오일 Evening primrose oil

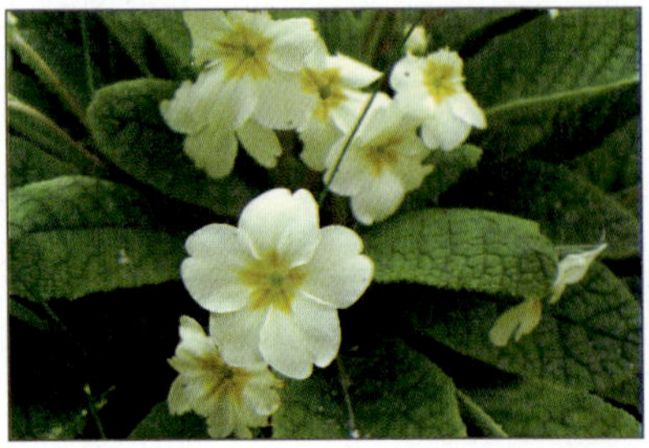

- **학명**: *Prunus armeniaca Oenothera biennis*
- **주성분**: 필수 지방산과 γ-리놀렌산을 많이 함유(GLA 10%), 비타민 E, F
- **주산지**: 남아메리카
- **성상 및 향취**: 무색 또는 담황색(노란색)
- **추출**: 달맞이꽃의 열매(씨앗)에서 냉압착법으로 추출한다.
- **효능 및 특징**: 보습 효과와 함께 염증을 진정시키고 호르몬 분비를 조절하는 작용을 하여 아토피성 피부염에도 효과가 있다. 산화하기 쉬우므로 비타민 E가 함유된 위트점 오일과 혼합해 사용하며 차고 어두운 곳에 보관한다. 혈액 내 콜레스테롤 수치를 낮추는 효과가 있어 심장질환자에게 효과적이며 여성호르몬 조절 효과도 있다.

12) 그레이프시드 오일 Grapeseed oil

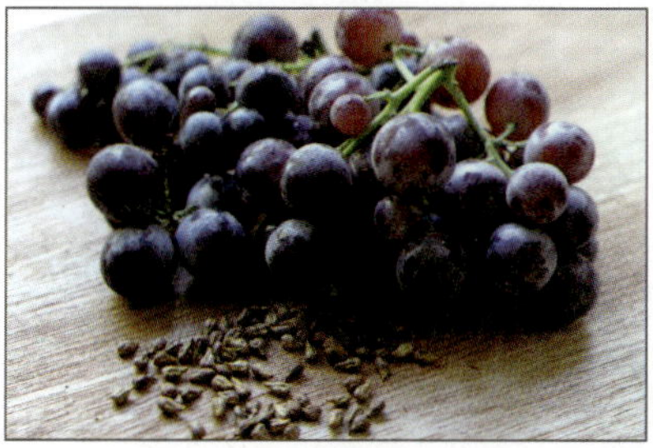

- **학명:** *Vitis vinifera*
- **주성분:** 풍부한 단백질, 비타민, 미네랄을 함유
- **주산지:** 프랑스, 스위스, 이탈리아
- **성상 및 향취:** 매우 가볍고 아주 깨끗하고 세밀하며 색이 없거나 옅은 그린색, 매우 약한 포도향과 맛이 있음
- **추출:** 포도 열매(씨앗)으로부터 냉압착법으로 추출한다.
- **효능 및 특징:** 피부의 노화를 방지하고 부드럽고 윤기 있는 피부로 변화시켜 주며 유분이 많은 피부와 콤비네이션성의 피부에 적합한 오일이다. 또한 피부에 쉽게 흡수되며 비타민을 함유하고 있고 피부 자극이 거의 없어 여드름이 많은 지성 피부에 사용하면 좋다. 미용계통의 전문가, 전문 마사지사, 세라피스트들이 특히 선호하는 오일로 뛰어난 흡수력과 피부에 리프레싱 효과를 준다. 며칠 동안 그 상태를 유지할 수 있기 때문에 캐리어오일로 많이 사용된다.

13) 헤이즐넛 오일 Hazelnut oil

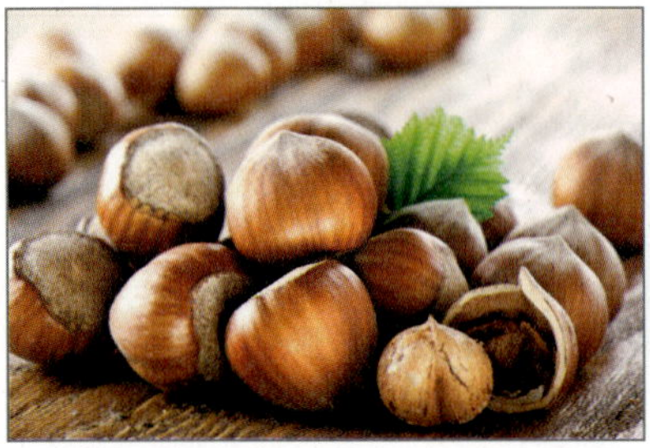

- **학명**: *Corylus avellana*
- **주성분:** 팔미트산, 스테아르산, 불포화지방산: 올레산, 리놀렌산
- **주산지**: 북유럽 전역
- **성상 및 향취**: 독특하고 고소한 헤이즐넛에서 추출된 너트향의 오일. 호박(Amber)같은 노란색
- **추출:** 헤이즐넛에서 냉압착법으로 추출한다.
- **효능 및 특징**: 침투가 빠르고 피부에서 받아들이는 효과가 크기 때문에 여드름이나 트러블이 생기는 피부에 권한다. 또 수렴작용을 하므로 넓어진 모공을 수축시키는 데도 효과적이다. 보습 작용이 있어서 스킨케어용으로도 많이 쓰이고 있다. 피부 친화력이 강하며 피부보습 및 모이스춰라이징 효과와 영양공급을 동시에 충족시키는 오일로 임신 중 피부관리에도 추천된다. 특히 모공수축 효과와 노폐물을 제거해주는 효과가 뛰어나 얼굴 마사지용으로 최고의 오일 중의 하나이다. 일광차단 효과가 있다.

14) 호호바 오일 Jojoba oil

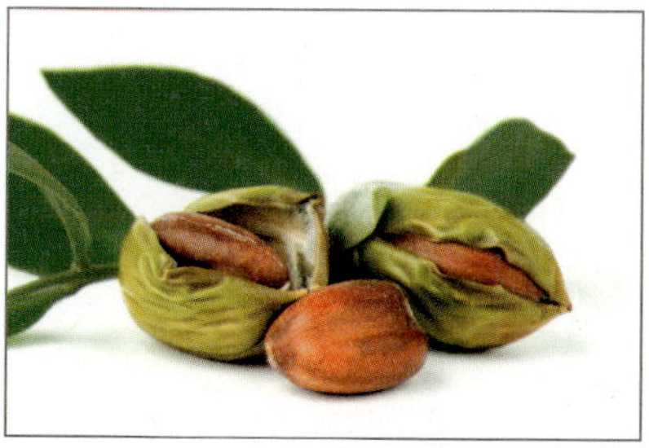

- **학명:** *Simmondsia chinensis*
- **주성분**: 미네랄, 단백질, 비타민 E, 비타민 F, 콜라겐, 항박테리아 성분의 왁스를 포함
- **주산지**: 남부 캘리포니아, 애리조나, 북서멕시코
- **성상 및 향취**: 황금빛 액체 왁스 형태, 저온에서 응고되는 경향이 있음(10℃ 이하에서 응고됨), 무취
- **추출**: 호호바 열매로부터 냉압착법으로 추출한다.
- **효능 및 특징**: 화학구조가 사람의 피부 성분과 비슷하기 때문에 피부에 매우 잘 침투하고 끈적끈적하지 않아 사용감이 좋다. 다른 베이스 오일에 비해 잘 산화되지 않아 장기간 보존할 수 있으며 여드름, 습진, 모발 영양, 지성이나 건성피부에도 잘 맞고 항염증에 효과적이다. 피부흡수가 뛰어나고 유분이 많은 피부, 피부건조증 및 관절염, 각종 피부질환에 대한 의학적 효과가 널리 알려진 고급 오일로 사용 후 놀랍게 부드러운 피부와 머리결을 남기며 비듬제거 효과도 뛰어나 피부와 머리결을 동시에 윤택하게 해주는 콘디셔너로도 유명하다. 마사지용 캐리어오일로 가장 널리 쓰이는 오일중의 하나로 가격이 비싼 것이 흠이다. 피부 흡수율이 뛰어나고 자극이 가장 낮은 베지터블 오일로서 다이어트 오일의 블렌딩에 활용되나 피부에 알레르기 반응이 있을 수 있다.

15) 마카다미아 오일 Macadamia oil

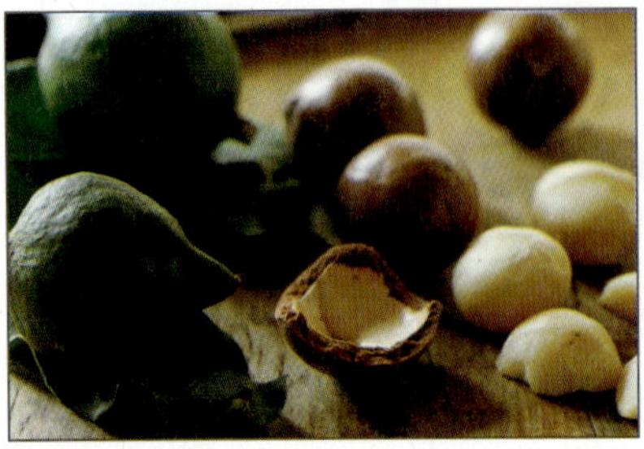

- **학명**: *Macadamia ternifolia*
- **성분**: 높은 미네랄, 단백질, 비타민(특히 비타민 A, E, F성분)을 다량으로 함유, 주성분은 올레인산으로 피부노화와 관계 깊은 팔미트올레인산을 20% 이상 함유함
- **주산지**: 하와이, 호주–뉴 사우스 웨일즈 북동부 및 퀸즈랜드 남동부의 아열대 숲, 남태평양의 숲
- **추출**: 마카다미아 넛츠 열매에서 냉압착법으로 추출한다.
- **성상 및 향취**: 투명이거나 약간 노란색, 무향의 오일
- **효능 및 특징**: 피부 세포를 활성화시켜주는 성분이 뛰어나 건조하고 갈라진 상처받은 피부, 노화된 피부에 좋은 캐리어오일이다. 쉽게 산화되지 않아 조리용에서 화장품까지 폭넓게 이용된다. 구성이 사람의 피부와 비슷해 흡수되기 쉽고 피부를 유연하게 해주며, 노화를 방지하고 혈액과 림프액의 흐름을 활발하게 한다. 번들거림이 없어서 바니싱오일(vanishing oil)로 불리며, 촉촉하고 성장력에 좋기 때문에 마사지용으로 적합하며 산화하기 어렵고 안정적이다. 팔미틴산이 함유되어 있어 피지에 활력을 주며 노화피부에 10% 캐리어오일로 블렌딩해 사용한다.

16) 마이즈 오일 Maize oil

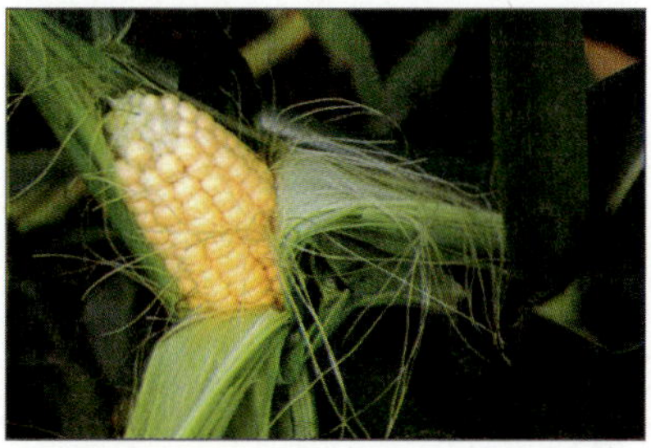

- **학명**: *Zea mays L*.
- **성분**: 단백질, 미네랄, 비타민(특히 비타민 E)성분을 풍성하게 함유함
- **주산지**: 아메리카 대륙
- **추출**: 옥수수 낱알의 씨눈에서 냉압착법으로 추출한다.
- **성상 및 향취**: 맑고 투명한 노란색, 무취
- **효능 및 특징**: 거의 모든 피부타입에 적합한 캐리어오일로 알려져 있으며 가격도 저렴하여 다른 캐리어오일과 블렌딩하여 이용되는 경우가 많다.

17) 복숭아씨유 Peach Kernel oil

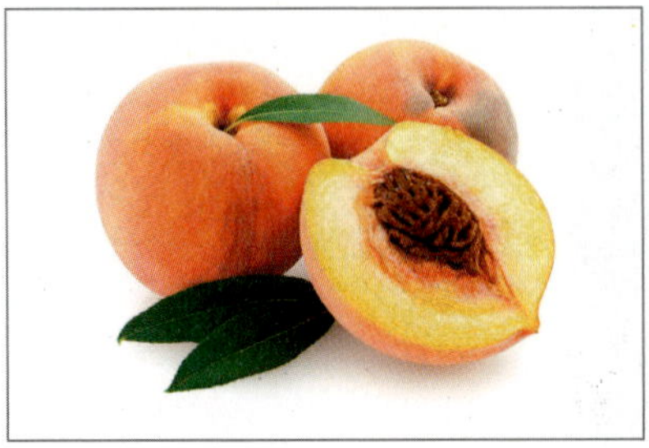

- **학명**: *prunus persica kernel*
- **성분**: 풍부한 미네랄, 단백질 성분 이외에도 특히 비타민 A가 풍부. 포화지방산 6%, 올레인산 62%, 불포화지방산 94%
- **주산지**: 중국
- **추출**: 복숭아씨앗에서 냉압착법으로 추출한다.
- **성상 및 향취**: 순수한 밀도와 부드러움, 끈적임이 적고 유연성이 좋고 흡수가 빠름
- **효능 및 특징**: 건조하고 상처받은 피부 및 태양빛에 그을린 피부, 비만이나 임신으로 인한 스트레치 마크를 치유하는데 주로 사용되는 캐리어오일로 복숭아에 알레르기가 있는 사람은 사용을 금지하여 여드름을 유발시킬 수 있으므로 건성 피부에만 사용한다.

18) 올리브 오일 Olive oil

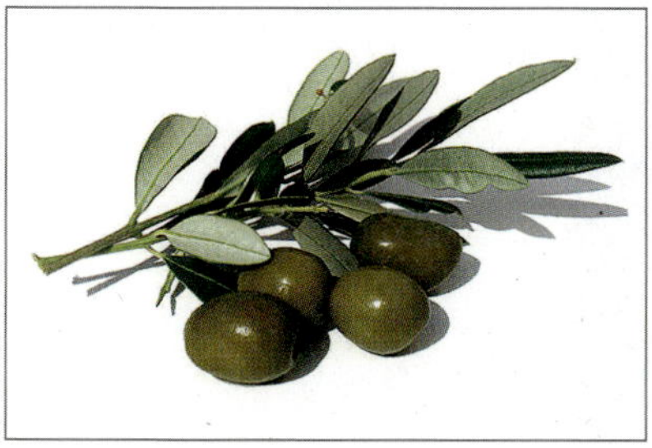

- **학명**: *Prunus armeniaca Olea europaea*
- **성분:** 비타민 A, D, E. 포화지방산, 불포화지방산(올레산, 리놀레산)을 함유
- **주산지:** 지중해 연안, 캘리포니아
- **추출**: 신선한 버진 올리브 열매에서 냉압착법으로 추출한다.
- **성상 및 향취**: 생산지에 따라 향기와 풍미가 다양함, 녹색빛이 도는 밝은 노란색으로 거의 무색
- **효능 및 특징**: 침투성이 좋고 살결을 유연하게 하므로 건성 피부에 알맞지만 마사지에 사용할 때는 오일 향이 지워지지 않는다는 단점이 있다. 스쿠알렌을 약 2% 정도 넣으면 건성피부나 민감피부 등의 스킨케어용으로 사용하기 좋다. 염증, 가려움증을 억제하고 모발 관리, 피부진정 효과가 뛰어나며 임산부의 복부 표면에 생기는 임신선(튼살)과 살트임 예방에도 좋다. 다양한 약용성분을 가지고 있어 주로 화장품업계에서 두발마사지와 피부마사지용으로 선호하는 캐리어오일로 감염된 피부나 피부자극, 피부염, 건성, 화상을 개선시키는데 효과적이다.

19) 로즈힙 오일 Rosehip oil

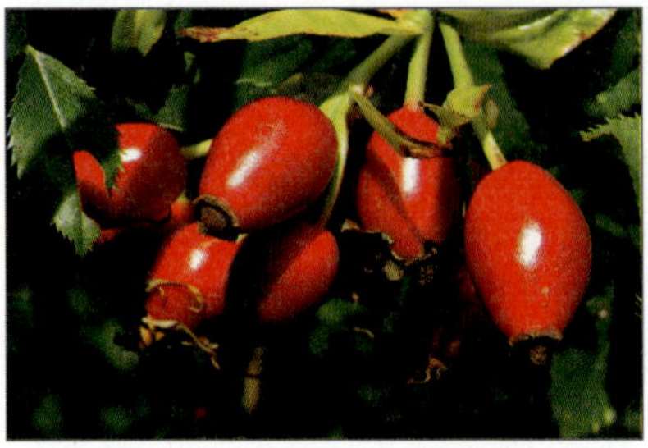

- **학명**: *Prunus armeniaca Rosa rubiginosa*, *Rosa Canina*
- **성분**: 필수 지방산인 리놀릭산(47.4%)과 리놀레닉산(33.0%)을 대량 함유, 비타민 C
- **주산지**: 남아메리카나 유럽의 야생장미, 칠레 안데스산
- **추출**: 야생 장미의 일종으로 이 열매에서 냉압착법으로 추출한다.
- **성상 및 향취**: 노란색
- **효능 및 특징**: 피부 세포의 재생이나 세포막을 증강시키는 효과, 수분을 유지시켜 주고 주름살이나 피부의 노화를 억제한다. 이 오일은 다른 오일에 10% 정도 섞어서 사용한다. 하지만 태양의 직사광선을 받으면 피부가 건조해지는 역효과가 있다.

20) 사플라워 오일 Safflower oil

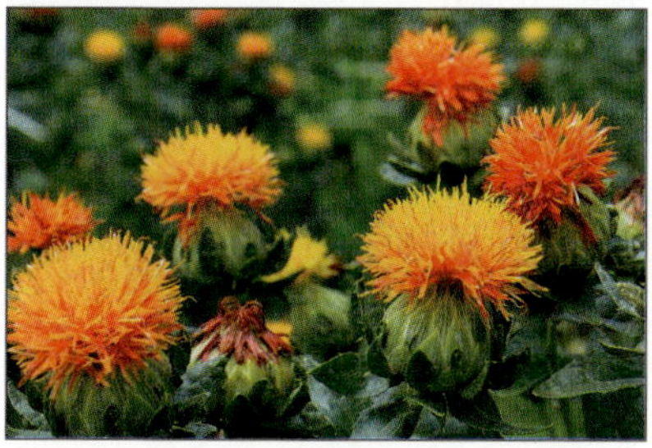

- **학명**: *Carthamus tinctorius*
- **성분**: 다양한 미네랄과 함께 풍부한 단백질, 비타민을 함유, 리놀산이 70% 이상 함유
- **주산지**: 에디오피아, 유럽, 미국, 인도, 중국, 동남아
- **추출**: 사플라워의 씨앗에서 추출한다.
- **성상 및 향취**: 붉은색
- **효능 및 특징**: 피부를 약간 건조하게 하는 성질이 있기 때문에 아보카도 등의 식물 오일과 혼합해서 사용하면 효과적이다. 가격이 비교적 저렴하면서도 부드러운 흡수력과 통증완화 효과를 지닌 오일로 특히 스포츠나 퍼포먼스 이전 또는 이후 마사지에 캐리어오일로 적합하다.

21) 세서미 오일 Sesame oil

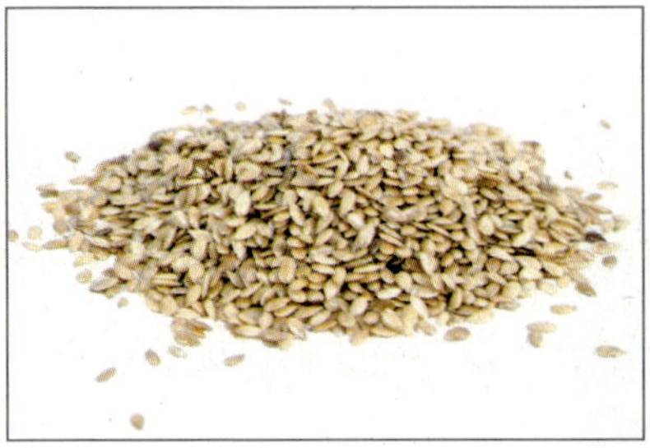

- **학명:** *Sesamum ndicum*
- **성분:** 비산화성분이 강한 오일로 풍부한 비타민, 미네랄, 레시틴을 함유
- **추출:** 참깨에서 생으로 참깨를 저온 압착법으로 추출한다.
- **성상 및 향취:** 색과 향이 없음
- **효능 및 특징:** 태양빛을 차단해주는 막을 형성해주며 빛에 그을려 달아난 요소들을 보충시켜주는 오일로 선탠 전/후 마사지용 오일로 적합하다. 산화 안정성이 높고 대사기능을 촉진하는 작용을 하므로 마사지에 주로 사용된다.

22) 대두유 Soyabean oil

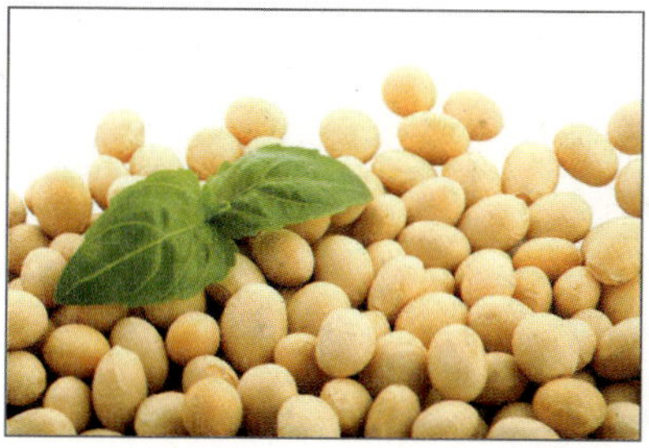

- **학명**: *Prunus armeniaca Glycine soja*
- **성분**: 비타민 E와 리놀렌산, 레시틴이 풍부한 영양공급용 오일
- **추출**: 대두를 저온 압착법으로 추출한다.
- **성상 및 향취**: 매우 가볍고 향이 없음, 황색 또는 황갈색의 반건성유
- **효능 및 특징**: 피부에 즉시 흡수되는 비교적 저렴한 오일로 여름철에 건조해지고 거칠어진 피부와 유분이 많은 피부의 마사지용으로 특히 좋은 오일이다. 그러나 지성이나 여드름 피부에는 사용을 주의해야 한다.

23) 해바라기씨유 Sunflower oil

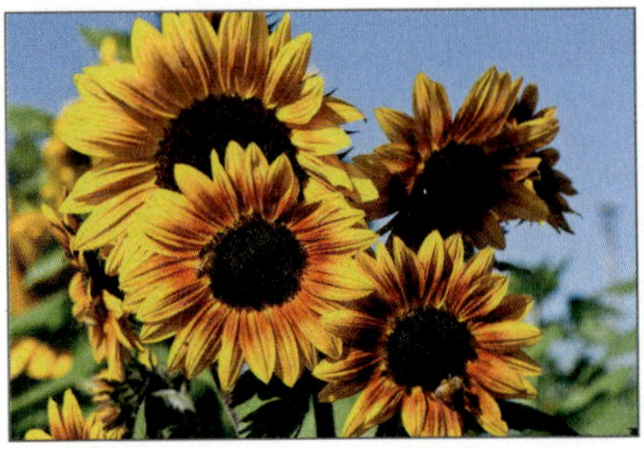

- **학명**: *Prunus armeniacaCarthamus tinctorius*
- **성분**: 풍부한 미네랄과 비타민 A, B, D, E와 F를 함유. 올레산, 리놀렌산
- **주산지**: 미주, 서부유럽, 러시아와 동쪽 유럽
- **추출**: 해바라기 씨앗에서 냉압착법으로 추출한다.
- **성상 및 향취**: 노란색
- **효능 및 특징**: 북미 인디언들이 오래전부터 류머티즘의 치료용 및 머릿결을 건강하게 유지하기 위한 토닉으로 사용해온 오일로 튼 피부와 짓무른 피부에 특히 효과적이다. 일반적 마사지 오일로 사용된다.

24) 세인트존스워트 오일 St.John's wort oil (Blossomes in Olive oil)

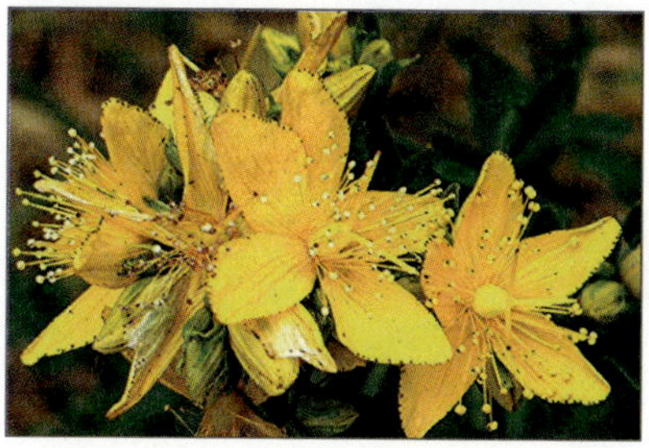

- **학명**: *Hypericum perforatum*
- **성분**: 하이페리신(hypericin)
- **주산지**: 독일
- **추출**: 신선한 세인트존스 꽃을 피넛 오일이나 올리브 오일 등의 식물 오일에 넣어 우려낸 뒤 침출한다.
- **성상 및 향취**: 옅은 적색
- **효능 및 특징**: 진통 작용이 뛰어나고 노폐물을 제거하는 효과가 있다. 신경통에는 라벤더 오일과 섞어서, 류머티즘에는 버치와 주니퍼베리의 오일을 섞어서 마사지한다. 세계적으로 가장 인기가 상승하는 캐리어오일(특히 약용성분이 강한 올리브유와 섞는 경우가 가장 흔함)속에 장기간 담가 얻어지는 오일을 마사지용으로 주로 사용하며 민감하고 예민한 알레르기성 피부에 적합한 고급 오일로, 신경을 순화시키고 염증을 예방하는 효과가 뛰어나다. 거친 피부의 회복에도 개선 효과가 높다.

25) 스위트 아몬드 오일 Sweet almond oil

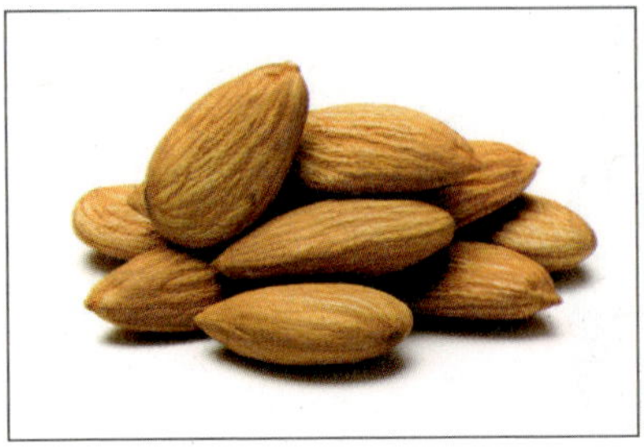

- **학명**: *Prunus armeniacaPrunus dulcis*, *prunus amygdalus dulcis*
- **주성분**: 비타민 A, B2, B6, D, E 및 올레인산과 리놀렌산으로 이루어진 트리글리세리드 함유, 이외에도 풍부한 단백질, 미네랄을 함유하고 있음.
- **주산지**: 지중해연안, 이란, 미국 캘리포니아
- **추출:** 스위트 아몬드 열매에서 냉압착법으로 추출한다.
- **성상 및 향취**: 약간 노란색을 띰. 약간 끈적거리고 기름기가 아주 많음. 담황색의 오일이며 냄새가 없음
- **효능 및 특징**: 대부분의 피부에 사용가능하며 가려움증이 있는 건성피부에도 효과적이어서 각종 크림 및 마사지 오일로 사용된다. 피부의 가려움을 억제하고 건성 피부, 염증성 질환에 효과적이며 지친 피부를 회복시킨다. 얼굴이나 전신은 물론이고 핸드 케어에도 사용된다. 특히 산성화된 피부의 pH값을 중화시켜주는데 최고의 오일로, 지치고 건조하며 탄력을 잃은 피부세포에 충분한 비타민을 공급한다. 건조한 피부, 가려움증과 통증이 있는 피부에 좋으며 염증을 완화시키는 효과도 뛰어나다. 피부 및 헤어 보습제, 근육통증, 긴장, 경직에 효과적이다.

26) 위트점 오일 Wheatgerm oil

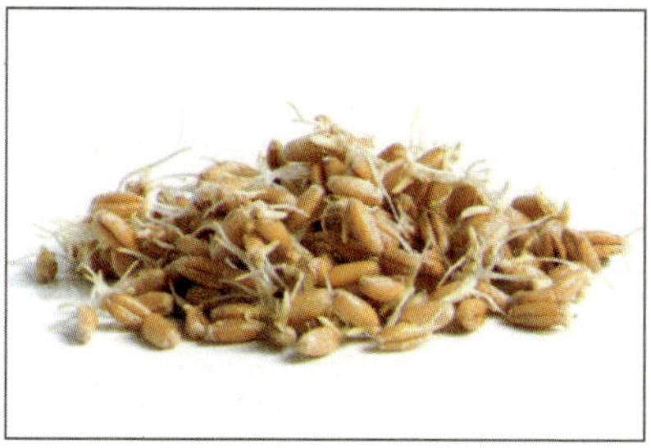

- **학명:** *Prunus armeniacaTriticum vulgare*
- **성분**: 비타민 A, B, E가 풍부함. 다량의 단백질, 옥타코사놀, 카로티노이드, 미네랄을 함유.
- **주산지**: 아열대 및 온대지역
- **추출**: 밀의 배아에서 냉압착법으로 추출한다.
- **성상 및 향취**: 담황색의 투명한 색깔로 약한 향을 지닌 밀도가 높은 오일, 냄새가 강하고 무거움
- **효능 및 특징**: 항산화 특성 때문에 다른 베이스오일에 5% 정도 첨가하면 산화를 방지할 수 있으나 에센셜오일과 섞으면 쉽게 산화한다. 피부 조직을 젊고 탄력있게 해주며 건성 또는 알레르기성 피부를 가진 사람에게 효과적이다. 비타민 E가 가장 풍부한 캐리어오일로 사용할 때는 소량만 사용해야 한다. 세포를 건강하게 해주며 피부의 탄력을 유지시키고 혈액순환을 돕는 기능이 뛰어나 나이든 피부, 혈액공급이 더딘 피부에 적합하며 이 오일의 강한 비산화효과를 이용하기 위해 다른 캐리어오일들과 5~10%의 비율로 섞어서 사용되는 경우가 많다.

Chapter 5

아로마블렌딩

학습내용

- 향의 분류
- 블렌딩

학습목표

- 관리목적과 관리 부위에 적절한 용량의 비율로 블렌딩할 수 있다.
- 아로마블렌딩의 유의사항을 파악한 후 사용할 수 있다.

1 향의 분류

1) 아로마의 흡수 경로

에센셜오일은 대개 피부를 통하거나 호흡기를 거쳐 폐를 통해 체내로 흡수되는데, 피부를 통해 흡수된 아로마 분자들은 혈관으로 들어가 온몸으로 퍼져 세포들을 활성화시키고 최종적으로 신장을 통해 체외로 배출하게 된다. 또한 코의 후각신경을 통해 대뇌신경에 향에 대한 정보를 전달한다.

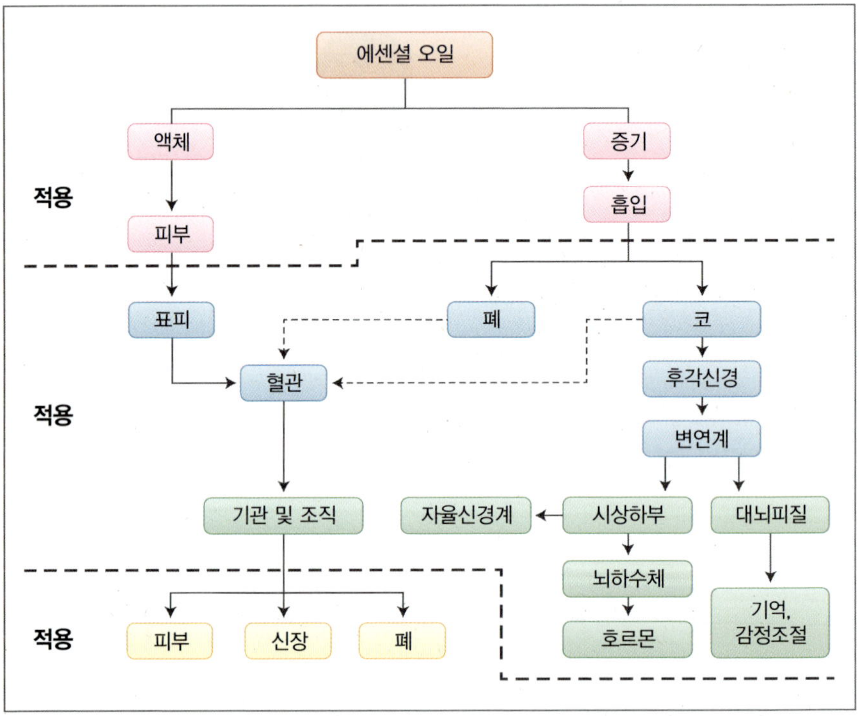

그림 5-1 에센셜오일의 인체 흡수 경로

(1) 후각을 통한 흡수 경로

아로마 향이 코를 통하여 후각세포로 전달되고 후각 수용체를 통하여 뇌의 변연계로 전달된다. 변연계를 통과한 자극은 호르몬 분비와 자율신경계에 영향을 미치게 되어 특정 호르몬이 분비되거나 맥박, 호흡이 빨라지는 등 신경전달

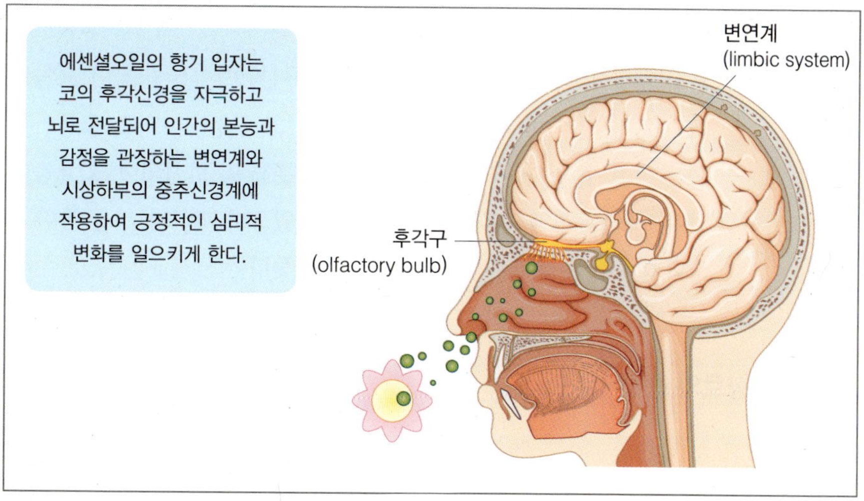

그림 5-2 후각을 통한 흡수 경로

이 이루어지게 된다.

코 ▶ 후각신경 ▶ 변연계 ▶ 시상하부 ▶ 뇌하수체 ▶ 호르몬 ▶ 자율신경계

(2) 폐를 통한 흡수 경로

코로 흡입된 향은 후각신경을 통하여 뇌로 전달됨과 동시에 기관지를 거쳐서 폐로 전달되기도 한다. 폐로 전달된 아로마 성분은 폐혈관을 통하여 혈액 내로 스며들어 순환계를 거쳐서 인체 각 부분에 전달된다.

코 ▶ 비강 ▶ 인두 ▶ 후두 ▶ 기관 ▶ 기관지 ▶ 폐포 ▶ 혈관 ▶ 온몸

(3) 피부를 통한 흡수 경로

아로마테라피는 피부 온도를 높이고 진피 내 혈관을 확장시켜 아로마 오일의 흡수를 돕게 된다. 아로마 오일 입자는 지용성이며 매우 입자가 작아 모공과 한선, 피부표피층을 쉽게 통과하여 진피층까지 도달한다. 흡수된 입자는 피부에 퍼져있는 혈관과 림프관으로 유입되어 인체를 순환하다가 목표기관에 도달하면 치유 효능을 나타낸 후 신장, 폐, 피부 등을 통해 체외로 배출된다.

표피 ▶ 진피 ▶ 림프액, 혈액 ▶ 기관 및 조직

(4) 구강을 통한 흡수 경로

의사 처방에 의해 치료의 목적으로 이루어지고 있는 아로마 오일의 복용은 원액 농도가 진하여 독성으로 작용될 수 있고 구강 및 식도, 소화기관 점막에 영향을 미칠 수 있다. 또한 소화액에 의해 분해 및 희석되어 그 효능이 변할 수도 있다. 배출과정에서 간에 무리가 갈 수 있으며 피부나 코를 통한 흡입에 비해 소화기계를 통해 흡수되는 속도가 훨씬 늦다.

2) 향료의 종류

(1) 천연향료

① 식물성 향료

식물의 꽃, 과실, 종자, 목재, 나뭇잎, 나무껍질, 뿌리 등에서 증류, 추출, 압착 등으로 추출한다.

② 동물성 향료

사향, 용연향, 해리향, 사향고양이향 등으로 동물의 장기, 배설물 등을 토하여 채취한다.

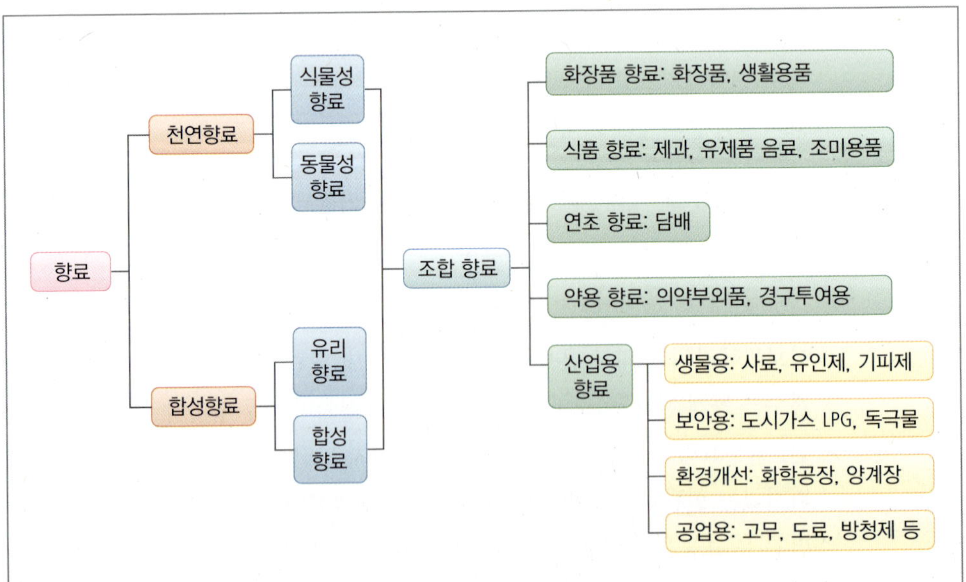

그림 5-3 향료의 분류

(2) 합성향료

① 유리 향료

천연물질로부터 유리(분리)시켜 얻는다.

② 합성 향료

석유화학제품, 석탄, 타르제품, 테르펜유 등의 싼 원료를 이용해서 합성된 것이다.

(3) 조합향료

천연향료와 합성향료의 배합으로 화장품에 향기가 나게 하는 것을 부향이라 하고 천연향료나 합성향료를 단독으로 사용하는 일은 거의 없다. 대부분의 경우 천연향료나 합성향료를 소재 목적에 따라서 조합한다.

① 향장품 향료

화장품 향료라고도 한다. 세계 향료 사용처의 30%를 차지하고 있을 정도로 수많은 향료들이 향장품 향료로서 사용된다. 대표적으로는 향수를 비롯한 화장품, 샴푸, 비누, 탈취제, 방향제 등 향기를 내는 모든 생활용품에서 사용된다.

② 식품 향료

합성착향료라고도 하며 제과, 유제품, 음료, 조미, 조리용품 등에 사용된다.

③ 연초 향료

담배, 특히 필터 관련에 쓰이는 향료로서 연초향이라고도 한다. 담배 잎을 태운 연기는 자극이 심하고 기호성이 매우 떨어지기 때문에 이러한 자극을 줄이고 기호성을 높이기 위해 담배와 필터에 향료를 사용한다.

④ 약용 향료

파스, 치약, 경구투여용 의약부외품에 사용된다.

⑤ 산업용 향료

생물용(사료, 유인제, 기피제), 보안용(도시가스, LPG, 독극물), 환경개선(화학공장, 양계장), 공업용(고무, 도료, 방청제) 등에 사용된다.

표 5-1 에센셜오일의 향기에 따른 다양한 표현

스위트(sweet)	부드럽고 달콤함	스무드(smooth)	부드러운
웜(warm)	따뜻한	라이트(light)	가벼운
드라이(dry)	건조한 메마른 느낌	우디(woody)	나무향의
프레쉬(fresh)	신선한 생기발랄한 느낌	과일향(fruity)	과일향의
소프트(soft)	부드러운	발삼의(balsamic)	나무수지의 신선한 느낌
밸런스(balance)	균형잡힌, 조화로운	스파이시(spicy)	향신료향의
플랫(flat)	뚜렷한 특징이 없는	플로럴(floral)	꽃향기의
헤비(heavy)	무거운 느낌	허벌(herbal)	약초향의
리프팅(lifting)	확산성의	민티(minty)	박하향의
하쉬(harsh)	부조화, 불균형	머스키(musky)	사향향의
샤프(sharp)	예민한, 날카로운	모시(mossy)	이끼향의
모던(modern)	현대적인, 합성향의	캠퍼향의(camphoraceous)	캠퍼향의
클래식(classic)	고전적인, 천연 플로럴향의	시트러스(citrus)	감귤향의

3) 노트(Notes)의 종류

19세기 프랑스 화학자 피에세(Piesse)는 향의 분자 크기에 따른 휘발 속도에 따라 탑 노트, 미들 노트, 베이스 노트의 세 가지로 구분하였다. 노트(notes)는 향수를 뿌린 후 시간에 따라 향수의 향의 변화를 나타내는 말로써 에센셜오일과 향기 성분을 발향 단계에 따라 분류한 것이다.

① 탑 노트 top notes

'Head notes'라고도 하며 향의 지속 시간은 2~4시간 정도로 느낌은 가볍고 상쾌하다. 탑 노트는 공기 중에 가장 빨리 휘발하며 블렌딩에서 제일 처음 맡을 수 있는 향이다. 블렌딩의 첫인상을 좌우하며 신체에 가장 빨리 작용하여 마음과 신체를 가장 먼저 자극하고 고양시키는 향이다. 주로 시트러스 계열에서 얻어지며 블렌딩 비율은 전체 에센셜 양의 5~10% 정도이다. 탑 노트에 해당되는 오일에는 바질, 버가못, 클라리 세이지, 클로브, 유칼립투스, 진저, 그레이프프루트, 레몬, 레몬그라스, 만다린, 니아울리, 네롤리, 오렌지, 팔마로사, 페티그레인, 티트리, 타임 등이 있다.

② 미들 노트 middle notes

'Body notes'라고도 하며 지속시간은 5~6시간에서 길게는 2~3일 정도 계속된다. 미들 노트의 휘발력은 보통이며 소화와 같은 신체의 기능을 조절하는 작용을 한다. 주로 꽃과 허브에서 얻어지며 블렌딩 비율은 전체 에센셜 양의 50~80% 정도이다. 미들 노트에 해당되는 오일에는 블랙페퍼, 캐럿씨드, 카모마일, 펜넬, 제라늄, 히솝, 주니퍼베리, 라벤더, 마저럼, 멜리사, 네롤리, 파인, 로즈메리, 로즈우드, 페퍼민트 등이 있다.

③ 베이스 노트 base notes

'Last notes'라고도 하며 지속시간은 1~2일에서 길게는 1주일 정도 계속된다. 베이스 노트는 공기 중에서 휘발력이 가장 느리며, 휘발력이 강한 에센셜오일의 휘발 속도를 지연시켜 주는 고정제로서의 작용을 한다. 또한 마음과 신체를 진정시키고 이완시키는 작용을 한다. 주로 나무나 수지에서 얻어지며 블렌딩 비율은 전체 에센셜 양의 5~10% 정도이다. 베이스 노트에 해당되는 오일에는 벤조인, 시더우드, 시나몬, 사이프러스, 프랑킨센스, 재스민, 멀, 파촐리, 로즈, 샌들우드, 베티버, 일랑일랑 등이 있다.

4) 향수의 분류

향수는 일반적으로 알코올에 대한 향 원액의 함유비율(부향률)과 지속 시간, 그리고 용도에 따라 퍼퓸(perfume), 오 드 퍼퓸(eau de perfume), 오 드 트왈렛(eau de toilette), 오 드 코롱(eau de cologne), 샤워 코롱(shower cologne) 등으로 나뉜다.

① 퍼퓸 Perfume

우리가 일반적으로 향수라고 하면 퍼퓸을 말하며 향 제품 중 최고급 향이다. 퍼퓸은 알코올 70~85%에 향 원액이 15~30% 정도 함유되어 있으며 향의 지속시간은 12시간 정도로 유지된다. 에탄올과 물 이외에 알데히드와 같이 이취(이상한 냄새)가 있는 성분이 포함되지 않은 것이 좋다. 농도가 진하기 때문에 지속력도 길어 향이 가장 풍부하고 깊이가 있다. 또한 향이 풍부해 '액체의 보석'

이라 불릴 정도로 완성도가 높은 퍼퓸은 예로부터 귀중품으로 취급되어 왔다. 퍼퓸은 조향사가 표현하고자 하는 이미지를 가장 순수한 이미지로 완벽하게 만들어낸 예술품으로 손꼽히며, 종종 음악과 그림에 비유되기도 한다. 퍼퓸이 처음 세상에 모습을 드러낸 것은 14세기 헝가리 여왕이 아름다움을 영원히 간직하게 해준다고 믿었던 '헝가리 워터(Eau de la Reine Hangrie)'였다.

② 오 드 퍼퓸 Eau de Parfum

오 드 퍼퓸은 단순히 퍼퓸의 농도를 엷게 한 것이 아니라 나름대로 가장 아름다운 향조로 조성되어 있다. 알코올 85~92%에 향 원액이 8~15%로 퍼퓸 다음으로 농도가 짙으며 지속시간은 7시간 정도이다.

퍼퓸과 오 드 트왈렛의 중간 타입이며 퍼퓸에 가까운 풍부한 향을 지니고 있다. 양이 많으면서도 향은 퍼퓸에 가까워 실용적이다.

③ 오 드 트왈렛 Eau de Toilette

우리가 가장 일상적으로 사용하는 대중적인 향수이다. '오(eau)'는 프랑스어로 '물'이란 뜻이고, '트왈렛(toilette)'은 '화장실'이란 뜻으로 '몸차림을 정돈하기 위한 물'이라는 의미이다.

향이 엷은 편이지만 신선하고 상큼해서 간편하게 전신에 뿌릴 수 있어 가장 많이 애용되고 있다. 알코올 92~94%에 향 원액이 6~8% 정도 함유되어 있으며 향 지속시간은 3~4시간 정도이다.

④ 오 드 코롱 Eau de Cologne

오 드 코롱은 알코올 93~95%에 향 원액이 3~5% 정도 함유되어 있으며 지속시간 1~2시간으로 짧은 편이다. 잔향 정도밖에 되지 않는 가벼운 향이다. 또한 향료가 적게 배합되어 일반적으로 청량감, 신선함 등을 부여하며 제품의 숙성기간이 짧아 가격이 저렴하다는 장점도 있다. 가볍고 리프레시한 효과가 있기 때문에 운동 후나 목욕 후 전신에 사용하기 좋은 제품이다. 그러나 지속성이 적어 잔향이 오래 남지 않는 단점이 있다.

⑤ 샤워 코롱 shower cologne

3% 이하의 낮은 함량의 향 원액을 함유하고 있어 목욕이나 샤워 후에 가볍게 사용하기에 좋은 제품이다. 향이 은은하면서도 전신을 산뜻하고 상쾌하게 유지시켜주며 몸의 악취를 제거해 준다. 가볍고 신선한 타입의 바디 방향제품으

로 특히 향에 익숙하지 못한 사람들이 부담 없이 사용할 수 있다.

5) 계열에 따른 분류

향의 계열 분류는 과학적으로 엄밀하고 명확하게 구분할 수 있는 것이 아니다. 실제 향 제조에서는 여러 이미지의 향을 조합해서 새로운 조합향을 창조하는 경우가 대부분이기 때문이다.

향은 일반적으로 플로럴, 시프레, 시트러스, 오리엔탈, 알데히드, 푸제르, 스파이시, 프루티, 우디, 그린 등의 계열로 나뉘기도 하고 플로리엔탈, 시트러스 우디, 우디-프루티-플로럴, 플로럴-알데히드-시프레 등 타계열과 합쳐져 새로운 향조를 만들어내기도 한다. 최근에는 합성향료의 개발로 아쿠아, 오셔닉 등 새로운 계열의 향이 탄생하였다.

현대의 조합향수는 하나의 단일화된 향조로는 설명할 수 없는 복잡미묘한 향을 지니기 때문에 향의 분류 자체에 큰 의미를 두지 않는다.

① 플로럴 계열 Floral

대부분의 향수가 포함하고 있는 계열로 향료가 쓰이게 된 이래 동서고금의 모든 사람들에게 가장 친근한 향조이다. 남자향수에도 사용되고 있으며 가장 오랫동안 사랑받고 있는 향이기도 하다.

베이스 향료로 이용되고 있는 대표적인 플로럴 향료로는 로즈, 재스민, 라일락, 카네이션, 튜버로즈, 히아신스, 네롤리, 바이올렛, 수선화, 일랑일랑 등이 있다.

② 싱글 플로럴 계열 single Floral

싱글이라는 단어가 의미하듯 한 종류의 꽃향만을 표현한 계열이다. 재스민, 로즈, 라일락, 가드니아 등이 주를 이루며 상쾌하면서도 순수한 향을 지니고 있다. 또한 서양풍의 캐쥬얼한 향으로 파리, 크리스털, 피지, 디오리시모 등이 대표적인 향수이다.

③ 플로럴 부케 계열 Floral Bouquet

여러 종류의 꽃을 꽃다발로 엮은 것과 같은 향이 특징이다. 다양한 향이 조화를 이루며 여성스러우면서 부드러운 향을 느끼게 한다. 뷰티풀, 지오, 조이, 아나이스, 플뢰르 드 디저 라이드, 라구나, 발렌시아, 나이스 등이 대표향수이다. 다양한 꽃향이 조화를 이뤄 달콤한 향이기도 하다.

④ 우디 계열 Woody

나무를 연상시키는 신선한 향을 가리키며 신록과 목재의 고상하고 안정된 느낌을 준다. 건조하면서도 세련된 베티베르계, 중후하면서도 부드럽고 다소 섹시한 샌들우드계, 강하고 이국적인 파촐리계, 그 외에 시더우드계, 파인계 등이 우디 계열의 주 향료로 쓰인다.

이 계열의 향수에서는 따뜻하고 부드러운 분위기를 느낄 수 있다. 분류되는 향수 중에 우디 계열의 향료가 포함된 향수를 많이 볼 수 있다. 에리타주, 겐조 뿌르 옴므, 오마 샤리프, 트라이앵글, 아뷔송 옴므 등이 대표향수이다.

⑤ 시프레 계열 Chypre

'시프레'는 지중해에 있는 키프로스(Kypros)섬을 지칭하는 것으로 코티가 키프로스 섬으로부터 실제로 느낀 향의 인상을 따서 1917년 발표한 '시프레(Chypre)'라는 향수로부터 유래했다.

시프레는 떡갈나무에 서식하는 이끼인 오크모스, 베르카모트, 오렌지, 로즈, 재스민, 사향, 용연향 등 식물성 향과 동물성 향이 조화를 이룬 중요한 향조 중 하나이다.

촉촉하게 젖은 나뭇잎 향이 특징인 시프레는 조용하면서도 격조 있는, 성숙한 여성미가 감도는 개성적인 향이기도 하다.

시프레 계열의 제품으로는 미츠고, 아라미스, 디바, 이자티스, 폴로, 구찌 노빌레, 쉐비뇽, 미스 디올, 카보샤 등이 있다.

⑥ 시트러스 계열 Citrus

레몬, 버가못, 오렌지, 라임, 자몽, 포도, 만다린 등 친근감 있는 시트러스 계열의 향은 누구에게나 부담 없이 폭넓게 사랑받는 향조이다.

신선하고 상큼하며 가벼운 느낌이 들지만 휘발성이 강해 빨리 퍼지고 지속시간이 짧아 코롱(cologne)이라는 명칭이 붙었다. 프레시한 오 드 코롱이나 샤워 코롱에 많이 이용되는 신선하고 상큼한 유니섹스의 이미지가 특징이다.

겔랑의 오 드 콜로뉴 임페리얼은 시트러스 계열에 속하는 대표적인 향수이다. 이 외에도 오드 콜로뉴 에르메스, CK ONE, 뿌르 무슈, 베리 엠시 등이 있다.

⑦ 그린 계열 Green

상쾌한 자연을 연상시키는 신선한 향조이다. 젊은 층에게 인기가 많으며 사계절 모두에 어울리는 향이다.

막 베어낸 풀이나 나뭇잎을 비빌 때 느껴지는 풋내와 상쾌한 자연을 연상시키는 신선한 향이 특징이다. 시트러스보다 개성이 강하고 고급스러움을 느끼게 하는 향조이기도 하다.

바이올세 잎에서 추출한 정유나 유향수라고 불리는 피스타치아, 렌티스쿠스, 갈바늄 등이 그린 계열의 주원료로 쓰인다.

1945년 발매된 피에르 디낭의 방베르(Ventvert)가 그린 계열 향수의 전형으로 알려져 있다. 이 밖에도 이 계열의 제품으로는 Y, 샤넬 No.19, 프라이빗 컬렉션, 겐조 데떼, 오 드 구찌 등이 있다.

⑧ 푸제아 계열 Fougere

양치식물을 총칭하여 푸제아라고 한다. 푸제아 계열은 1882년 발매된 싱싱하고 촉촉한 느낌의 향수 '푸제아 로얄(Fougere Royale)'에서 유래했다.

라벤더, 오크모스, 쿠마린 등을 베이스로 로즈, 재스민 등의 꽃향기에 샌들우드, 베티베르, 파촐리 등의 우디 향조를 가한 중후한 향이 특징이다. 남성향수에 많이 사용되며 라벤더 타입으로 불리기도 한다. 최근에는 개성이 강한 여성들의 사용이 증가하고 있다.

⑨ 오리엔탈 계열 Oriental

오리엔탈 계열의 향은 동양의 신비롭고 에로틱한 이미지를 표현한 향조이다. 사향, 용연향, 영묘향 등의 은은한 동물성 향료의 베이스 위에 발삼류, 바닐라계 향료, 우디향, 동물성 향이 절묘하게 조화를 이룬다.

동물성 향과 발삼향이 어우러져 무겁고 어두운 느낌을 주지만 섹시하고 성숙한 여성의 이미지를 만들어내며 매혹적인 잔향이 남지만 향이 강해 다량 사용 시 불쾌감을 줄 수 있다. 쁘아종, 트레조, 오피움, 삼사라, 코코 샤넬, 스펠바운드, 지노 다비도프, 디저라이드, 판타지움, 카샤야 드 겐조, 샬리마 등이 대표적인 향수이다.

⑩ 프루티 계열 Fruity

프루티 계열에는 복숭아, 딸기, 사과, 바나나, 메론, 파인애플 등의 과일이 주로 사용되며 최근에는 향이 강한 열대과일도 사용되고 있다. 상큼하고 매력적인 과일향이므로 초보자에게도 적합한 계열이다. 20세기 초 복숭아향을 향수에 도입한 겔랑의 미츠코를 시초로 한다.

⑪ 스파이시 계열 Spicy

스파이시는 시나몬, 클로버, 너트맥, 카다몬, 후추 등 자극적인 향으로 향신료를 연상시킨다. 이 향조는 플로럴, 앰버, 우디 계열의 향에 깊이를 더해 줄 때에도 사용되며 레티튜드, 레티튜드 스포츠 등의 제품이 있다.

⑫ 알데히드 계열 Aldehyde

모던 플로럴(modern floral)라고도 불리는데 이는 플로럴을 베이스로 지방족 알데히드(탄소, 수소, 산소)를 더하여 새로운 감각을 불어넣은 향조이기 때문이다. 이 타입은 강렬하며 확산효과가 뛰어난 향수 산업 자체에 큰 발전을 가져왔다. 조향사 에르네스트 보가 알데히드를 사용해 만들어낸 샤넬 No.5는 알데히드 계열의 대표적인 향수 제품으로 최초의 현대적인 향수라는 평가를 받고 있다.

샤넬 No.5를 비롯하여 마담 로샤스, 화이트 린넨, 리브 고쉬 등 다양한 제품이 있다.

⑬ 오셔닉 계열 Oceanic

다시마, 해조류 등 바다 느낌을 주는 향조이다. 이 계열의 향은 1980년대 일상에서의 탈출과 넓은 공간에 대한 열망이 큰 시기에 인기가 많았다.

햇볕에 달구어진 미국 캘리포니아 해안을 떠올리게 하는 아라미스의 뉴 웨스트 포허, 상쾌한 대서양 이미지의 겐조 뿌르 옴므가 대표적인 오셔닉 계열의 향수이다.

⑭ 파우더리 계열 Powdery

벨벳과 같이 부드럽고 동시에 관능적인 물질을 연상시키는 특징을 지닌 향조이다.

건초 냄새를 연상시키는 아이리스, 통카콩, 바닐린, 헬리오트로핀 그리고 쿠마린 등이 파우더리 계열의 향을 내는데 사용된다. 대표적인 향수로서 살바도르 달리, 오 드 달리, CAFE-CAFE, 장 샤를르 부르소의 옴브르즈 로즈를 들 수 있다.

⑮ **타바코-레더 계열** Tabacco Leather

자작나무 타르와 잎담배의 향, 가죽 냄새를 지닌 향조로서 환상적인 타르향과 동물적인 요소를 지닌 향이다. 남성적인 강한 개성을 느끼게 하는 유명 향수 중에 대표적인 제품으로 샤넬의 안테우스를 들 수 있다.

표 5-2 향기에 따른 에센셜오일의 계열별 분류

계열	향의 특성	주효능	대표적인 오일
Spicy (스파이시)	풍부하고 따뜻한 향	신경통, 근육통	블랙페퍼, 시나몬, 진저, 코리안더
Woody (우디)	나무향의 상쾌한 향	비뇨, 생식기 감염	시더우드, 로즈우드, 사이프러스, 티트리
Herbs (허브)	허브 계열의 약초 향	호흡기 질환, 면역력 강화	로즈메리, 마저럼, 히솝, 타임, 바질
Citrus (시트러스)	감귤류 계통의 상큼한 향	기분 전환, 토닉효과	레몬, 오렌지, 그레이프프루트, 버가못, 라임, 만다린
Floral (플로럴)	화사하고 우아하며 달콤하고 부드러운 향	항우울증, 최음 작용, 여성 생식기, 피부 재생	로즈, 재스민, 네롤리, 일랑일랑, 카모마일, 라벤더
Exotic (엑조틱스)	이국적이고 관능적인 향	이완, 진정	베티버, 샌들우드, 팔마로사, 파출리
Resins (레진)	수지와 수액에서 추출한 깊은 향	진정작용, 소독, 살균	프랑킨센스, 미르

2 블렌딩

1) 블렌딩의 정의

블렌딩이란 각각의 에센셜오일을 조합하여 섞거나 캐리어오일 등에 희석하는 것을 의미한다. 아로마테라피에서 사용되는 약 300종류의 에센셜오일을 이용해 수천가지의 새로운 아로마 혼합물을 만들 수 있다.

2) 블렌딩의 목적

블렌딩은 아로마테라피의 시너지 효과를 높이기 위한 것으로 고객의 심신상태, 생활패턴 및 향 선호도에 맞춰서 에센셜오일의 특성과 주의사항을 고려하여 최적의 효과를 낼 수 있도록 하는데 그 목적이 있다.

① 시너지 효과 synergy effect

시너지 효과란 에센셜오일의 효능 및 특성을 파악하여 블렌딩하면 서로의 힘을 증가시켜 전체의 효능보다 큰 효과가 나타남을 의미한다. 즉, 에센셜오일은 그들이 가지고 있는 특유의 성질이 한 종류만 사용할 때보다 2~5가지 섞어 적절히 배합하여 사용할 때가 효과가 높아지게 된다. 시너지 블렌딩을 하기 위해서는 오일에 대한 풍부한 지식과 임상경험으로 정확한 적용방법을 알고 있어야 하며 관리하려는 고객의 증상뿐만 아니라 그 증상이 일어난 심리적, 신체적, 정서적 요인까지 고려해야 한다.

② 퀜칭 효과 quenching effect

퀜칭 효과란 에센셜오일의 구성성분 중 어느 한 화학성분에 의해 일어날 수 있는 잠재적 부작용을 발현하지 못하게 2~5가지 에센셜오일을 블렌딩하는 것을 말한다. 이 퀜칭 효과로 에센셜오일에 미량의 위험한 성분이 있다 해도 주의사항만 잘 지키면 안전하게 사용할 수 있는 것이다.

3) 블렌딩의 방법

① 블렌딩의 원칙

- 처음 블렌딩할 때는 2~3개의 오일로 시작한다.

표 5-3 향의 느낌에 따른 계열 및 블렌딩 조화

계열	예	블렌딩 시 조화
Floral(꽃향)	라벤더, 네롤리, 재스민	스파이시, 시트러스, 우디
Woody(나무향)	파인, 시더우드	모든 계열
Earthy(흙향)	베티버, 파촐리	민트
Herbaceous(풀향)	마저럼, 로즈메리, 바질	민트
Minty(민트)	페퍼민트, 스피아민트	시트러스, 우디, 헤베이셔스, 얼디
Medicinal/ Camphorous(약향)	유칼립투스, 카주풋, 티트리	
Spicy(스파이시)	넛맥, 클로브, 시나몬	플로럴, 오리엔탈, 시트러스 (스파이시 계열과의 혼합시 너무 과하지 않도록)
Oriental(동양적)	진저, 파촐리	플로럴, 오리엔탈, 시트러스
Citrus(감귤향)	오렌지, 레몬, 라임	플로럴, 민트, 스파이시

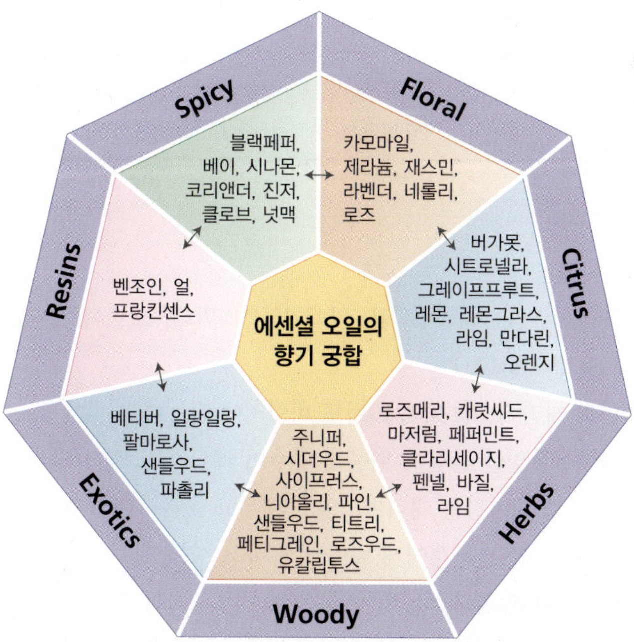

그림 5-4 에센셜오일의 계열별 조화로운 블렌딩

- 대체로 같은 식물종의 에센셜오일을 블렌딩하면 무난하다.
- 향의 느낌에 따라 잘 어울리는 계열의 에센셜오일을 블렌딩한다.
- 조화로운 향의 블렌딩을 위해 에센셜오일의 노트를 고려한다.
- 다양한 에센셜오일의 세 가지 탑 노트, 미들 노트, 베이스 노트를 균형있게 배합한다.
- 블렌딩한 향은 고객과의 상담을 통해 취향에 맞게 처방한다.
- 선택한 에센셜오일에 대해 패치테스트를 하여 알레르기가 없는지 확인한다.

② 블렌딩 시 주의사항

효과적인 블렌딩을 하기 위해서는 우선 고객의 신체적 증상과 정신적, 심리적 요인들을 분석하여 블렌딩 목적과 향의 취향을 잘 파악한다. 그리고 에센셜오일의 화학작용 및 상호작용에 대한 전문적인 지식이 있어야 한다.

표 5-4 에센셜오일의 일정 블렌딩 비율

캐리어오일(ml)	에센셜오일 1%	에센셜오일 2%	에센셜오일 3%
10ml	2 방울	4 방울	6 방울
30ml	6 방울	12 방울	12 방울
50ml	10 방울	20 방울	30 방울
100ml	20 방울	40 방울	60 방울

③ 블렌딩 실습

- 에센셜오일, 캐리어오일, 비이커, 유리막대, 스포이드, 차광병, 라벨스티커 등을 준비한다.
- 먼저 캐리어오일을 8/10정도 비이커에 담는다.
- 에센셜오일을 블렌딩 비율에 맞추어 베이스 노트, 미들 노트, 탑 노트 순으로 넣고 나머지는 캐리어오일로 채우고 유리막대로 잘 섞는다.
- 혼합 후 향을 고객에게 맡아보게 하고 향이 너무 강하거나 약할 경우 구성 비율을 조절한다.
- 블렌딩한 오일은 차광병에 넣어 라벨스티커에 블렌딩의 목적, 대상, 구성 에센셜오일과 캐리어오일의 종류와 비율, 날짜, 사용방법, 주의사항 등을 적어

적절한 온도의 어두운 곳에 보관한다.

두 가지 이상의 오일을 사용할 때 균형적으로 향적인 적정점을 찾는 것이 중요하다. 예를 들어 향의 강도가 5인 버가못과 7인 진저의 블렌딩 오일을 만들 때 진저가 더 강한 향을 가지고 있으므로 균형있는 블렌딩을 위해서는 진저 1방울에 버가못 2~3방울이 필요하다. 하지만 고객의 상태에 맞추어 블렌딩 시 적당한 비율을 조율할 수도 있다.

표 5-5 에센셜오일 향의 강도

에센셜오일	향의 강도	에센셜오일	향의 강도	에센셜오일	향의 강도
엔젤리카루트	9	프랑킨센스	7	파출리	7
애니시드	7	지저	7	블랙페퍼	7
바질	7	주니퍼	5	페퍼민트	7
머가못	5	라벤더	5	페티그레인	5
시더우드	6	스파이크라벤더	6	파인	5
시나몬	7	레몬	5	로즈앱솔루트	8
시트로넬라	6	레몬그라스	6	로즈오토	7
클라리세이지	5	만다린	5	로즈메리	6
클로브버드	8	미르	7	로즈우드	6
유칼립투스	8	네롤리	5	달마티안세이지	6
에버래스팅	7	넛맥	7	샌들우드	7
펜넬	6	스위트오렌지	5	타임	7

Chapter 6

아로마 적용법

학습내용

- 아로마테라피 피부적용을 위한 이해
- 피부타입별 아로마 적용
- 일반적인 증상별 아로마 적용
- 계통별 증상과 아로마 적용

학습목표

- 관리목적과 관리부위에 적절한 용량의 비율로 블렌딩할 수 있다.

1 아로마테라피 피부적용을 위한 이해

아로마오일을 피부미용에 적용하는 것은 오일 속에 들어있는 에스트로겐과 유사한 식물성 호르몬이 내분비선에 영향을 주어 세포재생력 촉진과 피지선의 분비를 조절하는 역할을 하고 피부 보호기능, 자극억제 및 감염예방에 효과적이기 때문이다. 아로마오일과 혼합하여 마사지하게 되면 오일 분자가 피부 각질층을 통과하여 림프관과 혈관 속으로 침투하여 피부를 유연하게 하고 젊어 보이게 하는데 도움이 된다.

(1) 피부세포 적응 cell adaptation

피부세포가 살아있는 동안 지속적인 대사활동을 하면서 주위 자극에 적응하여 형태와 기능을 변화시키는 것을 말한다.

- 위축(atrophy): 세포의 수와 크기가 감소하여 기능도 퇴화된 상태이다.
- 비대(hypertropy): 세포의 크기가 증가하여 기능도 항진된다.
- 과다형성(증식, hyperplasia): 세포의 수가 증가하여 기능도 항진된다.
- 화생(metaplasia): 성숙된 세포가 다른 종류의 성숙된 세포로 바뀌는 현상으로 특정 자극에 대해 감수성을 가진 세포가 특정자극에 내성을 갖는 세포로 바뀌는 경우이다.

(2) 세포손상 cell injury

세포손상(cell injury)은 피부세포에 적응할 수 있는 한계를 넘은 과도한 자극이 가해지면 일어나는 현상이다.

- 변성(퇴행, degeneration): 가역적 세포손상으로 자극이 제거되면 세포변성은 정상으로 회복될 수 있는 상태(예: 수종변성, 지방변성)
- 괴사(necrosis): 비가역적 세포손상으로 자극이 일정한 한계를 넘으면 세포가 죽고 자극이 제거되어도 정상으로 회복될 수 없게 되는 상태(예: 응고괴사, 액화괴사, 치즈(건락)괴사, 지방괴사, 괴저괴사)

TIP 희석 비율

- 아로마오일의 희석 비율을 캐리어오일 50ml를 기준해서 만들면 편리하다.
- 맥아오일을 10% 정도 혼합하면 공기 중의 산화를 지연시킬 수 있다.

1ml = 20방울　5ml = 100방울

얼굴용은 1~3%, 전신용은 2~5%로 희석하면 된다.

2 피부타입별 아로마 적용

에션셜오일을 피부에 도포했을 때는 염증반응과 과민반응이 나타날 수 있다. 염증을 유발하는 오일은 클로브, 시나몬, 민트, 베이, 오레가늄, 카시아 등이 있다. 과민반응을 일으키는 오일은 카시아, 시나몬바크, 페루발삼, 오쿠모오스 등이며 광과민성을 일으키는 오일은 레몬, 라임 같은 감귤류이고 그 외 베이, 시나몬, 리프, 버가못, 톨루발삼, 클로브 등이 있다.

1) 중성피부

피부상태	특성
피부결	• 섬세하고 윤기있고 피부결이 고르며 부드럽다.
유・수분(피지선)상태	• 유분, 수분상태가 적당하다. • 피지의 양이 정상이다.
모공상태	• 작고 촘촘하여 눈에 잘 띄지 않는다. • T-Zone 부위는 모공이 약간 보일 수도 있다.
민감도	• 전반적으로 약간 민감해 보이지만 심한 것은 아니다 • 피부당김 현상이 거의 없다.
문제점	• 가장 이상적인 피부상태이다. • 세균에 대한 저항력이 우수하다. • 혈액순환 정도가 좋고 혈색이 좋다. • 피부가 탄력적이다. • 주름이 거의 없고 잡티나 색소침착이 없다. • 계절, 건강상태에 따라 약건성, 약지성으로 변할 수 있다.

① 효과적인 에센셜오일

프랑킨센스, 재스민, 클라리세이지, 제라늄, 일랑일랑, 네롤리, 로즈우드, 로즈, 로만카모마일

② 상승효과를 위한 블렌딩

캐리어오일 50ml 기준: 라벤더 15방울 + 재스민 4방울 + 제라늄 3방울

2) 건성피부

피부상태	특성
피부결	• 결체조직이 양호하고 섬세하다. • 외관상 피부 소구능은 잘 발달되어 있지 않아 편평하다. • 피부표면이 얇아 부스러지기 쉽다.
유・수분(피지선)상태	• 피지막의 형성 장애로 피부표면 각질이 계속적으로 벗겨지는 낙설현상이 보인다. • 피부 표면 수분 부족: 각질 탈락현상이 나타난다. 입, 코 주위에 각질이 자주 발생하고 볼 부위 당김과 붉어지는 현상이 잦다. • 피부 속 수분 부족: 피부가 거칠고 가성주름이 보인다. 탄력 저하로 피부늘어짐 현상이 있다.
모공상태	• 대부분 모공이 작다. • 상대적으로 흰 피부색을 갖고 있으며 홍조를 띄는 경우도 있다. • T-Zone 부위는 모공이 약간 보일 수도 있다.
민감도	• 전반적으로 약간 민감해 보이지만 심한 것은 아니다. • 피부당김 현상이 거의 없다.
문제점	• 색소침착이 발생한다. • 눈, 입, 목 부위에 진성주름이 나타난다. • 탄력 저하로 노화현상이나 모공확대가 나타난다. • 건피증으로 인한 소양감으로 자주 얼굴이 손이 가며, 속발진 증상이 나타날 수 있다.

① 효과적인 에센셜오일

: 페퍼민트, 클라리세이지, 베티버, 샌들우드, 로즈, 팔마로사, 캐롯시드, 제라늄, 네롤리, 프랑킨센스

- 일랑일랑: 보습 효과가 뛰어나다.
- 파촐리: 피부 세포의 재성장을 촉진하기 때문에 건성 피부에 좋다.
- 벤조인: 탄력을 더 줘서 건성 피부나 금힌 부위에 특히 좋다.
- 샌들우드: 탈수 피부나 노화피부 건성피부에 특히 좋다.

② 상승효과를 위한 블렌딩

샌들우드 15방울 + 로즈 5방울 + 제라늄 4방울

벤조인 1방울 + 파촐리 2방울 + 샌들우드 1방울

③ 얼굴 캐리어 베이스

스위트 아몬드 오일 20ml + 아보카도 오일 15방울 + 윗점 오일 5방울

3) 지성피부

피부상태	특성
피부결	• 소구가 비교적 크며, 깊고 불규칙하다 • 피부표면이 거칠고 칙칙하다.
유・수분(피지선)상태	• 정상피부에 비해 과도하게 분비된다. • 수분상태는 적당하다.
모공상태	• 피지 과다분비로 인해 모공이 넓다. • T-Zone 부위에 Black head가 있다.
민감도	• 외부자극에 대한 저항력이 비교적 강하다.
문제점	• 각질층이 두껍다. • 피부표면에 불순물이 쉽게 묻는다. • 농포, 면포 등 피부트러블이 발생할 수 있다. • 피부 산성막의 균형이 깨어져 pH가 높아 알칼리 성향이 보인다. • 피부색은 노란빛의 혈색을 띤다. • 피부노화가 다른 피부유형에 비해 더디게 진행된다.

① 효과적인 에센셜오일

: 라벤더, 제라늄, 바질, 프랑킨센스, 시더우드, 일랑일랑, 주니퍼베리, 캠퍼, 사이프러스, 버가못, 레몬, 재스민, 로즈, 네롤리, 클라리세이지, 라임, 팔마로사, 티트리, 베티버, 마카미아, 선플라워

- 주니퍼베리: 모공을 확장시켜 면포가 쉽게 나오도록 도와주는 특성이 있다. 이 오일 적용 초기에는 호전반응으로 이전보다 상태가 더 나빠질 수 있으나 그 후 효과는 더 크게 나타난다.
- 니아울리: 피부종창과 화농성 면포나 감염된 상처를 씻어내는데 유용하다.
- 스위트오렌지: 피부의 톤을 맑게 하고 손상된 모공의 독소를 제거한다.
- 버가못: 모공수축, 피지제거에 효과가 좋다. 지성피부를 깨끗하게 해주며

모공을 말끔하게 한다.

- 레몬: 지성피부의 피지과잉분비를 억제하고 수렴작용을 한다.
- 레몬그라스: 모공을 수축시키고 피지분비를 조절해준다.
- 일랑일랑: 피지분비균형을 조절해줌, 피부정화작용이 뛰어나다.
- 시더우드: 수렴, 살균작용이 있어 지성피부 관리에 매우 효과적이다.

② 상승효과를 위한 블렌딩

레몬 15방울 + 사이프러스 10방울 + 주니퍼 5방울

제라늄/레몬/카모마일을 1:1:1의 비율로 배합한 오일을 2% 희석하여 바름

주니퍼베리 1방울 + 니아울리 2방울 + 스위트오렌지 1방울

③ 얼굴 캐리어 베이스

호호바 오일 20ml + 하이페리쿰 오일 20방울

4) 여드름피부

피부상태	특성
피부결	• 모공으로부터 각질비후현상이 일어난다.
유・수분(피지선)상태	• 피지선에 과잉분비된 피지가 피부표면으로 원활히 배출되지 못하여 모공내에 축적되어 염증이 일어난 상태이다.
모공상태	• 모공출구 내측에 각질층이 증식하여 각질화되어 모공이 막힌 면포가 많다. 모낭벽을 자극하여 염증을 유발하고 고름이 생성되기도 한다.
민감도	• 모세혈관이 확장되고 약해져 얼굴이 붉고 예민해져 있다.
문제점	• 잦은 세안으로 피지분비를 더욱 촉진시키거나 피부 건조 현상을 초래한다. • 자외선 노출을 삼가야 한다.

① 효과적인 에센셜오일

: 카우풋, 버가못, 유칼립투스, 주니퍼베리, 라벤더, 팔마로사, 니아울리, 티트리

- 바질: 순환을 도와 피부 톤을 맑게 해주며 막힌 모공을 청결하게 한다.
- 레몬그라스: 모공수축에 유효한 오일이다. 지성피부의 상태를 균형 있게 한다.

- 니아울리: 피부의 정화에 효과적이며 조직을 단단하게 하는 오일이다.
- 레몬: 상처가 있는 조직을 연화시키고 파손된 모세혈관을 튼튼하게 하고 여드름치유에 효과적이다.
- 시더우드: 여드름치유에 효과적이며 수렴 · 살균작용이 있다.

② 상승효과를 위한 블렌딩

바질 1방울 + 레몬그라스 1방울 + 니아울리 1방울

티트리/버가못/주니퍼 1:1:1 비율로 배합한 오일을 더운 물에 2방울 떨어뜨려서 머리에 수건을 덮고 20분간 흡입

로즈메리/샌들우드/티트리를 3:1:1의 비율로 배합

버가못 15방울 + 사이프러스 3방울 + 캐리어오일에 2% 희석한 액을 1일 2~3회 도포

③ 얼굴 캐리어 베이스

호호바 오일 20ml + 하이페리쿰 오일 20방울

5) 과민피부(예민)

피부상태	특성
피부결	• 환경변화와 접촉물질에 매우 예민하게 반응한다. • 소양증, 피부의 발적 및 염증반응이 잘 생긴다. • 피부의 색소침착, 미세한 모세혈관의 확장이 동반된다. • 각질은 얇고 피부의 보호막이 손상되어 피부 트러블이 잘 일어난다.
유 · 수분(피지선)상태	• 눈썹, 코 주위, 뺨이 붉고 각질이 많이 일어난다.
모공상태	• 대부분 모공이 작거나 각화되어 있다.
민감도	• 모세혈관 확장증이 나타나고 조그만 자극에도 금방 붉어진다.
문제점	• 자외선노출을 피하고 과도한 열, 추위 빠른 온도변화를 피한다. • 모세혈관 순환을 방해하는 흡연, 알코올, 커피는 절제한다. • 내적, 외적 스트레스를 감소시킨다. • 화장품 선택 시 첩포테스트를 실시한다. • 세안 시, 약 알칼리성 비누를 사용한다. • 급격한 온도 변화를 일으키는 목욕, 찜질이나 햇빛노출, 뜨거운 음식 섭취를 금지한다. • 적당한 유 · 수분을 공급한다.

① 효과적인 에센셜오일

: 호호바, 카멜리아, 파촐리, 재스민, 프랑킨센스, 라벤더, 만다린

- 파촐리: 항염증, 진정작용이 있음, 일광화상 피부염 치료에 사용된다.
- 재스민: 건성피부와 민감성 피부에 특별히 효과가 좋은 향이며 강장제이다.
- 프랑킨센스: 세포재생 촉진작용이 뛰어나고 손상된 피를 회복시킨다.
- 라벤더: 모든 피부에 균형을 맞춰주는 효과가 있다.
- 만다린: 민감한 피부에 매우 좋은 부드러운 오일이다.

② 상승효과를 위한 블렌딩

재스민 1방울 + 라벤더 2방울 + 만다린 1방울

③ 얼굴 캐리어 베이스

선플라워 오일 + 캐롯 오일 15방울 + 이브닝 프라임로즈 오일 5방울

6) 노화 및 주름피부

피부상태	특성
피부결	• 피부주름과 탄력저하, 검버섯, 잡티가 있다. • 활성산소로 인한 조직세포 기능저하로 피부가 손상된다. • 굵고 깊은 주름이 생긴다. • 탄력성 감소로 인한 피부 거칠어진다. • 피부전체가 얇아지거나 두꺼워진다.
유 · 수분(피지선)상태	• 피지선, 한선 기능저하로 피부가 건조해진다.
모공상태	• 표피가 늘어지고 모공이 확장되거나 각질세포로 막힌다.
민감도	• 모세혈관 확장 및 파열로 인한 홍조와 쉽게 멍이 든다.
문제점	• 피부가 얇아지고 상처치유가 지연된다. • 피부위축현상이 커진다. • 스트레스, 과격한 운동으로 인한 노화가 촉진된다. • 혈액순환장애 및 수면부족으로 인한 피부 노화가 촉진된다. • 대기오염, 화학물질, 약물남용으로 인한 활성산소 촉진으로 노화가 촉진된다. • 자외선, 전자파, 초음파로 인한 활성산소 생성이 증가한다.

① 효과적인 에센셜오일

: 카모마일, 시더우드, 제라늄, 라벤더, 로즈메리, 캐롯시드, 벤조인, 펜넬, 레

몬, 팔마로사, 미르, 프랑킨센스, 파출리, 클라리세이지

- 캐롯시드: 얼굴 안색을 좋게 하고, 적혈구 세포 효과를 강화시키고 피부 톤과 탄력을 준다.
- 프랑킨센스: 노화피부에 생기를 주며 세포를 다시 회복시켜 준다.
- 갈바니움: 성인 피부를 부드럽게 한다.
- 미르: 피부에 주름이 생기는 것을 지연시킨다.

② 상승 효과를 위한 블렌딩

캐롯시드 1방울 + 프랑킨센스 1방울 + 갈바니움 1방울

판넬 15방울 + 라벤더 5방울 + 로즈 5방울

라벤더 15방울 + 프랑킨센스 5방울 + 로즈 5방울

③ 얼굴 캐리어 베이스

복숭아씨, 살구씨 오일 + 캐롯 오일 15방울 + 로즈 오일 5방울

7) 복합성 피부

피부상태	특성
피부결	• 얼굴부위에 따라 피부가 얇거나 두꺼워져 있고 피부주름과 탄력저하도 나타남 • 부분적으로 검버섯, 잡티 등 조직세포 기능저하로 피부 손상 • 얼굴피부 일부에는 피지선에 과잉분비된 피지가 보임 • 일부 예민한 상태를 나타내는 붉은 피부도 보임 • 피부표면에 소양증, 피부의 발적, 색소침착, 미세한 모세혈관의 확장이 동반됨
유·수분(피지선)상태	• 피부부위에 따라 피지선, 한선 기능저하로 피부 건조하거나 눈썹, 코 주위, 뺨이 붉고 각질이 일어나기도 함
모공상태	• 피부 부위별 표피가 늘어지고 모공이 확장되거나 각질세포로 막힘 • 부위에 따라 피지과다분비가 다양하게 나타나고 모공의 확장 정도가 다양함 • T-Zone부위에 블랙헤드, 화이트헤드, 뾰루지 등이 나타나기도 함 • 일부분 모공이 작거나 각화현상도 나타남
민감도	• 부분적 모세혈관 확장증이 나타나고 조그만 자극에도 금방 붉어짐
문제점	• 얼굴전체 피부상태가 다양하게 나타남 – 피부가 얇아지고 피부위축현상이 있을 수도 있음 – 피부주름, 과각화, 색소침착, 모세혈관 확장 등 복합적으로 문제가 나타남

① 효과적인 에센셜오일

: 프랑킨센스, 제라늄, 일랑일랑, 라벤더

- 제라늄: 피부의 유연성을 지속시키고 피지선의 지방을 감소시켜 피지 밸런스를 맞추어 줌
- 라벤더: 세포 성장을 촉진시키고 피지 밸런스 작용
- 일랑일랑: 피지 밸런스 작용으로 사용되는 오일로서 지성 피부와 건성 피부 모두 효과

② 상승효과를 위한 블렌딩

제라늄 1방울 + 라벤더 2방울 + 일랑일랑 1방울

③ 얼굴 캐리어 베이스

복숭아씨, 살구씨 오일, 호호바 오일 15방울 + 카멜리아 오일 5방울

8) 색소성 피부(기미)

피부상태	특성
피부결	• 뺨, 이마, 눈 주위 등 태양광선 노출부위에 다양한 크기의 색반이 나타난다. • 연한갈색 – 암갈색의 불규칙한 모양의 색소침착이 대칭적으로 분포한다. • 피부조직이 얇아진다.
유·수분(피지선)상태	• 표면이 매끈하고 갈색을 나타낸다.
문제점	• 임신 중 또는 폐경기에 잘 생기며 여성호르몬이 주원인으로 알려져 있다. • 30~40대 중년여성, 경구피임약이나 에스트로겐, 프로게스테론 제재를 복용한 경우, 내적질병(위장, 간, 신장 기능 이상) 시 잘 발생한다.

① 효과적인 에센셜오일

: 감초, 파촐리, 레몬, 네롤리

- 감초: 글라브리딘이라는 성분이 티로시나제의 억제작용을 하여 멜라닌 생성을 감소시켜 피부의 회복과 미백작용을 함
- 파촐리: 항염, 미백작용, 면역력 상승, 항산화 작용

- 레몬: 미백작용이 있고 피부의 각질을 제거하고 혈색을 밝게 해준다.

② 상승효과를 위한 블렌딩

네롤리 15방울 + 레몬 10방울

3 일반적인 증상별 아로마 적용

오일의 추출 부위와 그 부위가 뜻하는 의미를 이해한 후에 증상의 병리적인 사항을 고려하여 오일을 선택해서 적용하여야 한다. 예를 들어 코막힘이 있는 경우에는 코막힘 증상을 완화하기 위해 식물의 호흡부위에 해당하는 잎에서 추출한 유칼립투스, 사이프러스, 파인, 프티그레인, 티트리 등을 선택한다. 상처가 있으면 상처의 진행 정도에 따라 항균, 상처 치유, 반흔, 위축양상에 맞는 오일을 선택하여 적용하는 것이 좋다. 식물의 상처를 보호하는 레진에서 나온 몰약이나 유향을 선택하여 적용하는 것도 하나의 방법이다.

1) 아로마 작용과 오일의 종류

① 살균작용 – 바이러스나 박테리아균을 파괴하거나 발육 및 증식을 억제한다.

오일의 종류	바질, 카모마일저먼, 유칼립투스, 레몬, 오렌지, 파인, 티트리, 타임
오일의 작용	• **그레이프프루트**: 살균, 소독작용이 있고 체액흐름을 촉진하여 해독작용을 함 • **레몬**: 살균, 미백작용

② 소염작용 – 염증의 발생을 줄여서 통증이나 몸의 불편함을 해소한다. 단독으로 사용하면 병균의 증식을 막지 못하므로 오히려 위험할 수 있다.

오일의 종류	카모마일저먼, 유칼립투스, 미르, 라벤더, 샌들우드, 프랑킨센스 등
오일의 작용	• **유칼립투스**: 소염, 살균, 방부, 소취효과가 있다. 항바이러스 작용으로 유행성 감기, 기침, 천식 등에 효과적임 • **프랑킨센스**: 소염, 수렴, 진통작용이 있어 정신적 치료에 효과적이다.

③ 진통작용 – 통증을 줄여준다.

오일의 종류	레몬그라스, 로즈메리

④ 거담작용 – 염증성 가래를 잘 배출시키도록 한다.

오일의 종류	유칼립투스, 미르, 페퍼민트, 로즈메리, 스파이크라벤더

⑤ 진경작용 – 기침이나 국소 울혈을 줄인다.

오일의 종류	유칼립투스, 미르, 페퍼민트, 로즈메리, 사이프러스, 카모마일로만, 라벤더, 샌들우드, 스파이크라벤더, 블랙페퍼

⑥ 수렴작용 – 국소 부종을 줄인다. 통증완화 및 림프 순환에 도움이 된다.

오일의 종류	레몬, 오렌지

⑦ 진해작용 – 가래가 묽게 되도록 하여 배출을 돕는다.

오일의 종류	레몬, 오렌지, 블랙페퍼, 유칼립투스

⑧ 해열작용 – 열이 높을 때에 사용하며 세균의 증식을 막는 역할도 한다.

오일의 종류	레몬, 오렌지, 유칼립투스, 레몬그라스, 페퍼민트

아로마 종류	적응 증상
그레이(Grey)	신경안정, 각종 스트레스성 피부질환
바이올렛(Violet)	조직강화, 노화피부 및 여드름 관리 시 재생
로즈(Rose)	혈액순환장애, 비만부위, 여드름부위, 안면창백, 냉한부위, 온도상승
브라운(Brown)	림프순환 및 순환기장애, 각 림프부위, 건조성 부위, 수분공급
블루(Blue)	정맥장애, 정맥순환, 실핏줄 확장
옐로우(Yellow)	염증 및 화농, 소독, 생리통, 근육통
그린(Green)	피지분비조절, 청정효과
아쥬어(Azur)	각종 심한 염증, 항균

4 계통별 증상과 아로마 적용

1) 호흡기계

호흡기계(respiratory system)는 비강, 인두, 후두 기관, 기관지, 세기관지, 폐포, 기관지, 세기관지, 허파꽈리가 이에 포함된다. 호흡은 공기와 몸 세포 사이의 산소와 이산화탄소의 교환으로 세포 안의 화학적인 진행으로 음식물이 산화되어 에너지가 생기고 노폐물인 이산화탄소는 호기(날숨)에서 제거된다. 사람은 1분에 12~15회 숨을 들이쉬었다 내쉬었다 하고 과다한 운동을 할 때는 속도가 세배로 늘어날 수 있다. 호흡기 계통에는 섬모가 있어 흡입된 공기속의 미세먼지와 이물질들이 체내로 들어오지 못하는데 이 섬모 주변에는 점액이 있어 이물질들이 걸러진다. 이로 인해 점액성은 더 끈적여지고 박테리아와 바이러스에 의해 염증을 유발하기도 하고 독소를 없애지 못하여 질병으로 될 수 있다. 불충분한 점액은 알레르기성 천식과 마른 기침에서 볼 수 있다. 점액은 너무 끈적여서 충분하게 흐르지 못한다. 이 문제가 오래 지속되면 코가 막힐 수 있고 만성기관지염이 될 수도 있다.

(1) 감기

① 원인 및 일반적 특성

감기는 바이러스에 의해 코와 목 부분을 포함한 상부 호흡기계에 나타나는 감염 증상으로 사람에게 나타나는 가장 흔한 급성질환 중 하나이다. 감기 환자에게 나오는 코나 목의 분비물이 공기를 통해 혹은, 손이나 수건 등의 접촉물에 닿아 그 분비물이 우리의 코와 목에 닿으면 감염이 시작된다. 대개는 특별한 치료 없이도 저절로 치유된다. 상기도염은 모든 병원에서 가장 많이 볼 수 있는 질병으로 그 치료법도 다양하며 특히 소아나 노인에서 여러 가지 합병증을 일으킬 수 있다. 감기와 비슷한 증상을 유발하는 것은 바이러스만이 아니다. 화농성 포도상구균이나 용혈성 연쇄상구균 및 대장균 등 여러 박테리아에 의한 감기는 증상들이 일반적인 감기와 눈에 띄게 다르게 보일 정도로 심한 경우가 많다.

② 증상

바이러스 종류에 따라 나타나는 증상은 각각 다르다. 리노바이러스는 주로 코의 증상을 나타내고 엔테로바이러스는 감기 증상과 함께 설사, 소화불량, 복통의 장 증상을 유발한다. 재채기, 코막힘, 콧물, 인후통, 기침, 미열, 두통 및 근육통과 같은 증상이 나타나고 환경의 악화와 스트레스의 영향으로, 중 장년층을 비롯한 모든 연령에서 비염과 중이염, 심한 경우에는 폐렴 같은 합병증이 오는 경우도 흔하다. 첫 감염의 증상은 병의 진행과정을 전부 겪게 되지만, 재감염 시의 증상은 경과가 빠르고 증상도 미약하거나 건너뛰게 된다. 문제는 재감염 시의 면역상태이다. 만성 피로 및 스트레스로 적절한 면역 대응을 하지 못 하면 증상은 심해지고 증세는 악화될 것이다.

③ 아로마의 적용

오일의 종류	바질, 버가못, 카주풋, 엘레미, 유칼립투스, 스페니쉬 마저럼, 샌들우드, 티트리, 레드타임, 스위트타임
오일의 작용	• **벤조인**: 호흡기 질환에 도움이 되는 것으로 폐의 원기를 회복하고 기침과 감기 그리고 인후염 등에 유익한 작용을 한다. 이 따뜻한 오일은 소모된 감정을 회복시키고 자신감과 안정감을 스며들게 한다. • **페퍼민트**: 쿨링이 특성으로 피로한 부분을 경감시켜 준다. 이것은 뜨거울 때 시원하게 하고 차가울 때 따뜻하게 하는 이중 작용을 한다. 이런 작용은 냉기 치료와 불완전한 점액, 발열, 발한 작용 등에 좋다. 눈 충혈을 제거하고 진통제, 마취약의 특성을 가지고 있으므로 두통을 경감시킨다. • **라벤사라**: 진정 오일로서 감염과 가벼운 기침과 싸우는 면역 시스템을 강화한다.
오일의 적용	• **시너지 블렌딩** 벤조인 1방울 + 페퍼민트 2방울 + 라벤사라 3방울 • **마사지 캐리어오일** 그레이프시드 오일 • **적용 방법** 안면 마사지, 증기 흡입, 건식 흡입(티슈에 혼합액 두 방울을 떨어뜨린다.)

주의사항 – 어린이나 아기의 피부에 직접적으로 사용하기에는 이 에센셜오일은 너무 강하다. 만약 아기나 어린이가 흡입하였다면 발작을 일으킬 수도 있다.

(2) 천식

① 원인 및 일반적 특성

주로 알레르기에 의해 발생하는데 가능한 알레르기원은 꽃가루, 동물의 털, 진균류 그리고 유제품 등이다. 감정적인 스트레스 또한 원인이 되기도 한다.

② 증상

천식은 숨쉬기가 어렵고 가슴을 압박하고 숨을 헐떡이고 씨근거리며 과도한 점액에 의해서 기침을 한다.

③ 아로마의 적용

오일의 종류	클라리세이지, 사이프러스, 유칼립투스, 프랑킨센스, 칼바눔, 라벤더, 스페니시 마저럼, 트루멜리사, 미르, 비터오렌지, 페퍼민트, 샌들우드 티트리, 스위트타임
오일의 작용	• **클라리세이지**: 행복감과 감정의 상승효과를 갖게 하고 면역시스템을 강화하고 질병 후에 회복을 촉진 • **사이프러스**: 천식으로 인한 기침을 완화하고 기관지의 경련을 진정시킨다. • **프랑킨센스**: 점막에 뚜렷한 효과를 가지고 있고 특히 폐를 깨끗하게 하는데 도움이 되며 감정을 진정시키고 빠른 숨을 완화시킨다.
오일의 적용	• **시너지 블렌딩** 클라리세이지 2방울 + 사이프러스 2방울 + 프랑킨센스 2방울 • **마사지 캐리어오일** 선플라워 오일 15ml • **적용 방법** 목욕, 흡입(마른 손수건에 떨어뜨려 흡입하는 방법), 가슴과 목, 어깨의 일반 마사지

(3) 기관지염

① 원인 및 일반적 특성

원인은 잘못된 호흡법, 공해, 알레르기, 스트레스 그리고 과도한 유제품과 정크 푸드의 소비 등이 있다. 종종 바이러스성의 염증에 의해 촉진된 세균 감염의 합병증이 있다. 기관지염은 기관지에서 폐에 이르는 감염이다.

② 증상

이것은 흉부 질환의 기침, 가슴통증, 근육통, 높은 열과 함께 어깨 견갑골 사이 통증 등의 증상을 가져올 수 있다. 우울증 또한 증상의 하나이다.

③ 아로마의 적용

오일의 종류	베이, 카주풋, 시더우드, 사이프러스, 프랑킨센스, 진저, 임모텔, 라벤더, 미르, 니아울리, 샌들우드, 스위트타임
오일의 작용	• **카주풋**: 기도에 뛰어난 살균효과로 감염 초기 급성 기관지염의 염증에 효과적이다. 발한 작용을 증가시키고, 독소를 방출하는 효과가 있다. • **샌들우드**: 마른기침에 유용한 오일로 숙면을 돕고 면역 시스템을 활성화하는 것을 돕는다. • **스위트타임**: 백혈구를 활성화시키고, 세균증식을 억제하는 효과가 있다.
오일의 적용	• **시너지 블렌딩** 카주풋 2방울 + 샌들우드 1방울 + 스위트타임 3방울 • **마사지 캐리어오일** 선플라워 오일 15ml • **적용 방법** 스팀 흡입, 증기, 목욕, 등과 견갑골 마사지

(4) 부비동염

① 원인 및 일반적 특성

부비동염은 부비동의 출구가 염증 또는 점막비대로 인해 좁아지거나 막혔을 때 발생한다. 폐쇄된 뒤쪽에 고인 분비물에 세균, 바이러스, 진균이 성장하여 발생하고 스트레스, 음식 알레르기, 공기오염 등으로도 발생할 수 있다.

② 증상

충혈되고 부종이 있는 점막, 변색된 화농성 비강분비물, 확대된 비갑개, 침범된 전두동이나 상아동 위의 압통, 눈 주위의 통증, 두통과 구취

③ 아로마의 적용

오일의 종류	카주풋, 유칼립투스, 라벤더, 니아울리, 페퍼민트, 파인, 티트리, 스위트타임

오일의 작용	• **임모텔**: 열 감기, 기침, 기관지염, 부비동염 등을 진정시키는 데 효과적이다. 면역 시스템을 강화시키며 알레르기와 감염을 방지한다. 가래 및 기관지 점액분비물을 감소시켜 주며 수면을 유도한다. • **레몬**: 두통과 부비동염에 의한 편두통, 신경통 완화. 백혈구를 촉진하여 면역시스템을 강화하고 항균력을 증강시켜준다. • **미틀**: 부비동염에 매우 탁월한 효과. 진정효과가 있어 밤에 숙면을 취하게 하는데 매우 효과적이다.
오일의 적용	• **시너지 블렌딩** 임모텔 1방울 + 레몬 2방울 + 미틀 3방울 • **마사지 캐리어오일** 선플라워 오일 15ml • **적용 방법** 목욕, 증기 흡입, 건식 흡입, 분무

2) 혈액순환 계통

혈액순환 계통(circulatory system)은 심장, 대동맥, 소동맥, 모세혈관, 정맥혈, 동맥혈로 형성되어 있다. 혈액순환 계통의 기초적인 기능은 피가 신체의 모든 부위에 잘 통하게 하는 것이다. 또한 세포 내의 이산화탄소, 요산 그리고 젖산 같은 노폐물을 신장, 장, 폐 그리고 피부로 전달시켜 배설이 되게 한다. 혈액순환이 순조롭게 일어지지 않으면 관련된 신경조직과 기관에 심한 해를 입게 될 것이다. 혈액 자체는 건강할지라도 혈액순환이 순조롭지 않으면 혈전으로 인한 문제가 생긴다.

❗ **주의사항** – 혈전증의 경우에는 존재하는 울혈을 이동시킬 수 있기 때문에 절대 마사지를 금한다.

(1) 고혈압 Hypertension

① 원인 및 일반적 특성

고혈압을 일으키는 명백한 원인이 없는 고혈압을 본태성 고혈압이라고 한다. 본태성 고혈압의 가능한 원인으로는 오래 지속된 장기적인 스트레스, 흡연, 음주, 앉아서 일하는 라이프스타일 그리고 비만을 들 수 있다. 나머지 10%는 명확한 원인을 찾을 수 있는데, 이것을 2차 고혈압이라고 한다.

특이한 원인은 부신 또는 신장의 장애, 임신 합병증 또는 선천적인 심장결함이라고 할 수 있다.

② 증상

고혈압은 숨참, 현기증, 시각 장애의 원인이 되기도 한다.

③ 아로마의 적용

오일의 종류	로만카모마일, 프랑킨센스, 라벤더, 스위트마저럼, 로즈오토
오일의 작용	• **버가못**: 불안하고 우울하고 신경과민 상태를 다루기 위해서 뛰어난 진정작용을 하는 특성이 있다. • **네롤리**: 상당한 진정제이고 행복감을 주며, 만성적인 불안, 우울, 스트레스의 감정적인 상태를 부드럽게 누그러뜨린다. • **일랑일랑**: 아드레날린의 흐름을 조절하고 신경계통을 완화한다. 공포, 불안, 두려움 등의 흥분 상태를 안정시킨다.
오일의 적용	• **시너지 블렌딩** 버가못 2방울 + 네롤리 1방울 + 일랑일랑 3방울 • **마사지 캐리어오일** 선플라워 오일 15ml • **적용방법** 목욕, 전신마사지, 증기흡입

3) 소화기 계통

소화기계(digestive system)는 입에서 식도, 위, 소장, 대장, 항문에 이르는 기관으로 음식물을 구강 안에서 저작운동에 의해 섭취하고 위장으로 보내어지고 화학적으로 분해하여 영양물을 혈액으로 흡수시켜 각 조직세포로 분배하고 흡수되지 않은 물질들을 몸에서 제거한다. 소화기 계통과 건강은 감정과 아주 가깝게 연결되어 있다. 때로 스트레스, 공포나 화가 나는 감정은 위가 많은 산을 배출하게 한다. 이런 감정들은 잠깐일 수 있지만 오래 지속되는 분노, 두려움 혹은 스트레스는 소화기 계통에 식욕을 저하시키고 변비, 가슴앓이, 설사 그리고 메스꺼움과 같은 증상을 유발한다. 만약 이런 감정문제가 만성이 되면 위궤양 혹은 과민성 장 증후군이 생길 수 있다. 그렇기 때문에 건강한 음식을 섭취하고 균형 잡힌 생활을 해서 심각한 소화기 문제를 피하는 것이 중요하다.

(1) 과민성 장 증후군

① 원인 및 일반적 특성

과민성 장 증후군은 부족한 소화기능과 관련된 증상으로 알려져 있다. 과민성 장 증후군의 가능한 원인은 스트레스, 음식 알레르기가 포함된다.

② 증상

환자는 복부통증, 팽만감, 변비 또는 설사, 헛배부름, 메스꺼움 등을 경험한다. 대변에는 점액이나 피가 섞여 나올 수 있고, 대변이 작고 딱딱한 토끼똥과 비슷한 형태를 가질 수도 있다.

③ 아로마의 적용

오일의 종류	로만카모마일, 펜넬, 라벤더, 만다린, 네롤리
오일의 작용	• **스위트마저럼**: 소화 시스템의 진정 효과로 알려져 있고 심한 복통, 소화 불량, 변비, 헛배부름을 경감하고 독소를 제거하는데 도움이 된다. • **블랙페퍼**: 위를 강화시키는 효과를 가지고 있고, 타액의 분비를 증가시키며 호흡을 몰아내고 메스꺼움을 완화한다. 이것은 결장 근육을 보통의 활동할 수 있는 상태로 만들기 때문에 일부 장의 문제에 효율적이다. • **페퍼민트**: 소화 시스템과 관련 있는 모든 종류의 급성의 이상 증세에 효력이 있다. 이것은 위와 간, 창자에 이로운 활동을 한다. 이것은 경련을 막는 활동으로 위와 소화관-장의 평활근의 긴장을 풀게 하여 위통, 배앓이, 설사, 소화불량, 구취, 담석, 구토에 도움을 준다.
오일의 적용	• **시너지 블렌딩** 스위트마저럼 2방울 + 블랙페퍼 2방울 + 페퍼민트 2방울 • **마사지 캐리어오일** 그레이프시드 오일 • **적용방법** 복부에 시계방향으로 돌리며 하는 부드러운 마사지, 습포, 목욕, 전신 마사지

(2) 소화불량

① 원인 및 일반적 특성

소화불량은 과식하거나 급하게 먹었을 때, 또는 기름기 많고 열량이 많거나 매운 음식을 먹었을 때 나타날 수 있는 다양한 증상들을 포함한다. 신경과민성 소화불량은 스트레스에 의해 흔히 나타난다.

② 증상

메스꺼움, 더부룩함, 복부팽만감

주의: 심하게 아프거나 지속적으로 계속 통증이 있는 경우, 체중이 줄고, 구토 증세가 있거나, 설사나 변비가 심한 증상들을 보이는 이들은 즉시 전문의에게 진찰을 받아야 한다.

③ 아로마의 적용

오일의 종류	안젤리카, 카다먼, 카모마일, 펜넬, 진저, 만다린, 스위트마저럼, 네롤리, 블랙페퍼, 페퍼민트
오일의 작용	• **시나몬 잎**: 소화관의 경련, 소화불량, 설사, 대장염, 구토, 메스꺼움을 가라 앉힌다. • **코리안더**: 위의 통증을 진정시키고 따뜻하게 하는 효과를 갖는다. 그리고 이것은 거식증, 과식증 등의 섭식장애에도 도움이 된다. • **비터오렌지**: 비터오렌지 나무로부터 얻어지는 꽃으로 신부의 부케와 화관으로 사용되었고 부부가 침상으로 들기 전 긴장과 불안 등을 가라앉혀 주는데 사용되었다. 비터오렌지는 위를 진정시키는 작용을 가지고 있다고 보여지는데, 특히 과민한 부위에 그렇다. 이것은 담즙을 촉진시켜 줌으로써 지방의 소화를 돕는다.
오일의 적용	• **시너지 블렌딩** 시나몬 1방울 + 코리안더 2방울 + 비터오렌지 2방울 • **마사지 캐리어오일** 그레이프시드 오일 • **적용방법** 전신 마사지, 따뜻한 습포

(3) 비만

비만은 체내에 지방조직이 과다한 상태로 지방세포 수와 함께 각 세포의 부피도 늘어난다. 성인이 된 후에는 지방세포의 부피만 늘어나며 그 숫자는 늘어나지는 않는다. 지방 조직이 근육량에 비해 과다한 상태를 말하며 일률적으로는 체지방지수, 표준체중백분율, 체질량지수(BMI) 등으로 나타낸다. 그러나 이런 기준 외에 특정 질병 상태와 깊이 연관된, 허리와 장딴지, 목둘레를 기준으로 평가하기도 한다.

① 원인 및 일반적 특성

비만을 생기게 하는 직접적인 원인은 과도한 섭식이다. 에너지 소비량에 비해 영양소를 과다 섭취할 경우는 에너지 불균형에 의해 혈장으로부터 지방세포로 유입된 지방산과 포도당이 에스테르화하여 주로 중성지방의 형태로 축적되며 비만이 유발된다. 이런 지방 축적은 단순한 섭식과 활동 이외에도 폭식, 거식, 식탐 등의 식습관 문제 때문에 발생하며, 뇌에서는 섭식과 포만중추를 활용하여 적절한 에너지 대사를 유지하고 있으며 중추는 뇌의 시상하부에 위치해 있다. 이 중추의 조절이 원만하지 않아 비만을 초래하기도 한다. 스트레스는 비만을 유발하는 주된 원인으로 스트레스를 받고 에너지 소비를 하지 않으면 혈류에 녹아나온 에너지는 지방의 형태로 몸에 다시 저장된다. 이때는 원래의 지방조직에 저장되는 것이 아니라 몸의 중심부에 저장된다. 얼굴, 목 뒷부분, 등뼈의 상부, 내장 부위에 저장된다.

② 증상

과다한 당으로 당뇨병이 생기며, 췌장 인슐린 생산 세포의 탈진이나 동맥경화 등의 부작용이 생긴다.

③ 아로마의 적용

체중감소는 비만 치료의 최종 목표이나 향유 성분들은 그 물질의 성격상 우리 몸에 없는 물질이므로 우리 몸에는 하나의 스트레스가 된다. 오일의 향은 후각을 자극하여 뇌를 활성화시키고 에너지를 소비시키며, 식욕억제와 열발생을 촉진하여 비만 치료에 사용된다. 또 아로마향유를 사용한 지속적인 대뇌 각성, 에너지 소모를 위한 식이 및 운동요법 동안에 병행하는 아로마테라피, 지속적인 체중유지를 위한 건강하고 안정적인 정신을 유지하기 등으로 비만을 관리한다.

오일의 종류	펜넬, 그레이프프루트, 페퍼, 히솝, 유칼립투스, 로즈메리, 시나몬, 진저, 제라늄, 올리바눔, 클로브, 미르, 카모마일, 주니퍼
오일의 작용	• **교감신경 자극**: 펜넬, 그레이프프루트, 페퍼, 히솝, 유칼립투스, 로즈메리, 시나몬, 진저, 제라늄, 올리바눔 • **림프순환 자극**: 사이프러스, 그레이프프루트, 레몬, 주니퍼, 펜넬, 제라늄 • **식욕 감소**: 버가못, 펜넬, 그레이프프루트 • **식욕 증대**: 코리안더, 펜넬, 레몬, 마저럼, 타임, 멜리사, 갈릭, 어니언 • **열 발생 및 에너지 소모**: 바질, 제라늄, 파인, 로즈메리, 블랙 스프루스, 타임, 갈릭, 어니언 • **이뇨작용**: 주니퍼, 펜넬 • **지방분해**: 카모마일, 유칼립투스

(4) 셀룰라이트

① 원인 및 일반적 특성

전체적으로는 비만하지 않으나 아랫배나 팔뚝 등 특정 부위만 두드러지게 비만한 경우를 말한다. 이런 부위에는 오래된 지방들이 셀룰라이트 형태로 축적되어 있다. 가능한 원인들은 호르몬의 불균형, 부족한 혈액순환, 불균형한 다이어트, 차, 커피, 담배, 술 등의 남용과 스트레스를 들 수 있다. 장시간 같은 자세로 서 있거나 앉아있을 경우, 몸의 손상 그리고 운동부족 등도 원인이 된다.

② 증상

셀룰라이트는 지방세포를 둘러싸고 있는 결체조직 안에 물과 유독한 노폐물이 축적되는 것이다. 지방세포들의 주변 조직은 딱딱해지고 수분을 가두고 보기 싫게 불룩하게 하는 경향이 있다. 체액 정체는 일반적으로 발과 발목의 팽창으로부터 기인한다.

③ 아로마의 적용

오일의 종류	캐롯시드, 사이프러스, 펜넬, 젠륜 진저, 레몬, 비터오렌지, 로즈메리, 그레이프프루트, 주니퍼베리, 만다린
오일의 작용	• **그레이프프루트**: 신체시스템으로부터 유독한 노폐물과 물을 배출하는 완벽한 이뇨의 특성으로 림프 순환을 돕는다. • **주니퍼베리**: 독을 제거하는 특성으로 잘 알려져 있다. 이것은 몸의 독소를 처리하고 특히 지나치게 많은 양의 술이나 기름기 많은 음식을 섭취하였을 때 소비시킨다. • **레드타임**: 순환에 좋고 요산 제거를 촉진하는 이뇨작용을 자극한다. • **캐롯시드**: 우리 몸의 훌륭한 정화제인데 주로 간의 독소를 제거하는데 매우 효과적이며 정체를 줄이는데 도움이 된다. • **제라늄**: 우리 몸속의 노폐물을 처리하는 림프 시스템을 자극하고 순환시키는 효과를 갖는다. 또한, 혈액순환을 강화한다. • **스위트오렌지**: 림프를 자극하여 수분의 정체와 유독성 폐기물을 감소시키는데 효과적이다.
오일의 적용	• **시너지 블렌딩** 그레이프프루트 2방울 + 주니퍼베리 2방울 + 레드타임 2방울 캐롯시드 1방울 + 제라늄 3방울 + 스위트오렌지 2방울 • **마사지 캐리어오일** 그레이프시드 오일, 아보카도 오일 • **적용방법** 일반적인 림프드레나지, 셀프 마사지, 목욕, 족욕 또는 수욕, 전신 마사지

> **주의사항** – 부종이 있는 부분의 주변 조직은 마사지를 하는 것이 가능하지만 부종이 있는 부분에 직접 마사지하는 것은 피한다.

(5) 멀미

① 원인 및 일반적 특성

차 멀미는 눈으로부터, 귀의 균형 메커니즘으로부터, 위로부터 뇌에 도달하는 상반되는 메시지에 의한 넓은 범위이다.

② 증상

메스꺼움, 구토, 두통, 현기증

③ 아로마의 적용

오일의 종류	코리안더, 라벤더, 페퍼민트, 카다먼, 펜넬, 진저
오일의 작용	• **카다먼**: 과민한 위에 이롭다. 이것은 설사와 배앓이, 소화기관의 불편함 등을 진정시키는 작용을 한다. 또한 메스꺼운 기분을 완화시킨다. • **펜넬**: 스트레스, 메스꺼움, 구토, 배앓이 등에 의한 소화불량과 그 외의 소화계 질환에 작용한다. • **진저**: 진정시키는 오일로서 특히나 메스꺼움, 숙취, 차 멀미에 효과적이다.
오일의 적용	• **시너지 블렌딩** 카다먼 2방울 + 펜넬 2방울 + 진저 2방울 • **적용방법** 흡입(손수건이나 티슈에 2방울 떨어뜨림)

4) 면역계통

면역계(immune system)는 세포 조직들로 이루어져 있고, 박테리아나 바이러스, 곰팡이와 같은 병원체가 몸속으로 침투할 때 몸속 분자들 그리고 기관들과 함께 몸을 지킨다. 몸의 건강은 면역계통이 얼마나 빠른 시일 내에 침입자를 알아채고 침입한 물질을 없앨 수 있는지에 달려 있다. 면역계통의 능숙함은 두 가지 림프구의 세포조직 시스템에 달려 있다. 림프구는 몸의 골수 그리고 비장에 있는 림프선에서 만들어지는 세포이다.

면역계통 강화 오일

- **박테리아 감염시 항생제**: 바질, 엘레미, 유칼립투스, 레몬, 레몬그라스, 미르, 네롤리, 니아울리, 팔마로사, 로즈, 티트리
- **항바이러스제**: 엘레미, 유칼립투스, 임모텔, 라벤더, 스파이크 라벤더, 팔마로사, 티트리
- **백혈구 활성화**: 캐롯시드, 프랑킨센스, 제라늄, 네롤리, 로즈, 타제트
- **해독, 혼탁한 혈액정화**: 펜넬, 프랑킨센스, 주니퍼베리, 라벤더, 블랙페퍼

5) 여성생식계

여성의 호르몬에서 가장 중요한 두 가지 중 하나인 에스트로겐은 여성생식기의 발생을 조절하고 유지하며 여성 외형과 생리기능을 갖게 한다. 프로게스테론은 매월 임신을 위한 자궁 내의 착상을 준비시킨다. 에센셜오일은 호르몬과 같은 특성을 지니고 있다는 증거가 있다. Anethole은 펜넬이나 아니스 오일 안에 들어있는 화학성분으로 에스트로겐의 활성보다는 약하지만 에스트로겐과 같은 특성을 가지고 있는 것이 확인되었다. 시틀스 과일 안에 함유된 화학 성분인 시트럴 역시 에스트로겐의 효과가 약간 있을 수 있지만, 이를 확인하기 위해서는 더 깊은 연구가 필요하다.

주의사항 – 호르몬 활성을 가능하게 하는 에센셜오일로는 펜넬, 레몬, 메이창, 멜리사 등이 있다. 에스트로겐과 같은 호르몬 효과 때문에 펜넬은 에스트로겐 의존적 암이나 자궁내막 증식증 환자, 임산부나 수유부에게는 사용이 금지되어 있다.

(1) 월경 전 증후군

① 원인 및 일반적 특성

월경 전 에스트로겐의 상대적 과잉분비와 프로게스테론의 상대적 결핍, 레닌 알도스테론의 증가로 인한 조직내 수분정체, 마그네슘과 비타민 B_6 부족과 같은 영양불균형, 스트레스 등이 원인으로, 월경 전 2~10일에 증상이 나타났다가 월경 시작 직전이나 월경 직후에 소실된다.

② 증상

불안정서, 불면증, 두통, 유방의 통증, 복부팽만감, 식욕부진, 변비, 오심, 빈뇨 등이며 정서적인 증상은 짜증, 긴장, 우울, 피로, 과도한 식욕이다.

③ 아로마의 적용

오일의 종류	카모마일, 사이프러스, 프라인센스, 그레이프프루트, 주니퍼베리, 라벤더, 네롤리
오일의 작용	• **클라리세이지**: 자궁에 좋은 토닉으로 불규칙한 생리기간을 조절하며 하복부의 생리통을 완화시킨다. 과도한 땀 분비를 억제하며, 긴장과 불안감을 덜어준다. • **제라늄**: 호르몬의 밸런스를 맞추는 부신피질을 자극한다. 이것은 생리 전 우울증, 질 분비의 결핍이나 양 많은 생리기간에 사용되며 이뇨제 특성이 있어 가슴의 염증과 울혈을 줄인다. • **로즈오토**: 자궁이 튼튼하도록 자극하고 진정작용과 조절작용이 있다. 스트레스를 감소시키고 편안함을 주고 따뜻함과 감정을 상승시킨다.
오일의 적용	• **시너지 블렌딩** 클라리세이지 2방울 + 제라늄 3방울 + 로즈오토 1방울 • **마사지 캐리어오일** 선 플라워 오일 15ml, 이브닝 프라임로즈 오일 15방울 • **적용방법** 정기적인 전신 마사지, 생리 전 또는 증상의 발병이 있기 전의 일주일 내내 복부 마사지

(2) 생리통

① 원인 및 일반적 특성

월경불순으로 알려진 생리통은 프로스타글란딘 호르몬의 분비로 인해 혈관이 수축되고 혈액공급이 원활하게 되지 않으므로 인해 나타날 수 있다.

② 증상

하복부 불편감, 월경통, 요통

③ 아로마의 적용

오일의 종류	로만카모마일, 클라리세이지, 재스민
오일의 작용	• **로만카모마일**: 생리통을 완화시켜 주고 월경 주기를 규칙적이게 조절한다. • **클라리세이지**: 자궁내막 생성에 좋은 활성제 역할을 한다. • **재스민**: 월경통을 줄이고 자궁으로 가는 혈관을 이완시켜 혈액 공급을 좋게 한다.

오일의 적용	• **시너지 블렌딩** 로만카모마일 3방울 + 클라리세이지 2방울 + 재스민 1방울 • **마사지 캐리어오일** 선플라워 오일 • **적용방법** 월경전 일주일 동안 전신 마사지, 따뜻하게 복부를 눌러줌, 목욕

(3) 칸디다균성 질염

① 원인 및 일반적 특성

칸디다균은 위, 구강, 인후에 사는 진균류로 과로나 스트레스 시 혹은 다른 질병으로부터 회복할 때는 이 진균이 증식하여 면역 체계를 약화시키고 감염을 일으키는 균으로 변한다.

② 증상

가장 흔한 증상은 아구창이지만 메스꺼움, 두통, 기능저하, 피로 등도 생길 수 있다.

③ 아로마의 적용

오일의 종류	로만카모마일, 펜넬, 라벤더, 만다린, 네롤리
오일의 작용	• **버가못**: 요로감염 치료에 효과적이며 감염과 염증을 없애는 데 매우 좋고 특히 방광염에 효과적이다. 활기를 가져오고 우울함을 낫게 하는 데도 좋다. • **유칼립투스**: 칸디다와 다른 진균 감염에 대해 매우 강력한 항염, 살균 효과가 있다. • **티트리**: 질염에 매우 강력한 살균효과가 있고 일반적으로 생식기 감염에 효과가 있다.
오일의 적용	• **시너지 블렌딩** 버가못 2방울 + 유칼립투스 2방울 + 티트리 2방울 • **적용방법** 질염에는 유산균 요구르트 50g에 혼합액을 섞고 냉장고에 보관한다. 생리대 위에 요구르트 혼합물을 얇게 펴 바르고 3일 동안 착용한다.

6) 근골격계통

근골격계(skeletal muscle system)는 똑바로 걸을 수 있도록 하고 우리의 생명 유지에 절대 필요한 기관을 보호하며 강하고 재생력을 가진 골조와 같다. 특수 분화된 세포들의 다발로 구성되어 있는 근육조직은 뇌에서 신경계까지 전달된 메시지를 경유하여 골격계의 움직임을 일으켜 이완과 수축을 가능하게 한다.

근육은 근단백질이 근막에 싸여 움직임을 가능하게 하는 기능을 갖고 있고, 수의근과 불수의근으로 구분되는데 수의적인 근육은 의식의 지배를 받고 불수의적인 근육은 호흡, 소화에 관여하며 의식의 지배를 받지 않는다. 모든 근육은 서로 길항과 협동작용을 하는데 한 근육 섬유가 수축하면 길항하는 근육은 이완이 일어난다. 근육 운동은 이산화탄소와 젖산 같은 노폐물을 형성한다. 근육에 원활한 혈류공급은 이러한 노폐물 제거를 도우며, 노폐물은 결국, 비뇨계, 피부와 폐를 통하여 배출된다. 과로하거나 스트레스를 받을 때 근육은 뭉치고 딱딱해진다. 아로마테라피는 몸의 독소를 제거하며 혈액의 산, 염기 구성을 정상화하여 근육 긴장이 완화될 수 있도록 도와준다. 트리트먼트는 스트레스를 감소시켜 주고 유연함을 증가시켜 준다. 이것은 미네랄 솔트 목욕, 아로마테라피 마사지, 칭찬, 부드러운 스트레칭, 심호흡과 릴렉션한 운동과 같은 방법으로 이루어진다.

(1) 관절염과 류머티즘

① 원인 및 일반적 특성

통풍, 좌골신경통, 골관절염, 류머티즘성 관절염 등의 관절염과 류머티즘의 여러 형태가 있다. 골관절염은 나이가 들어감에 따라 자연적으로 닳는 관절이 원인이지만 반면 류머티즘성 관절염은 다른 질병으로 인해 관절들이 손상을 입은 것이다. 특정 질병을 배제한 관절의 통증의 원인으로는 유전, 만성 우울증, 나이와 관련된 반복적인 자극, 음식 알레르기, 근육과 관절의 손상이나 과도한 사용 등으로 발생한다.

② 증상

관절의 움직임 제한, 관절통, 근육 연관통

③ 아로마의 적용

오일의 종류	카주풋, 로만카모마일, 시더우드, 사이프러스, 유칼립투스, 진저, 라벤더, 레몬, 스위트마저럼

주의사항 – 염증 있는 관절이나 부은 곳에 절대 마사지하지 말 것. 부드럽게 마사지하기 전에 붓기를 가라앉히고 사용할 것

(2) 근육통

① 원인 및 일반적 특성

일반적인 원인으로는 근육손상, 반복 운동과 무리한 움직임 등이다.

② 증상

주 증상은 통증인데 급성기 손상일 경우 통증은 뾰족한 것으로 찌르는 듯한 느낌이고, 만성적 손상과 근육긴장에 의한 통증은 둔한 느낌이다.

③ 아로마의 적용

오일의 종류	안젤리카, 바질, 버가못, 카주풋, 클로브, 코리안더, 유칼립투스, 펜넬, 진저, 주니퍼베리, 스위트마저럼, 스위트타임, 라벤더
오일의 작용	• **블랙페퍼**: 순환을 돕고 골격계 근육에 활력을 주는 클렌징 성질을 가지고 있으며 근육 결림이나 근육통, 근육의 경직과 사지가 욱신거리고 피곤할 때 유용하다. • **페퍼민트**: 일반적으로 손, 발이 무감각해진 것을 풀어주고 피곤한 근육들에 냉온효과를 줄 수 있다. • **로즈메리**: 자극적이고 용해되도록 돕기 때문에 아픈 곳이 풀리게 하는 힘이 있다.
오일의 적용	• **시너지 블렌딩** 블랙페퍼 2방울 + 페퍼민트 2방울 + 로즈메리 2방울 • **마사지 캐리어오일** 선플라워 오일, 하이페리쿰 오일 15방울, 님시드 오일 3방울 • **적용방법** 정기적인 전신 마사지, 아픈 관절 부위 부드럽게 마사지, 목욕 시 바스솔트, 습포

주의사항 – 만약 근육이 부었거나 염증이 있는 경우에는 마사지를 절대 금한다. 대신 찬 압박붕대를 사용할 것

(3) 척추통증

① 원인 및 일반적 특성

가시 모양의 척추돌기나 신경뿌리에 염증이 유발되어 발생하며, 척추섬유 부위에 작은 결절이 생기거나 섬유질 응집이 신경 부위에 자극을 주기 때문에 통증이 일어난다. 그 통증이 무릎 후위, 즉 다리 부위에서 발생한다면 좌골신경통의 원인이 되기도 한다.

② 증상

요통은 만성적인 척추통증의 증상으로 특정 부위의 불편함이 가벼운 통증에서 심한 진통까지 나타날 수 있다. 그것이 한 부위에서 머무를 수도 있고, 또 다리와 같은 다른 부위로까지 퍼질 수도 있다. 동작은 그 통증을 심하게 할 수도 있고 또 진정시킬 수도 있다. 일반적으로 앞으로 숙이려 할 때, 앉으면서 몸을 돌릴 때나 혹은 차를 타고 내리려 할 때의 근육 긴장으로 통증이 발생한다.

③ 아로마의 적용

오일의 종류	카주풋, 로만카모마일, 유칼립투스, 진저, 라벤더, 스위트마저럼, 페퍼민트, 로즈메리
오일의 작용	• **베이**: 말초신경 통증을 완화하고 근육내질이 차가울 때 따뜻하게 하는 효과가 있다. • **클로브**: 일반 부위의 통증을 완화시킬 수 있는 말초신경의 통로에 효과가 있고 부위의 통증을 제거한다. • **레몬**: 순환기 계통에 최상의 강장제이며, 몸의 불순물을 제거하고 신경계통의 통증에 효과가 크다.
오일의 적용	• **시너지 블렌딩** 베이 2방울 + 클로브 1방울 + 레몬 2방울 • **마사지 캐리어오일** 선플라워 오일, 하이페리쿰 오일 15방울 • **적용방법** 정기적인 전신 마사지, 아픈 관절을 부드럽게 마사지, 목욕시 바스솔트, 습포

7) 신경정신계통

아로마테라피는 단지 신체적인 병을 위해서만 이로운 것이 아니다. 아로마테라피는 정서와 마음의 상태 즉, 신경정신계(psychomotor system)에도 도움을 줄 수 있다. 신경성 두통, 불안, 스트레스(종종 신체적 질병의 원인 중 하나)와 같은 상태가 에센셜오일의 적절한 사용으로 완화될 수 있다. 또한 아로마테라피는 삶에 대한 긍정적인 태도를 증진시키는 것에도 도움이 되는데, 삶에 대한 긍정적인 태도는 건강 전반과 웰빙에 매우 중요하다.

지금은 뇌 속에 들어 있는 화학물질이 뇌 속에 있는 수용체뿐만 아니라 면역

체계, 신경계 그리고 호르몬계 속에 있는 수용체와 함께 끊임없이 순환한다는 것이 인식되고 있다. 마음과 몸을 생리학적으로 분리한다는 것은 불가능하다. 튼튼한 체질과 삶에 대한 긍정적인 시야는 모두 좋은 건강을 증진시키는 것에 도움이 된다. 아로마오일을 이용한 테라피는 보조요법으로 사람들이 다양한 유형의 질병에 대처하는 것을 돕는다. 이완을 촉진하는 향으로 후각을 자극하고 오일 마사지를 이용해 뇌가 신체의 균형을 유지하고 장기들을 효과적으로 기능할 수 있도록 도와준다.

(1) 두통

두통(headache)은 가장 많은 사람이 겪는 신체이상이다. 거의 모든 사람이 일시적이나마 두통을 겪지만 대부분 치료를 하지 않거나 간단한 두통약으로 해결하고 있다. 그러나 장기적이며 극심한 통증을 겪는 사람도 쉽게 볼 수 있다. 이 중에는 두통만으로도 병a원을 찾아야 하는 사람도 있으며, 보다 심각한 병의 한 증상으로 두통이 나타날 때도 있다.

두통은 혈관성 질환을 의심할 수도 있고 뇌의 기능이상이나 구조적 병변을 의심하게 할 수도 있다.

① 일반적 원인

- 스트레스: 인간관계, 특히 직장 내 상사에 대한 스트레스
- 날씨: 비오는 날, 5℃ 이상의 일교차가 큰 날
- 강한 향: 페인트, 먼지, 향수, 꽃
- 머리 압박: 머리핀, 헤어밴드, 머리 땋기, 꽉 죄는 모자
- 운동: 긴장성 운동, 두경부 및 두피에 긴장을 유발함
- 불량한 자세: 두경부 근육에 압박을 가함. 일할 때 책상 앞에서 몸을 구부림, 구부정한 어깨, 아래쪽 등받이가 없는 의자, 모니터를 너무 위나 아래에서 보기, 귀와 어깨 사이에 전화기를 끼우고 말하기 등
- 치즈: 오래된 치즈일수록 티라민을 더 많이 포함함
- 적포도주: 티라민이 포함되어 뇌혈관의 혈류량을 증가시킴
- 가공육: 육류, 소시지, 햄 등에 포함된 티라민, 질산염, 아질산염
- 흡연: 니코틴이 뇌혈관을 좁게 함
- 카페인: 커피 속의 카페인

② 두통의 양상에 따른 구분

■ 긴장성 두통

일시적인 긴장형 두통은 정상적으로 일상생활에 늘 나타날 수 있는 두통으로 두통의 약 80%를 차지한다. 진행되는 양상 없이 나타났다 사라진다. 증상은 대개 낮에 시작되는데 전뇌나 측뇌 부위에 경도에서 중등도의 통증이 압박하는 듯한, 머리둘레를 죄는 듯한 통증이 목까지 뻗친다. 잠자리에서 일어나면서 두통이 발생하거나 불면증을 일으킬 수 있으며, 만성 피로, 신경질, 집중력 저하, 가벼운 광과민성 및 소음 과민성, 몸살 등이 동반될 수 있다. 대개 일상 활동으로 두통이 심해지지는 않으며 구역/구토 증세도 없다. 긴장성 두통은 스트레스와 연관되거나 기능적, 구조적 두개-경추 이상으로 생긴다고 보이나 다른 원인도 많다.

■ 편두통

편두통은 '한쪽 머리에 혈관 맥동성 두통'을 말하는 것으로 원인이 불분명하지만 뇌실질의 과민성으로 혈관 수축이 발생하여 나타나는 증상으로 유전적 영향이 크다. 페인트 및 향수의 강한 향은 편두통을 유발할 수 있으며, 이는 주로 페인트의 시너나 향수의 알코올 같은 용매에 의한 작용이다. 편두통은 중뇌의 신경이 과민해져서 안면-두개부 혈관의 확장 및 혈장의 누출로 통증이 유발된다고 한다. 또한 편두통은 생리 시작 전에 가장 흔하며, 피임약 복용 시나 임신기간 중 두통이 소멸 혹은 악화되는 것으로 보아 에스트로겐이 편두통 유발에 관여하는 것으로 나타났다. 편두통은 가족력이 있고 여자에게서 3배 정도 흔하며, 50세 이후에는 빈도나 강도가 줄어든다. 편두통에는 두 가지가 있는데 전조가 있는 편두통으로 시각적 감각성 및 운동성에 전조증세가 나타난 후 한쪽 머리가 심하게 쑤시는 두통을 호소하는 '전조성 편두통'과 전조증세 없이 한쪽 머리 부위에 쑤시는 듯한 두통을 호소하는 '일반 편두통'이 있다.

두통은 대개 몇 시간에서 2~3일 정도 지속되며 대부분 일주일에 2회 이상 발생되는 경우는 드물다. 일상생활을 하거나 신체활동이 증가할 때 조금 더 심해진다. 식욕부진, 복통, 구역/구토를 호소하기도 하며, 빛, 소리, 냄새에 민감해지기도 한다. 뜨겁거나 차가움을 느낄 수도 있다. 어린이는 창백해지며, 어지럽고, 체한 듯하며, 시야가 줄고, 열도 난다. 주로 위장관 증상이 나타나는 경우를 복부 편두통이라고 한다. 또한 긴장성 두통과 복합되어 나타나는 경우를 복합형 두통이라고 한다.

■ **군발성 두통**

대개 20~40대의 흡연하는 남자에게 나타나며 일종의 삼차신경 자율신경계 이상으로 인한 증상의 일환이다. 일 년에 2~12주 정도의 기간 동안, 격년의 주기로 나타나는데, 눈 주위로 지속적인 맥동성, 관통성, 타는 듯이 격심한 통증이 하루 1~8회 정도이며, 주로 야간에 나타난다. 잠자리에서 가만히 누워있지 못하게 되며 통증이 있는 부위를 때려서라도 통증을 줄이려고 할 정도이며, 30~60분 정도 지속하다가 자연히 호전된다. 눈은 충혈되고 한쪽 콧물이 나고 코가 막히며 눈꺼풀이 내려앉는다. 만성이 되면 발작 중간에 통증이 호전되지 않고 경도의 지속적인 통증을 호소한다.

③ 아로마의 적용

아로마 오일의 발향성분이 신경전달물질 중에서 GABA(gamma amino butyric acid)와 세로토닌, 부교감신경을 자극하여 신경안정과 혈관을 이완하여 편두통을 중재한다. 마사지를 동반한 아로마테라피는 이완과 통증 감각의 변화를 주므로 통증의 성격을 변화시킬 수 있다. 통증에 대한 나쁜 감정을 완화하며, 감정의 악순환으로 우울증에 빠지는 것을 막을 수 있다.

오일의 종류	바질, 재스민, 라벤더, 레몬그라스, 마저럼, 트루멜리사, 로즈오토, 카모마일, 만다린, 페퍼민트, 로즈메리, 유칼립투스, 사이프러스, 그레이프프루트, 레몬, 주니퍼, 펜넬, 제라늄, 블랙페퍼, 진저, 버가못, 일랑일랑
오일의 작용	• **수면유도 오일**: 바질, 재스민, 라벤더, 레몬그라스, 마저럼, 트루멜리사, 로즈오토 • **진정 오일**: 카모마일, 라벤더, 만다린, 페퍼민트 • **진통오일**: 라벤더, 페퍼민트, 로즈메리, 유칼립투스, 마저럼, 레몬그라스 • **림프순환자극 오일**: 사이프러스, 그레이프프루트, 레몬, 주니퍼, 펜넬, 제라늄 • **혈액순환자극 오일**: 로즈메리, 블랙페퍼, 진저, 주니퍼 • **버가못**: 상쾌하고 달콤한 향으로 우울증을 해소하고 마음을 진정시키며 릴렉스하게 해준다. • **일랑일랑**: 아드레날린 분비를 억제하여 기분좋은 상태를 유지시키고 긴장, 분노, 불안상태 완화, 정신적 긴장을 완화하고 호흡을 진정시키며 가슴이 뛰는 것을 억제한다.

오일의 적용	• **시너지 블렌딩** 라벤더 10방울 + 버가못 5방울 + 재스민 5방울 레몬 10방울 + 재스민 5방울 + 로즈 4방울 • **적용방법** 정기적인 전신 마사지, 목욕, 흡입

(2) 심계항진과 패닉 발작

① 원인 및 일반적 특성

가능한 원인은 스트레스나 흥분제의 과용이다.

② 증상

빠르고 강한 또는 불규칙한 심장박동, 흉통

③ 아로마의 적용

오일의 종류	네롤리, 일랑일랑, 멜리사, 라벤더, 로즈오토
오일의 작용	• **라벤더**: 정신을 정결하게 하고 마음을 진정시킨다. 분노 조절, 피로 경감시켜 준다. • **트루멜리사**: 진정작용, 우울감 억제, 패닉과 히스테리가 나타나는 경우에 진정효과가 있다. • **로즈오토**: 우울, 슬픔 그리고 사별과 같은 감정을 진정시키는 효과, 마음을 가볍게 해주고 신경성 긴장과 스트레스를 완화시켜 준다.
오일의 적용	• **시너지 블렌딩** 라벤더 3방울 + 트루멜리사 1방울 + 로즈오토 2방울 • **마사지 캐리어오일** 스위트 아몬드 오일 • **적용방법** 정기적인 마사지, 건식 흡입, 증기 흡입, 목욕

(3) 불안

① 원인 및 일반적 특성

불안은 상황에 대한 반응이 전혀 균형을 이루지 못할 때, 또는 어떤 대상, 그에 대한 외적인 이유도 없는 상황에서 심리적 균형을 잃어버리는 상태이다.

② 증상

근육피로, 소화불량, 두통, 편두통, 알레르기, 불면증, 심장병

③ 아로마의 적용

오일의 종류	바질, 버가못, 클라리세이지, 프랑킨센스, 그레이프프루트, 라벤더, 트루멜리사, 네롤리, 비터오렌지, 파촐리, 로즈오토
오일의 작용	• **메이창**: 기를 높여 주고, 밝은 시야를 만들어 준다. • **페티그레인**: 분노와 패닉을 가라앉히고 감정을 진정시킨다. • **일랑일랑**: 아드레날린의 흐름을 가라앉히고 신경계를 이완시켜 분노, 충격, 패닉, 두려움을 완화한다.
오일의 적용	• **시너지 블렌딩** 메이창 2방울 + 페티그레인 3방울 + 일랑일랑 1방울 • **마사지 캐리어오일** 선플라워 오일 • **적용방법** 정기적인 전신 마사지, 발작의 시작을 느낄 때 건식 흡입, 증기 흡입, 목욕

(4) 스트레스

① 원인 및 일반적 특성

과다업무, 자신을 지나치게 압박할 때, 정신적, 신체적 극도의 긴장

② 증상

불안, 우울, 가슴 두근거림, 패닉 발작, 근육통, 두통

③ 아로마의 적용

오일의 종류	바질, 베이, 버가못, 카다멈, 카다멈리프, 시트로넬라, 클라리세이지, 프랑킨센스, 진저, 라벤더, 레몬그라스, 블랙페퍼, 페퍼민트, 페티그레인, 로즈오토, 로즈메리, 일랑일랑
오일의 작용	• **펜넬**: 고통 중에 있을 때 힘과 용기를 준다. • **제라늄**: 신경계에 강장제 역할을 하여 불안과 우울을 가라앉힌다. • **그레이프프루트**: 전체적으로 균형을 이루게 하고 기운을 북돋우며, 생체에너지를 활성화한다.

오일의 적용	• **시너지 블렌딩** 펜넬 1방울 + 제라늄 3방울 + 그레이프프루트 2방울 • **마사지 캐리어오일** 선플라워 오일 • **적용방법** 정기적인 전신 마사지, 증기 흡입, 목욕, 개인 향수, 향기 거품 목욕

(5) 우울증

① 원인 및 일반적 특성

우울은 슬픔, 절망, 비관주의 그리고 삶에 대한 전체적인 흥미 상실과 관련되는 감정들로 정서적 건강 상태의 위축감과 결합되어 있다. 사랑하는 사람의 죽음이나 관계가 깨어짐과 같이 특별히 슬픈 사건 이후에 이와 같이 느껴지는 것은 당연하다. 그러나 그러한 감정들이 오랫동안 지속되고 사라지지 않을 때 만성적인 우울증이 된다. 바이러스 감염, 호르몬 이상, 스트레스, 출산 직후 우울, 유전 또는 생활양식이 우울을 일으킬 수도 있다.

② 아로마의 적용

오일의 종류	바질, 버가못, 카다멈, 시나몬, 시트로넬라, 클라리세이지, 코리안더, 펜넬, 프랑킨센스, 제라늄, 진저, 그레이프프루트, 재스민, 라벤더, 레몬그라스, 블랙페퍼, 페퍼민트, 페티그레인, 파인, 로즈메리, 페티버, 일랑일랑
오일의 작용	• **임모텔**: 두려움과 공포의 영향을 작게 하고 우울을 경감시키는데 도움을 준다. • **로즈오토**: 특히 사별에 의해 생기는 슬픔을 진정시키는 효능을 가지고 있다. 이것은 기분을 상승시켜 주고, 부드럽고 애정 어린 돌봄의 감정을 갖게 해준다. • **샌들우드**: 강박적 태도를 진정시켜서 고통스런 마음에 평온을 가져온다.
오일의 적용	• **시너지 블렌딩** 임모텔 2방울 + 로즈오토 1방울 + 샌들우드 1방울 • **마사지 캐리어오일** 선플라워 오일 • **적용방법** 정기적인 전신 마사지, 증기 흡입, 목욕, 개인 향수

(6) 불면증

① 증상 및 일반적 특성

불면증은 잠들기가 어렵거나 수면 상태의 지속이 힘든 것을 말한다. 이에 시달리는 사람들은 또한 한낮의 피로, 과민성, 일상생활의 어려움을 겪는다. 불면증의 원인은 일상 생활에 대한 염려, 또는 힘든 업무이다. 스트레스, 불안 그리고 우울 또한 불규칙한 수면 양상을 야기할 수 있다.

② 아로마의 적용

오일의 종류	벤조인, 버가못, 카모마일, 아틀라스 시더우드, 샐러리시드, 클라리세이지, 프랑킨센스, 재스민, 만다린, 스위트마저럼, 트루멜리사, 네롤리, 페티그레인, 로즈오토, 샌들우드, 발레리안, 일랑일랑
오일의 작용	• **그레이프프루트**: 전반적으로 상승시켜 주면서도 진정시키는 특징을 가지고 있는데, 스트레스와 염려 상태에 효능이 있다. • **라벤더**: 불면증을 효과적으로 완화시켜 주는 특성을 지니고 있다. • **베티버**: 중추신경계의 균형을 유지시켜 주는 효능을 지니고 있으며, 번잡한 마음을 가라앉게 해주는 오일이며, 정신적, 신체적 기력을 활성화시킨다.
오일의 적용	• **시너지 블렌딩** 그레이프프루트 2방울 + 라벤더 3방울 + 베티버 1방울 • **마사지 캐리어오일** 선플라워 오일 • **적용방법** 정기적인 전신 마사지, 증기 흡입, 목욕, 개인 향수

(7) 최음성(사랑에너지)

최음성 향수는 단지 매력의 발향의 수단으로만 사용하는 것이 아니라 사용자의 기분도 좋게 한다. 배우자 두 사람 모두 그 육감적 향수에 개방적이고 수용적이어야만 한다. 두 사람 모두가 함께 만들고 있는 냄새를 즐기는 것이 중요하므로 향유를 선택할 때 상대방이 좋아하는 향오일을 선택하여 혼합정유를 만들어야 하는 것이 중요하다.

TIP 향기로운 플로랄 워터 만드는 방법

에센셜오일이 가미된 증류한 플로랄 워터는 아주 좋은 향수의 주성분이 되는데, 이것을 몸이나 모발 또는 방에 뿌릴 수 있다. 다음의 상승효과를 위한 혼합액을 적당한 플로랄 워터와 섞고, 분무기에 혼합물을 넣는다. 에센셜오일을 물에 넣을 때, 오일이 물 위에 뜨게 되므로 사용 전에 병을 흔들어 사용한다.

- 시너지 블렌딩 1: **재스민 플로랄 워터** + 버가못 3방울 + 스위트오렌지 2방울 + 샌들우드 1방울
- 시너지 블렌딩 2: **로즈 플로랄 워터** + 클라리세이지 2방울 + 라벤더 3방울 + 파촐리 1방울
- 시너지 블렌딩 3: **네롤리 플로랄 워터** + 레몬 2방울 + 페티그레인 2방울 + 로즈메리 3방울

Chapter 7

아로마 매뉴얼테크닉

학습내용

- 바디클렌징하기
- 상체 후면 관리(등)
- 상체 앞면 관리(복부)
- 상체 관리(팔)
- 하체관리(다리 후면)
- 하체관리(다리 전면)

학습목표

- 관리부위를 클렌징하고 토너로 피부를 정돈할 수 있다.
- 관리목적에 맞게 블렌딩 한 아로마오일을 도포할 수 있다.
- 5가지 동작을 안배하여 부드럽게 매뉴얼테크닉 할 수 있다.
- 아로마테라피 후 흡수효과를 높이기 위하여 고객관리를 시행할 수 있다.

1 바디 클렌징하기

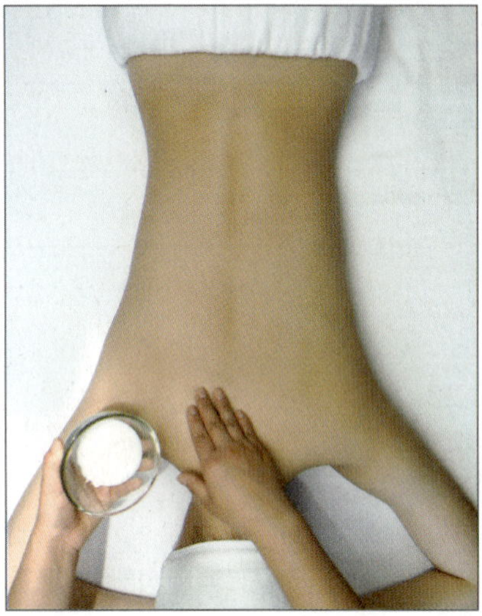

1 손 소독 후 터번으로 머리카락을 감싸고 클렌저 제품을 준비한다.

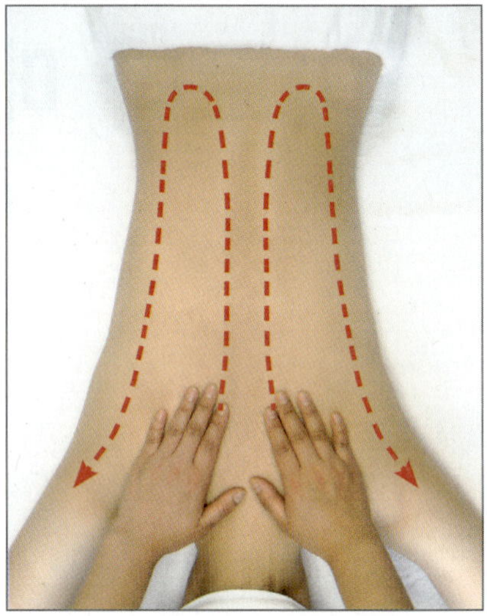

2 준비된 클렌저 제품을 상체 후면 부위에 도포한다.

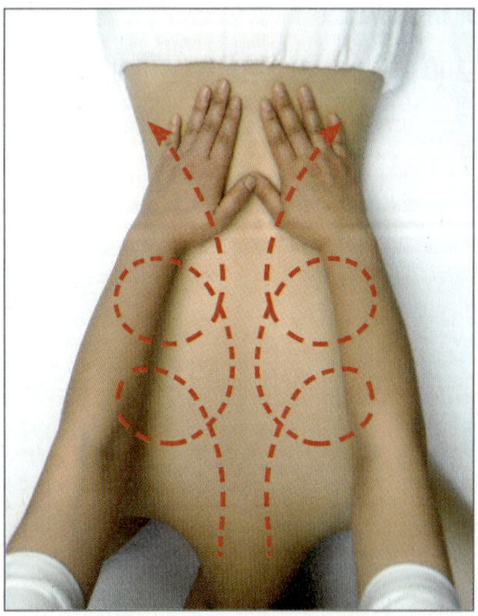

3 상체 후면 전체를 가볍게 문지르기 한다.

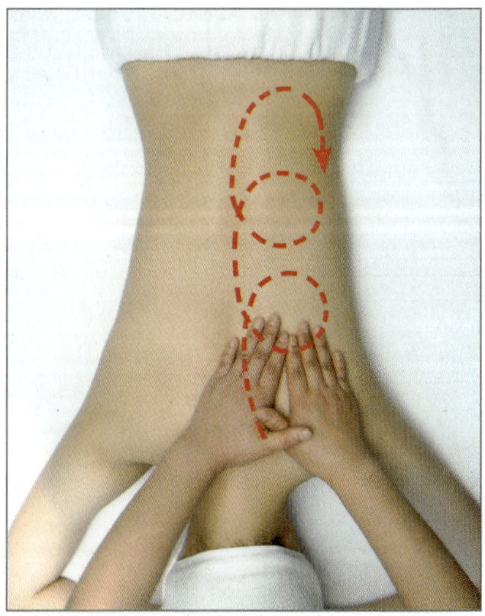

4 목 부위에서부터 중앙으로 나눠 왼쪽부터 바깥쪽으로 큰 원을 그리며 문지르기 한다.

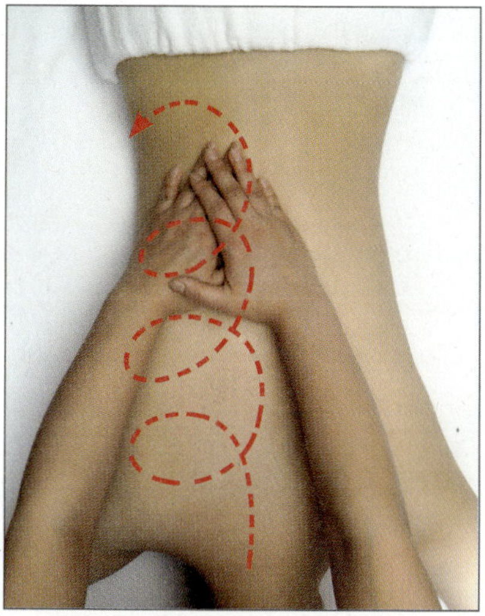

5 오른쪽 부위를 바깥쪽으로 큰 원을 그리며 문지르기 한다.

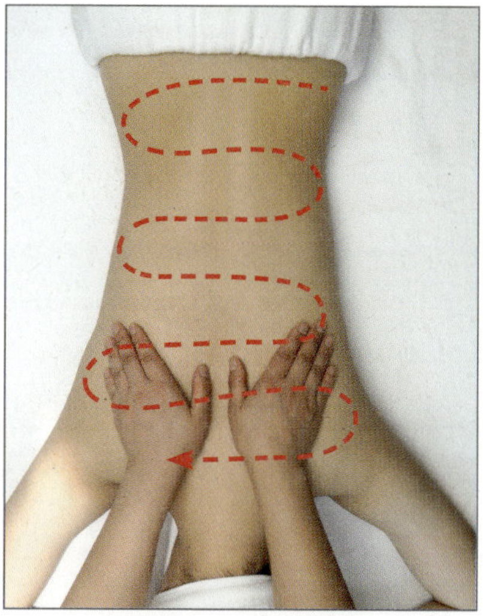

6 상체 후면 전체를 문지르기 한다.

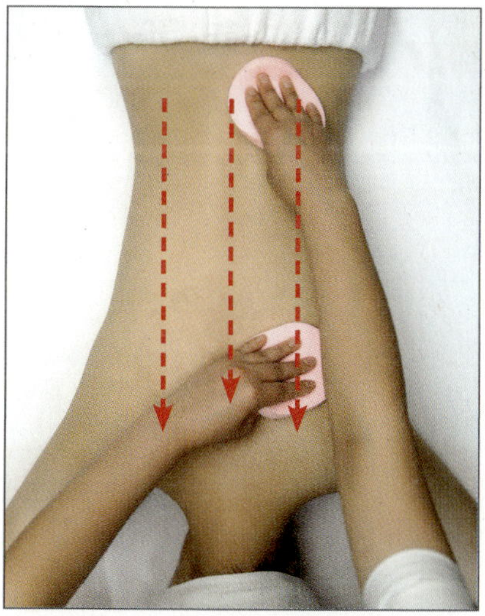

7 허리 부위에서 어깨까지 해면을 이용하여 닦아준다.

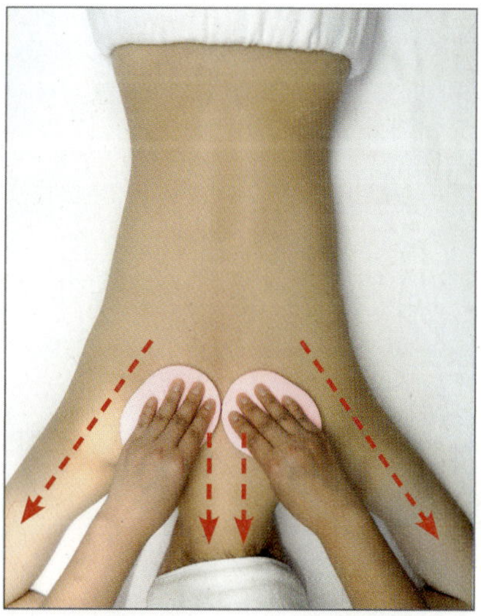

8 어깨부터 팔아래 부위까지 해면을 이용하여 닦아준다.

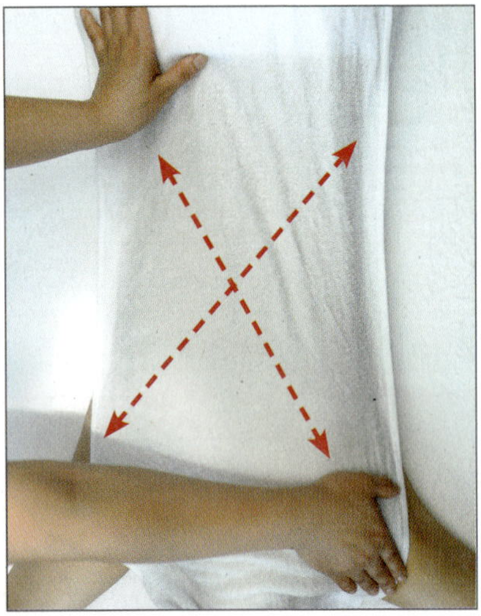

9 상체 후면 부위를 온스포의 열을
이용하여 스트레칭 하고 수건을 접는다.

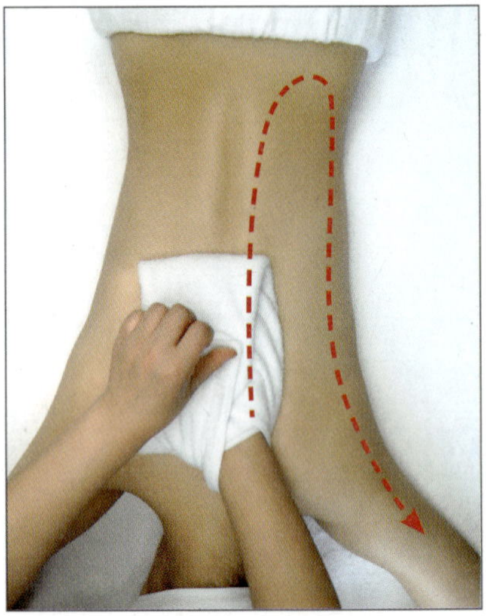

10 목 부위, 상체 후면, 허리 부위를
온스포를 접어서 닦아준다.

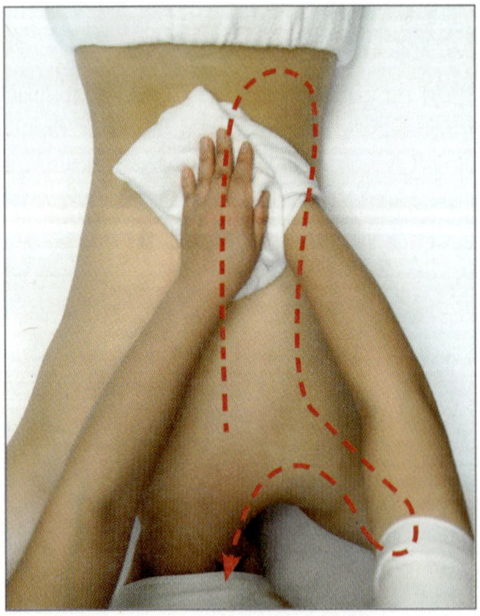

11 상체 후면 전체를 잔여물이 남지 않도록
닦아준다.

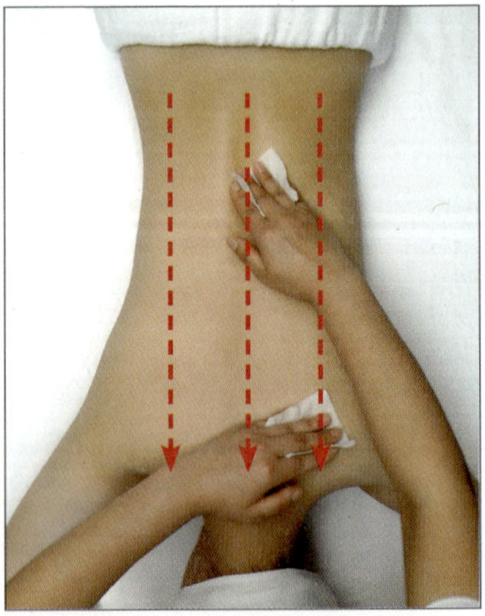

12 상체 후면 전체를 화장솜을 이용하여
부드럽게 토너 정리한다.

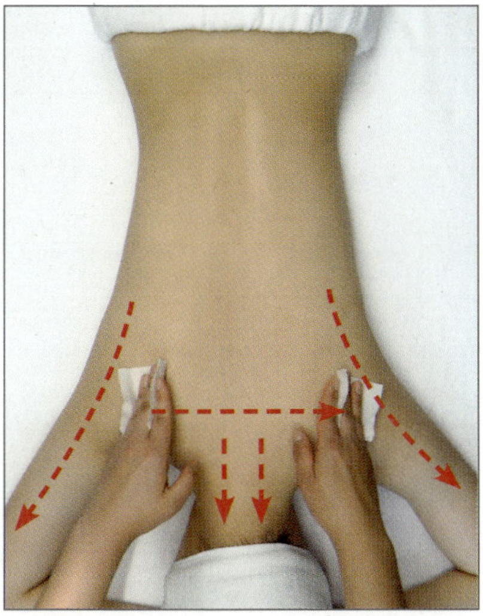

13 목 부위와 팔 부위를 화장솜을 이용하여 토너 정리한다.

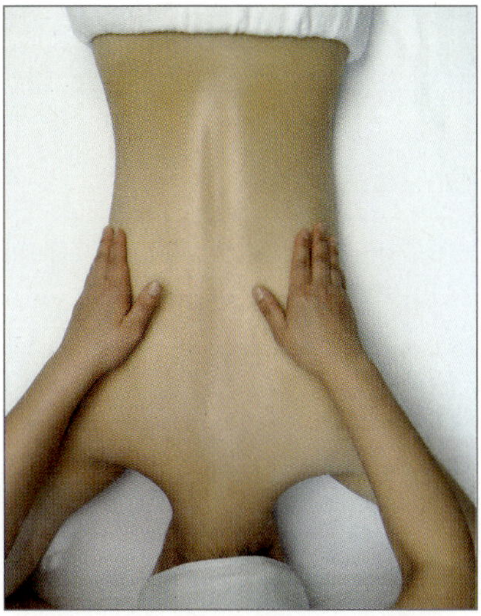

14 상체 후면 전체를 손바닥을 이용하여 핸드드라이 해준다.

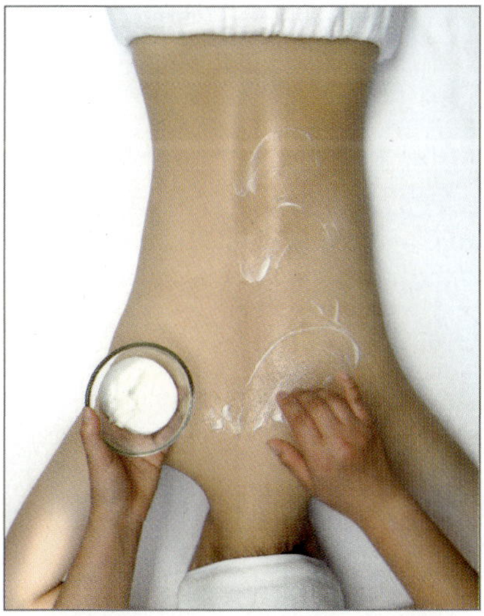

15 딥클렌징 제품을 선택하여 상체 후면 전체에 도포한다.

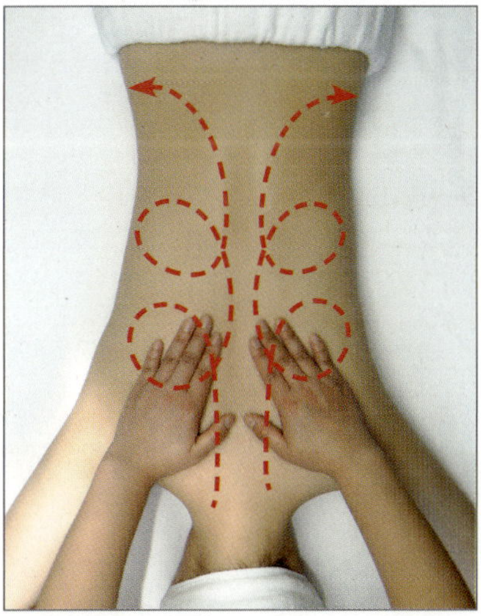

16 상체 후면 전체를 큰 원을 그리며 문지르기 한다.

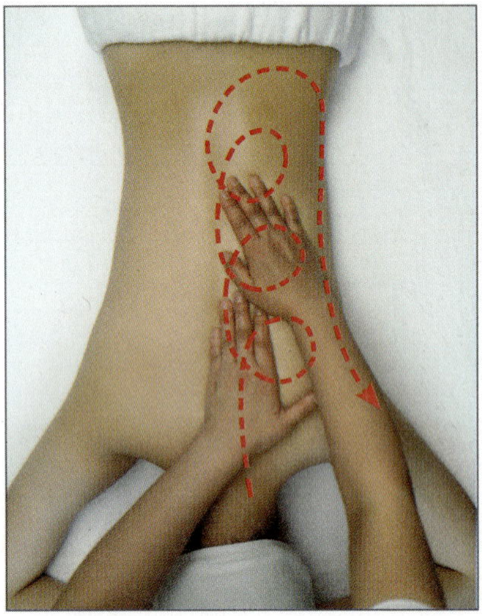

17 상체 후면을 중앙으로 나눠서 두 손으로 가볍게 문지르기 한다.

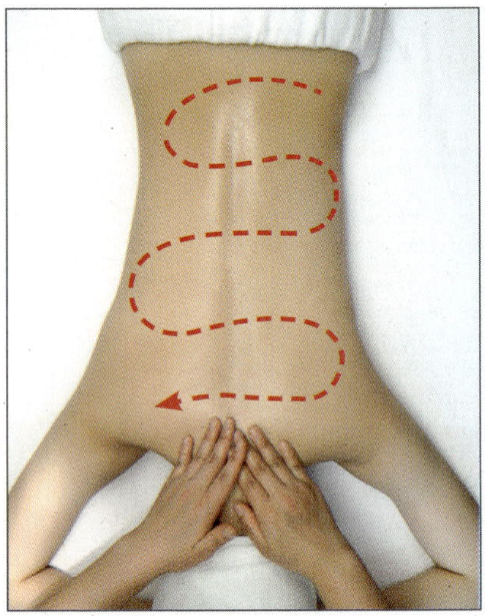

18 상체 후면 전체를 문지른 후 목 부위에서 마무리한다.

2 상체 후면 관리(등)

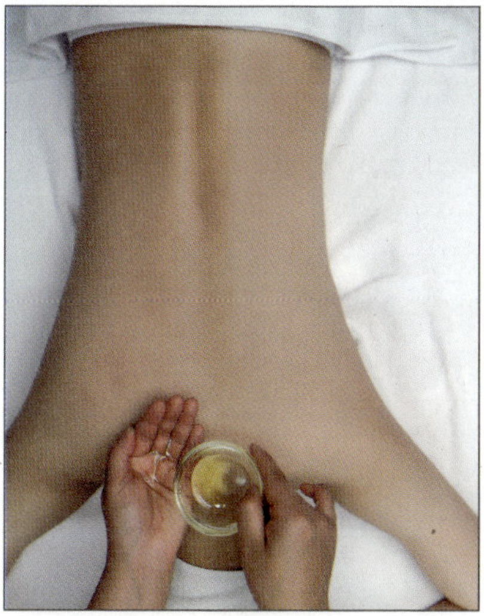

1 손 소독 후 피부 유형에 맞게 블렌딩한 아로마오일을 준비한다.

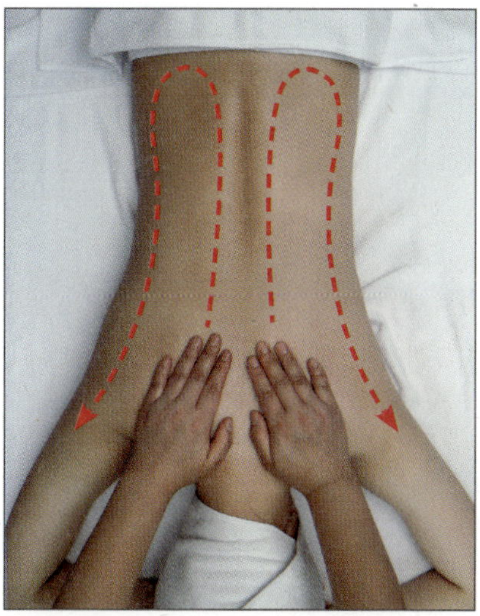

2 상체 후면 전체에 아로마 오일을 도포한다.

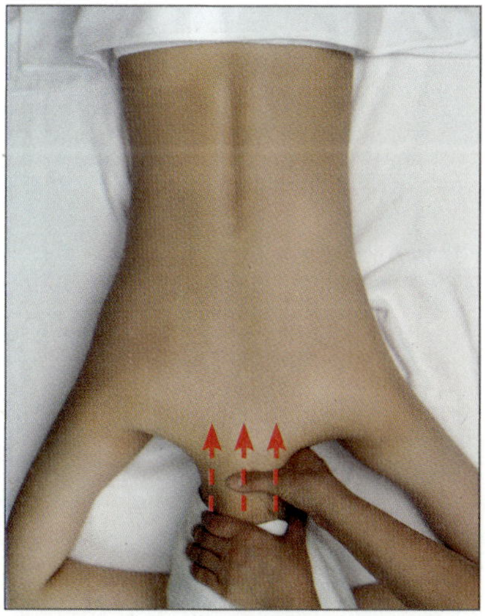

3 목 부위를 쓸어준다. 헤어라인부터 목 부위까지 충분히 풀어준다.

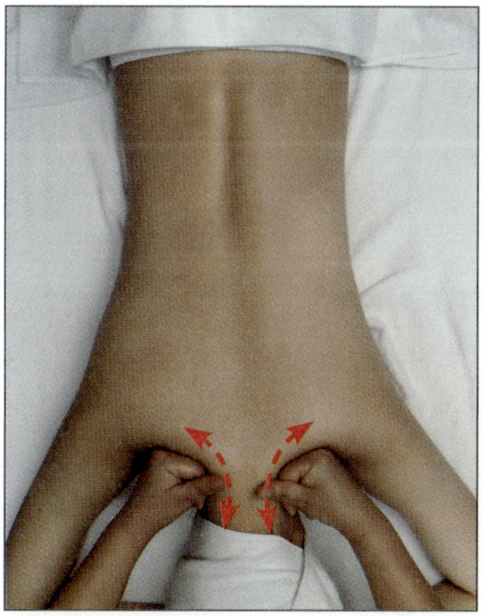

4 어깨 부위의 어깨라인을 주먹을 살짝 쥐고 문지르기 한다.

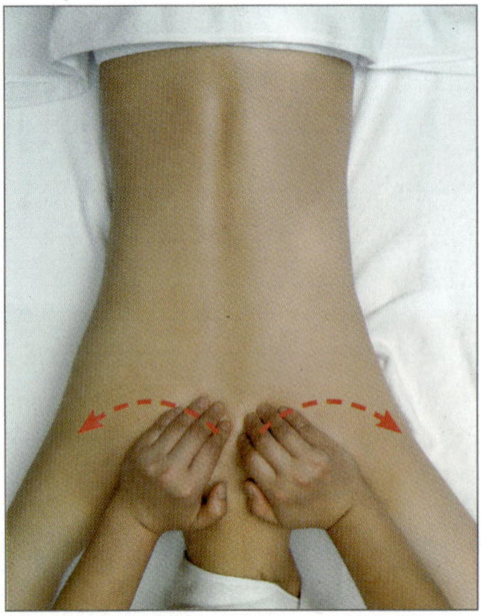

5 어깨 부위를 손바닥을 이용하여 충분히 릴렉스시킨다.

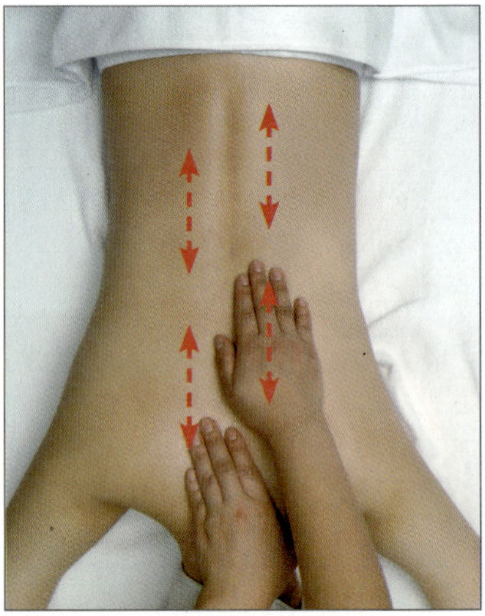

6 척추기립근 전체를 쓰다듬기 하여 이완시켜 준다.

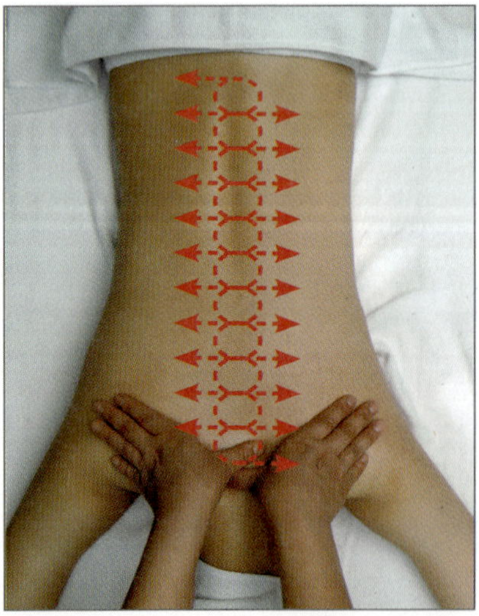

7 경추부터 요추 부위까지 엄지를 사용하여 작은 원을 그리며 문지르기 한다.

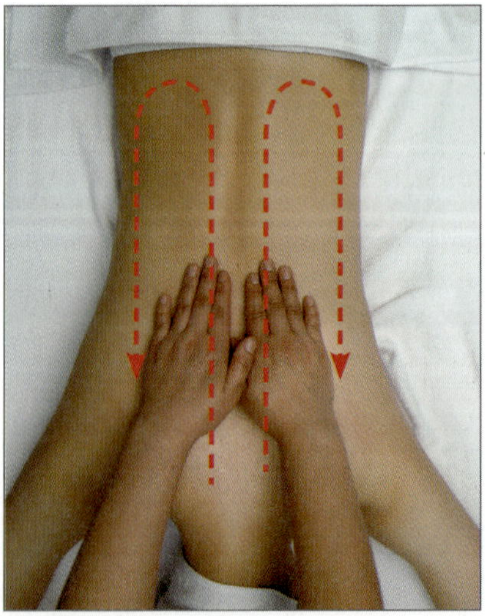

8 상체 후면 전체를 쓰다듬기 한다.

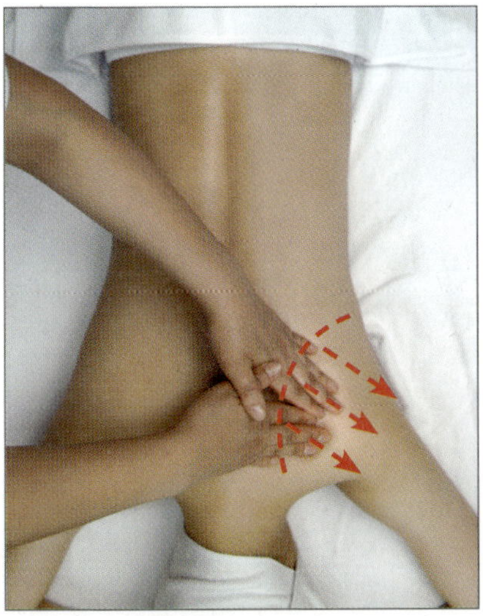

9 견갑골에서 극상근, 극하근 부위를 손끝을 이용하여 문지르기 한다.

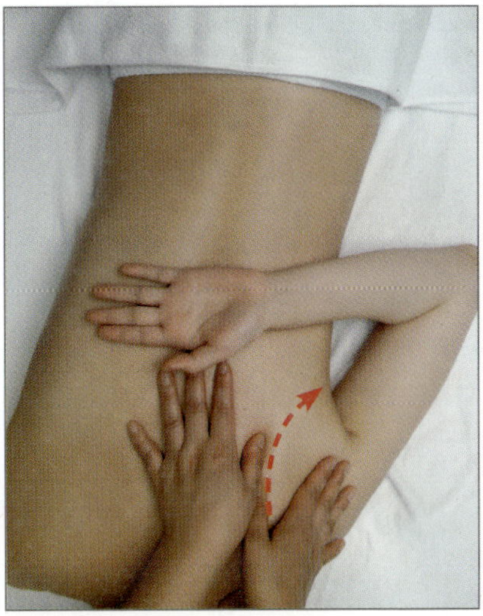

10 견갑골 부위를 쓸어주기 한다.

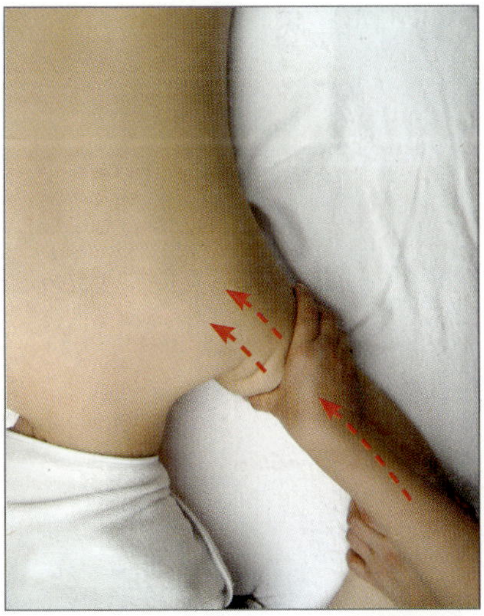

11 팔꿈치에서 팔상완 부위까지를 쓸어주기 한다.

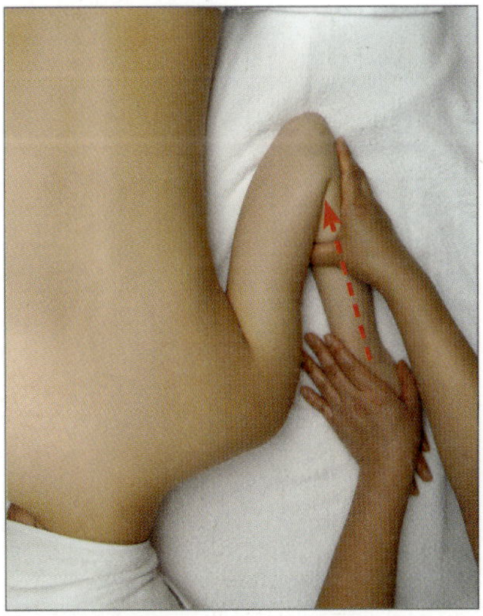

12 팔을 굽혀서 손목에서 팔꿈치까지 쓰다듬기 한다.

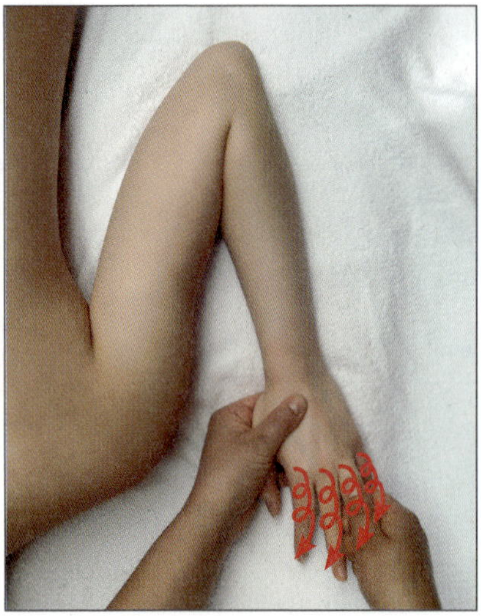

13 손가락을 문지르기 한다.

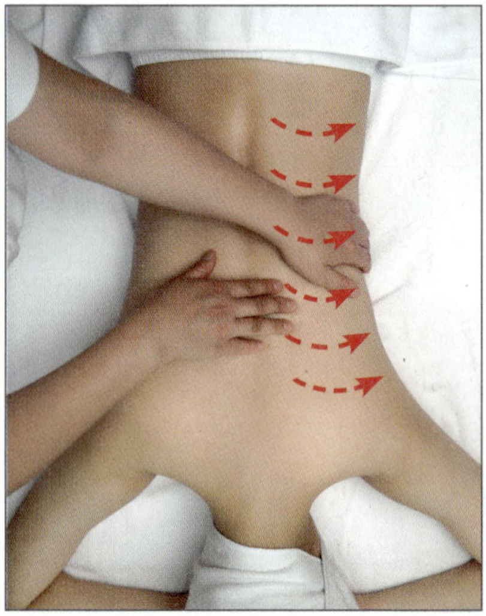

14 손가락을 이용하여 척추 사이사이를 풀어준다

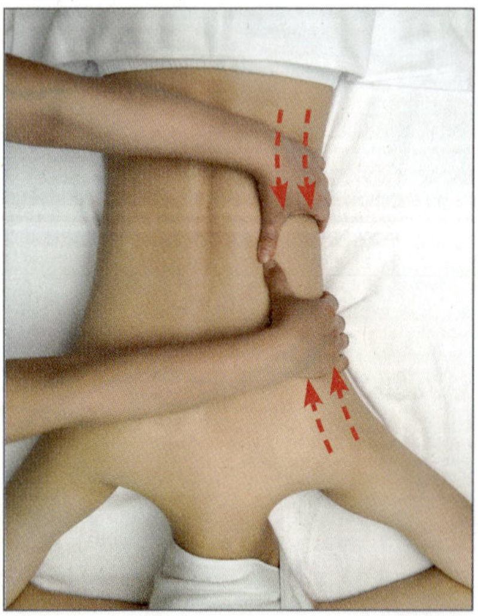

15 두 손을 이용하여 옆구리 부위 전체를 주무르기 한다.

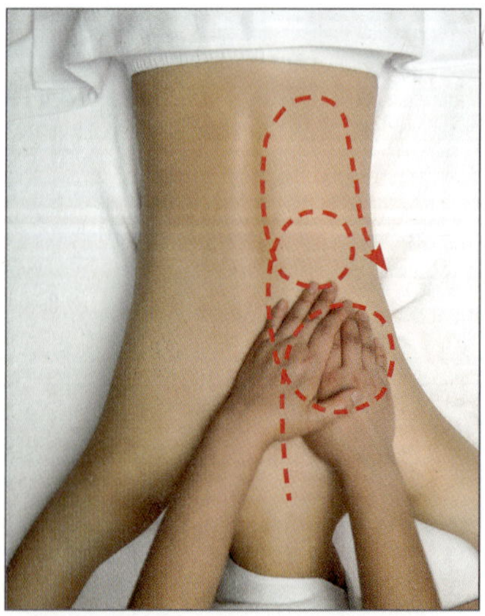

16 두 손을 포개어 전체를 쓰다듬기 한다. **9**번부터 **16**번까지 반대 방향도 시술한다.

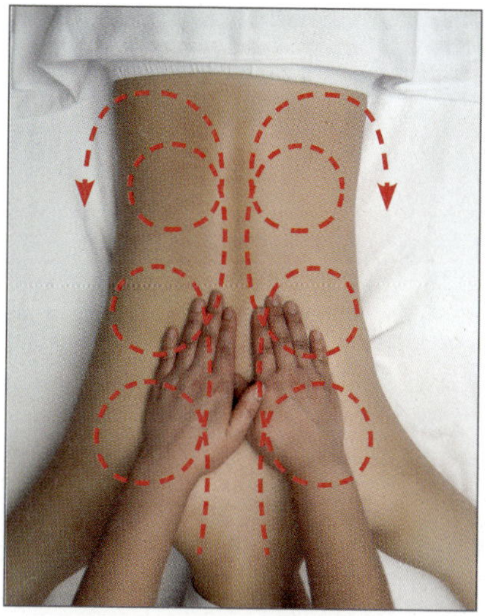

17 어깨부터 허리 부위까지 전체 손바닥을 밀착시켜 쓰다듬기 한다.

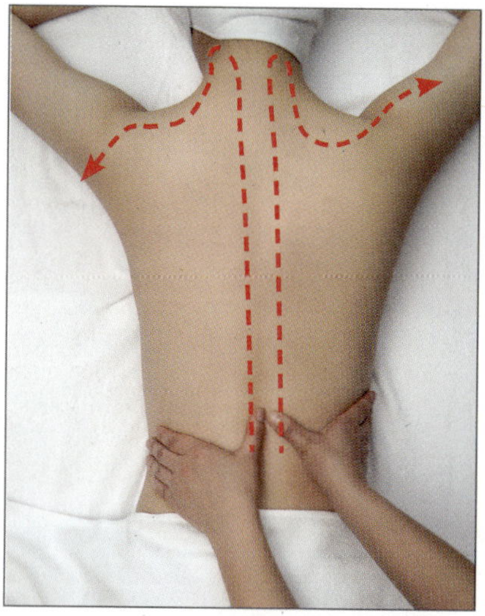

18 엄지를 이용하여 허리부터 어깨까지 압력을 가해 쓰다듬고 어깨로 넘어간다.

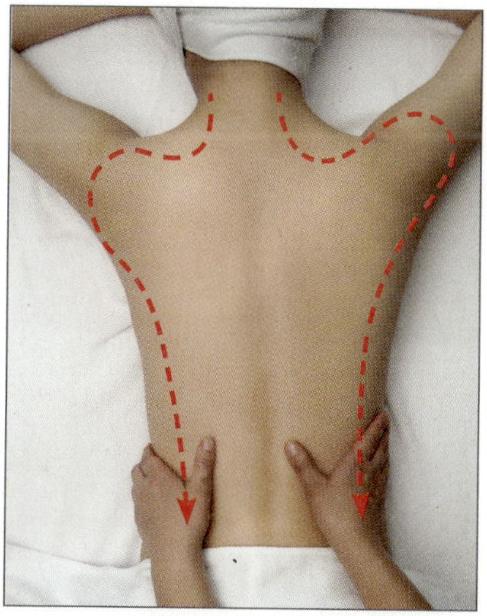

19 어깨를 감싸안고 옆구리를 되돌아 허리에서 반복한다.

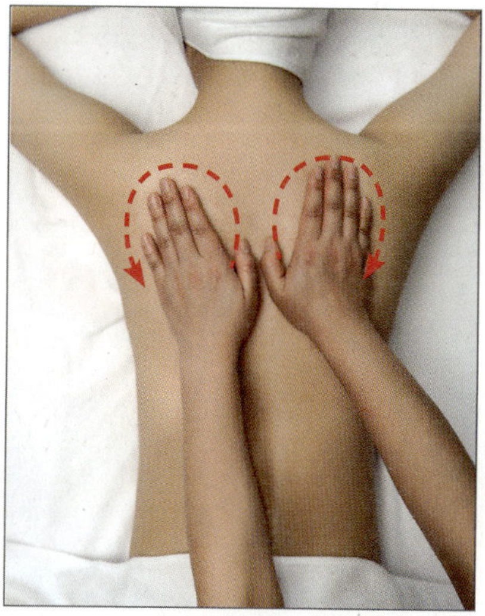

20 어깨 부위를 충분히 쓰다듬기 한다.

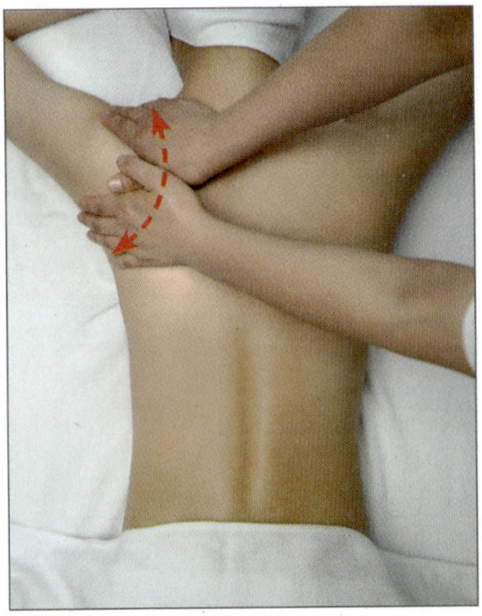

21 견갑 부위 전체를 양손 깍지 끼고 압력을 주어 문지르기 한다.

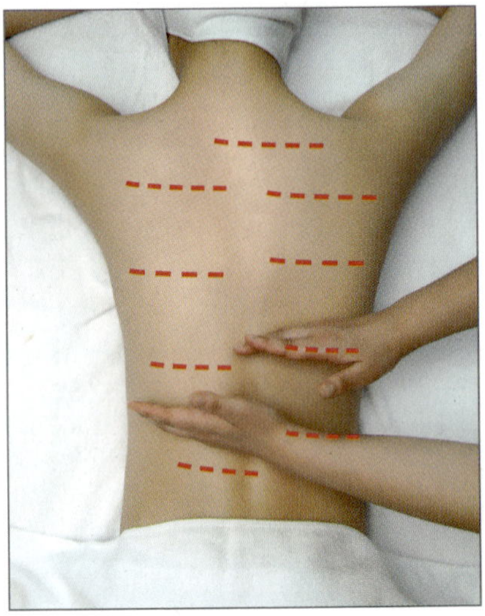

22 상체 후면 부위 전체를 두손을 세우고 두드린다.

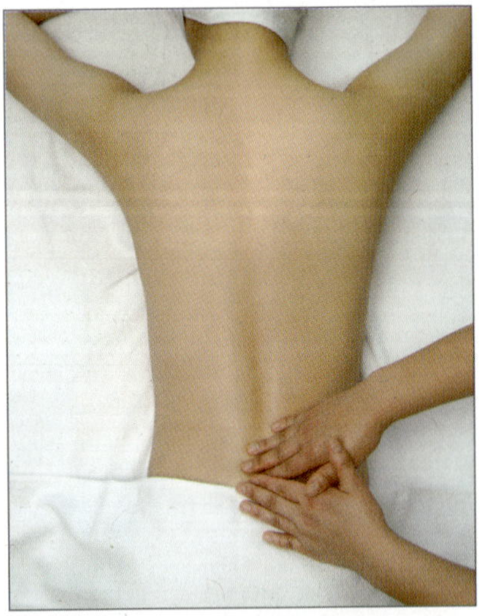

23 미골 부위 전체를 손을 이용하여 쓸어주기 한다.

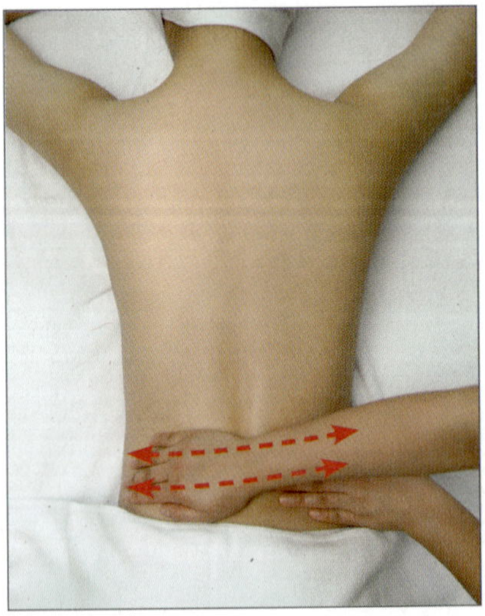

24 허리라인 전체를 왕복으로 쓸어주기 한다.

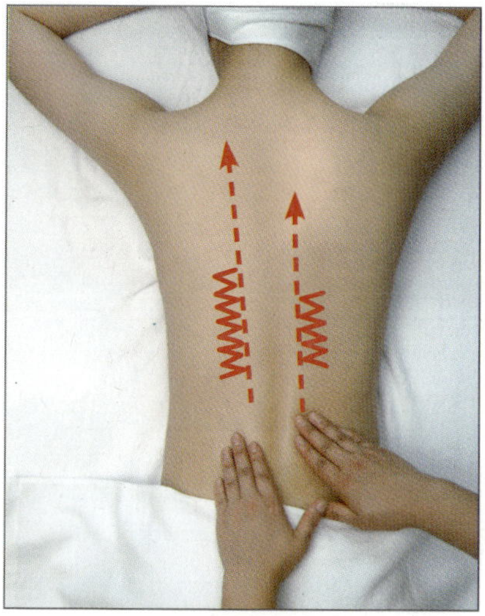

25 상체 후면 전체를 허리에서 진동 (바이브레이션)한다.

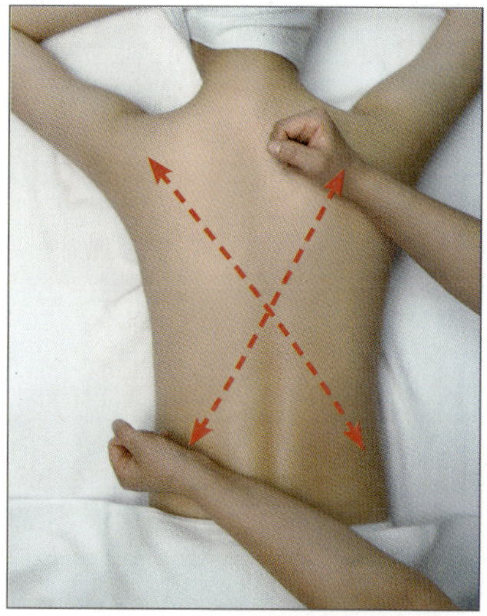

26 상체 후면 전체를 팔의 측면을 이용하여 X방향으로 쓸어주기 한다.

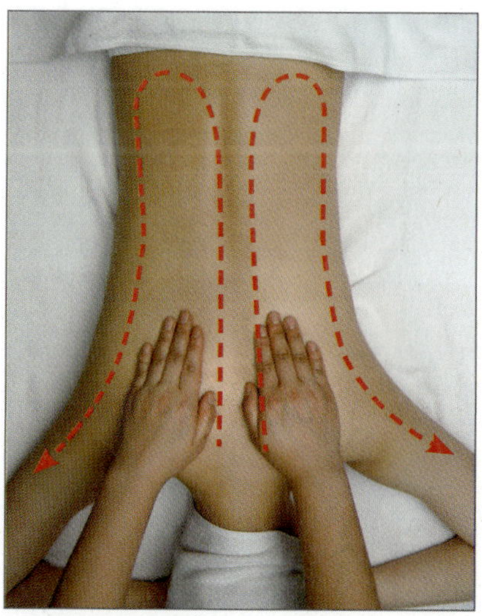

27 상체 후면 전체를 쓰다듬기 하여 팔까지 쓸어 마무리한다.

3 상체 앞면 관리(복부)

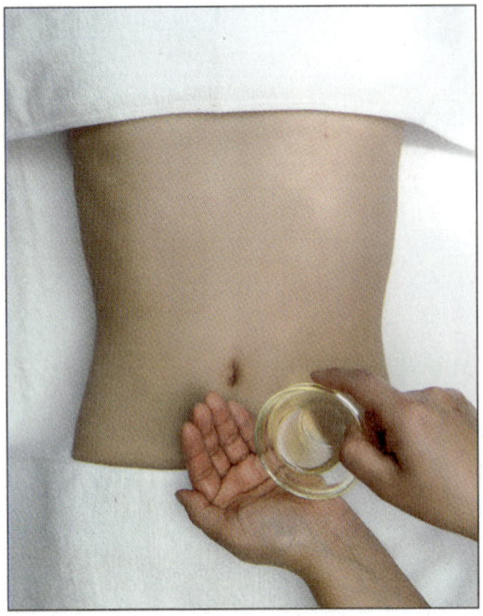

1 손 소독 후 피부유형에 맞게 블렌딩한 아로마오일을 준비한다.

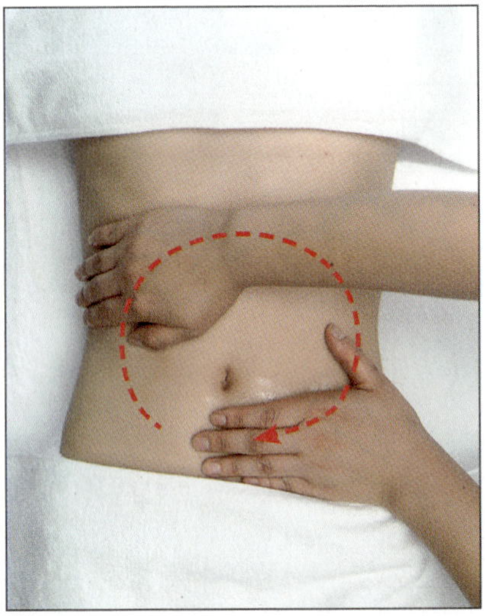

2 복부 부위 전체에 아로마오일을 도포한다.

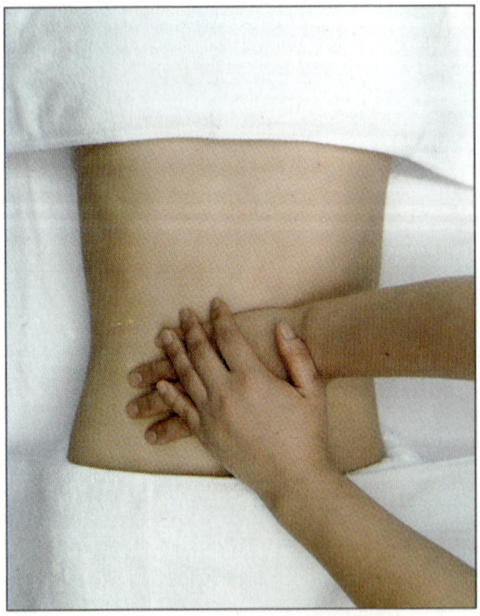

3 두 손을 복부 중간에 올리고 전체를 흔들어 진동(바이브레이션)한다.

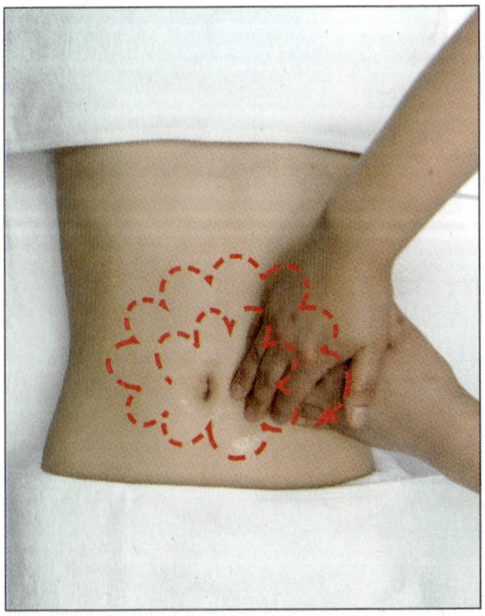

4 두 손을 포개어 손끝을 이용하여 시계방향으로 원을 그리며 쓸어주기 한다.

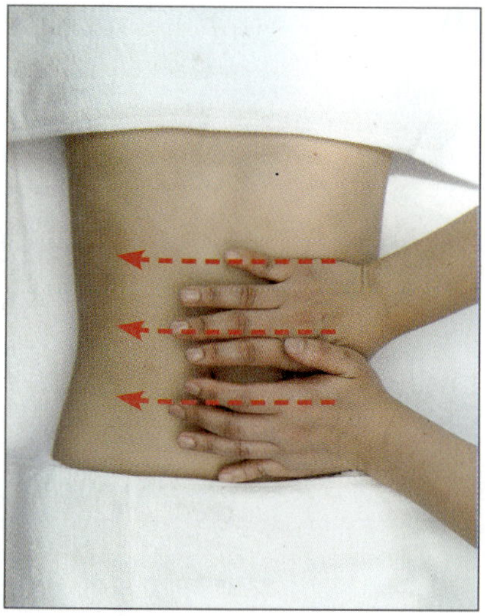

5 손바닥을 이용하여 복부 전체를 밀어준다.

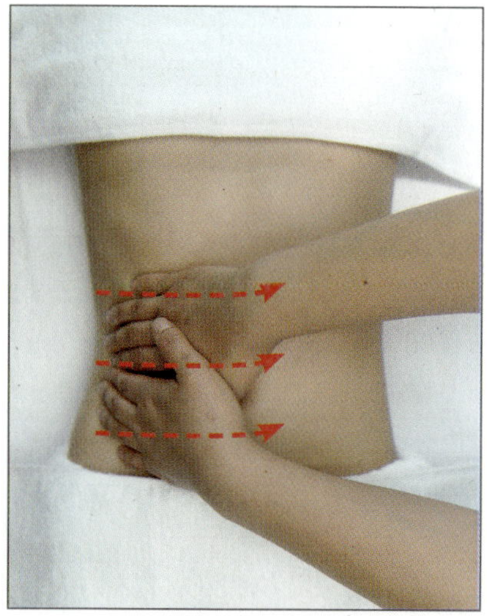

6 밀어준 복부를 다시 당겨준다.

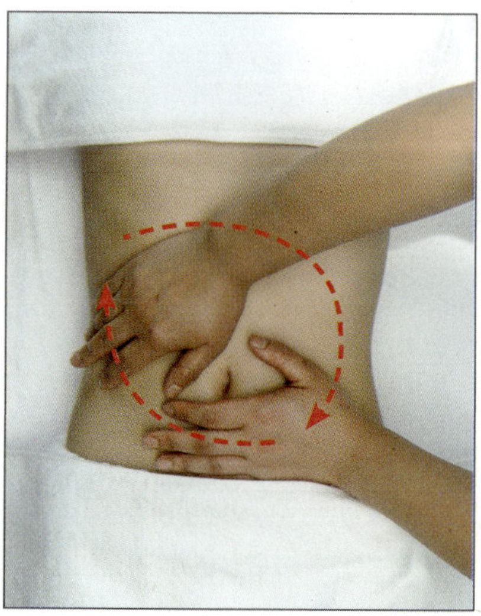

7 두 손을 이용하여 시계방향으로 장운동을 시켜준다.

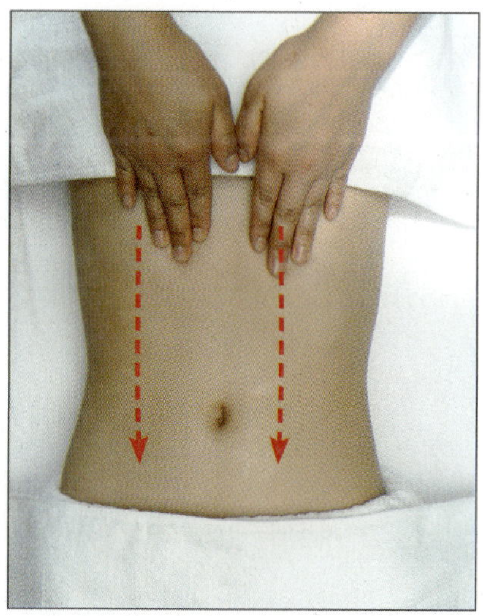

8 늑골 부위에서 아래 방향으로 손바닥을 이용하여 밀착시켜 쓸어주기 한다.

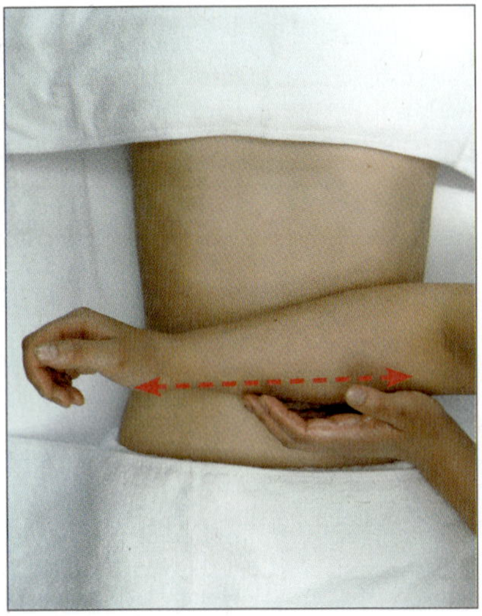

9 허리 방향으로 팔의 측면을 이용하여 번갈아 가며 쓸어주기 한다.

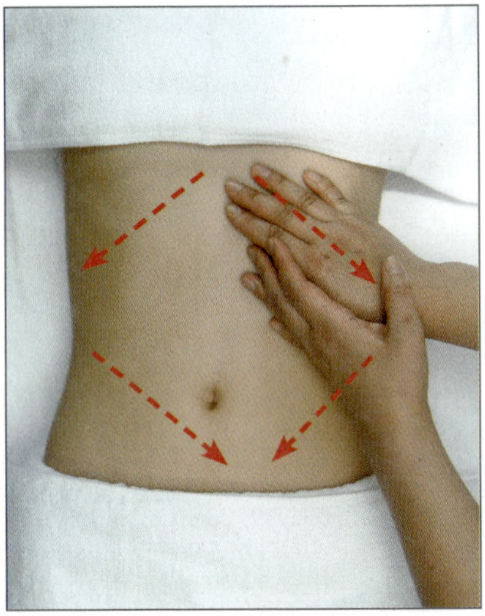

10 복부 늑골 아래 4부위를 횡경막부터 엄지와 손가락을 이용하여 문지르기 한다.

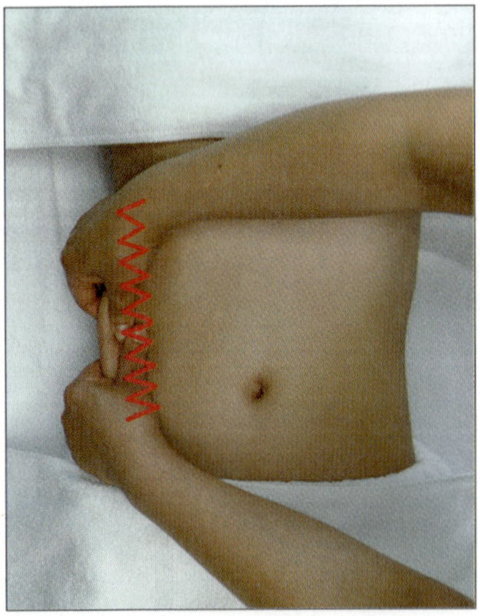

11 옆구리 부위를 두 손을 이용하여 주무르기 한다.

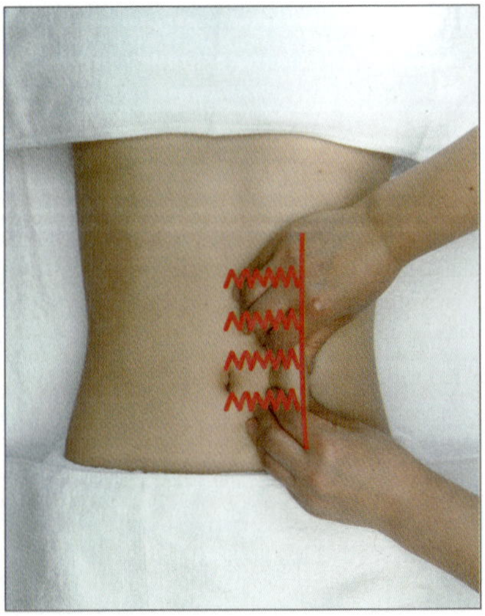

12 허리 부위를 두 손을 이용하여 지그재그 말아 주무르기 한다.

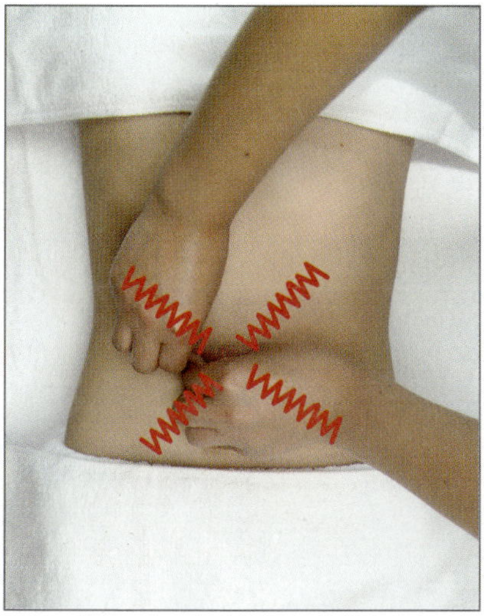

13 복부 중앙 배꼽을 중심으로 두 손을 엄지와 사지를 이용하여 4부위를 비틀듯 집어 준다.

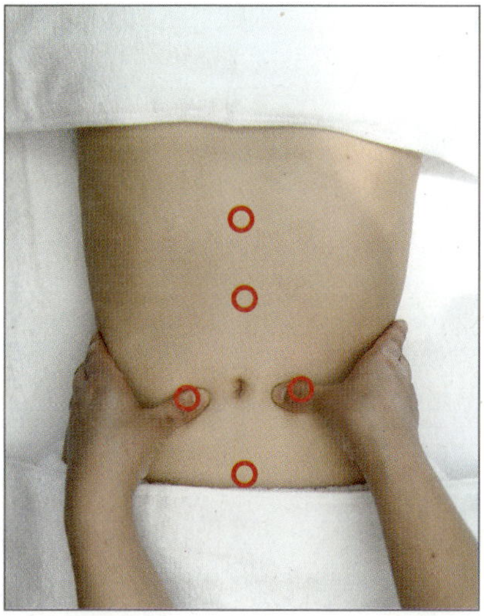

14 엄지를 이용하여 배꼽을 중심으로 5 부위에를 압력을 준다.

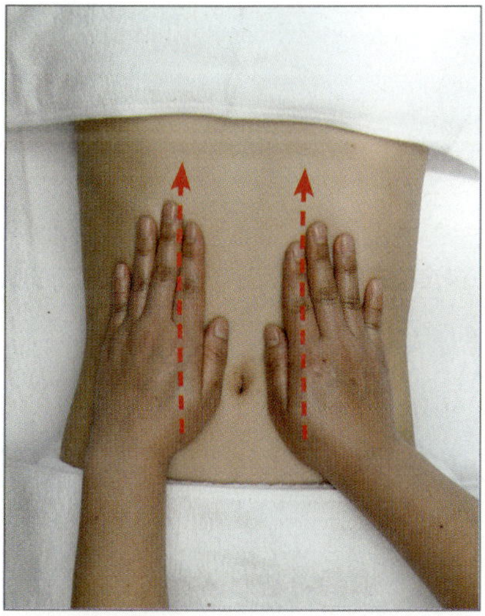

15 복부 전체 부위를 아래에서 위로 쓸어주기 한다.

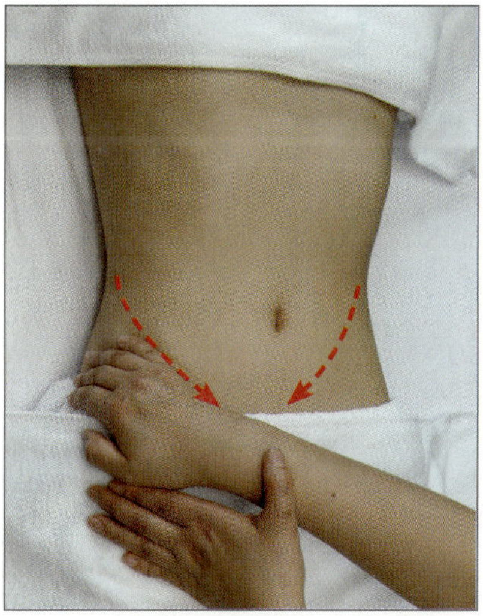

16 양쪽 서혜부 방향으로 쓸어주기 한다.

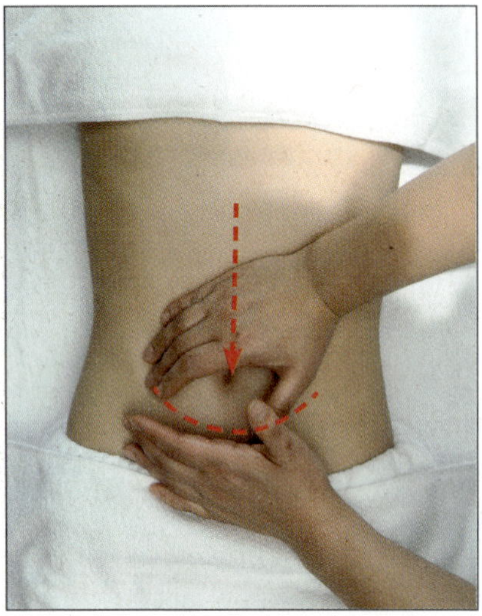

17 하단전 방향으로 두 손을 모으고 지그시 눌러준다.

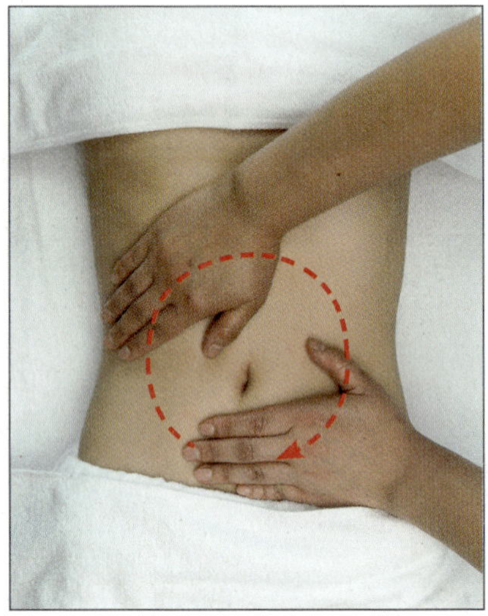

18 복부 부위 전체를 쓰다듬기 하며 마무리 한다.

4 상체 관리(팔)

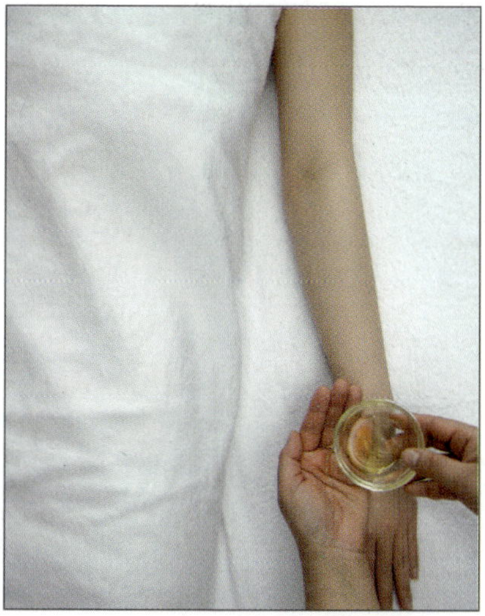

1 손 소독 후 피부 유형에 맞게 블렌딩한 아로마오일을 준비한다.

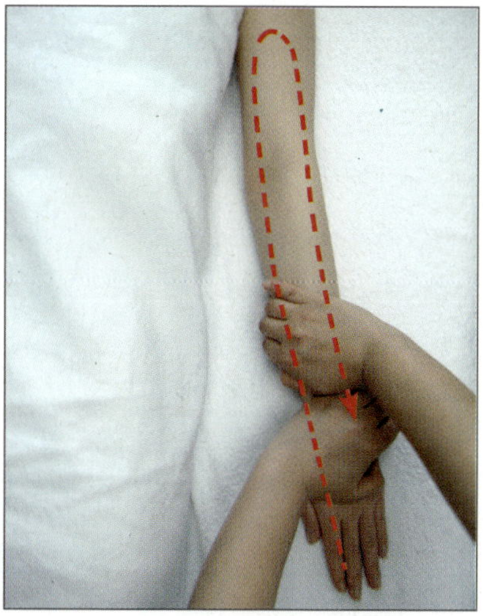

2 손끝에서부터 어깨 부위까지 두 손으로 전체 오일도포 후 쓰다듬기 한다.

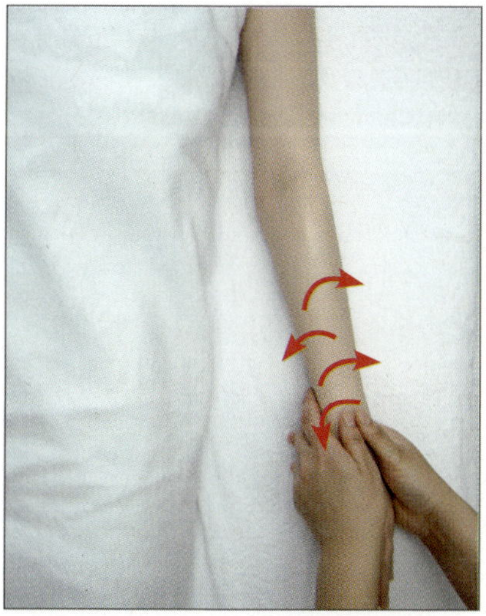

3 손목을 잡고 두 손을 포개어 엄지로 작은 원을 그리며 문지르기 한다.

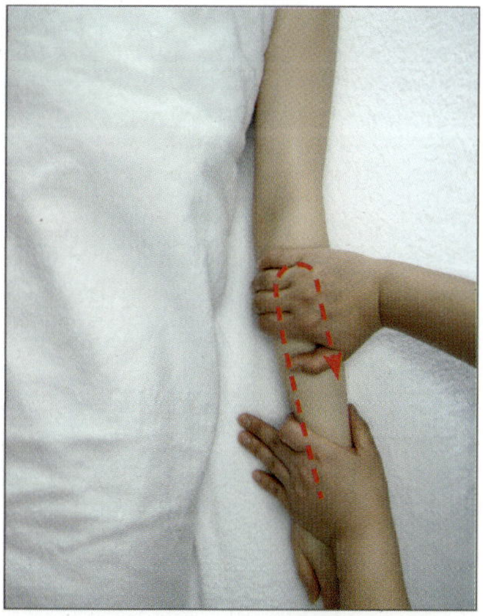

4 한 손은 팔목을 잡고 다른 손은 큰 원을 그리며 팔꿈치 아래쪽 부위를 쓰다듬기 한다.

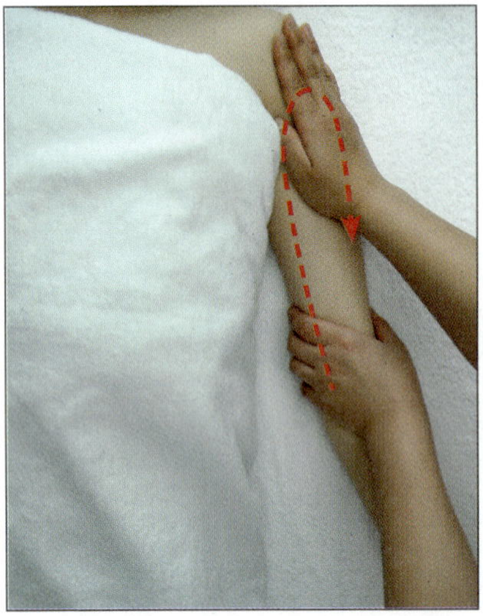

5 접히는 부위에 손을 올리고 상완 부위를 큰 원을 그리며 쓰다듬기 한다.

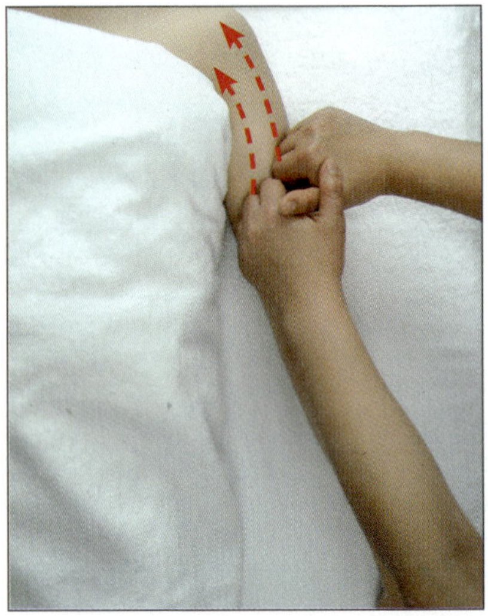

6 주먹 쥔 손가락을 이용하여 액와 부위와 상완 부위를 쓸어올려준다.

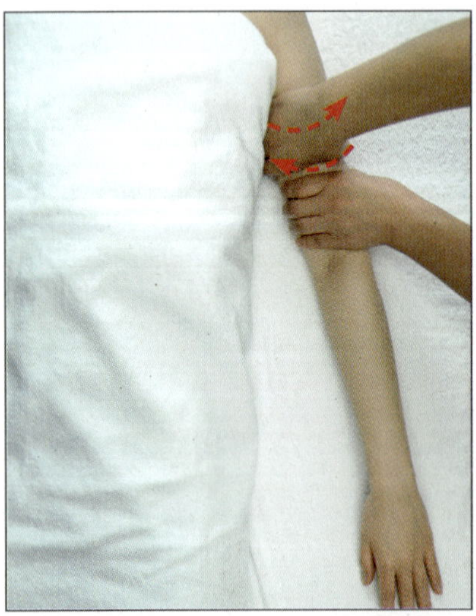

7 상완 부위부터 손목까지 비틀기 하며 주무르기 한다.

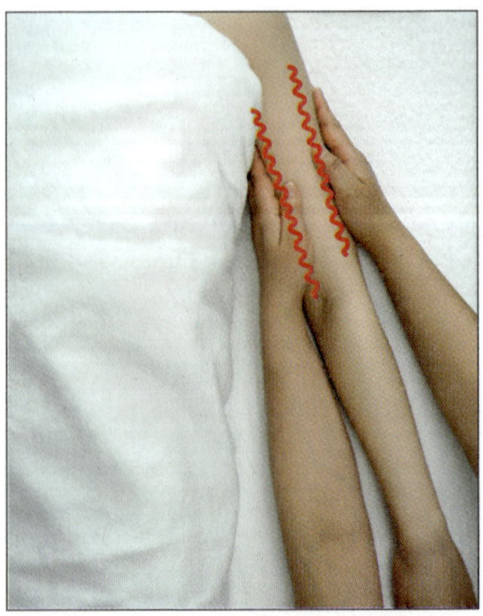

8 상완 부위부터 전체 진동(바이브레이션) 한다.

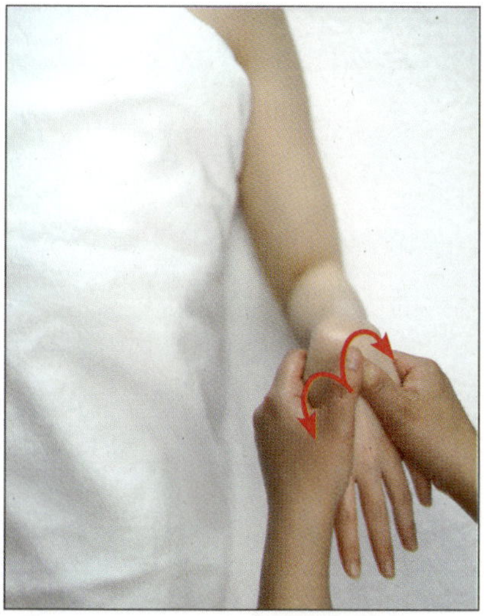

9 손목을 접어 양손으로 받치고 손등을 원을 그리며 쓸어주기 한다.

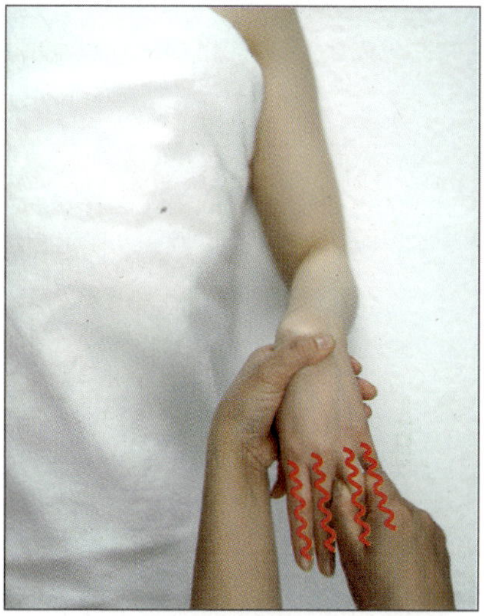

10 다섯 손가락을 차례대로 쓸어주기 한다.

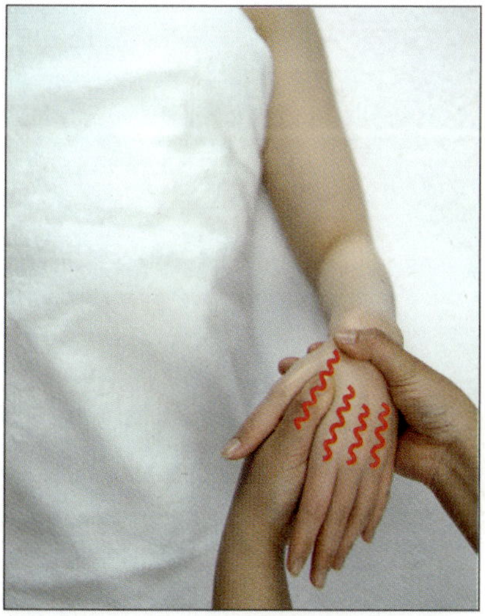

11 손등의 중수골 사이사이를 엄지를 이용하여 눌러준다.

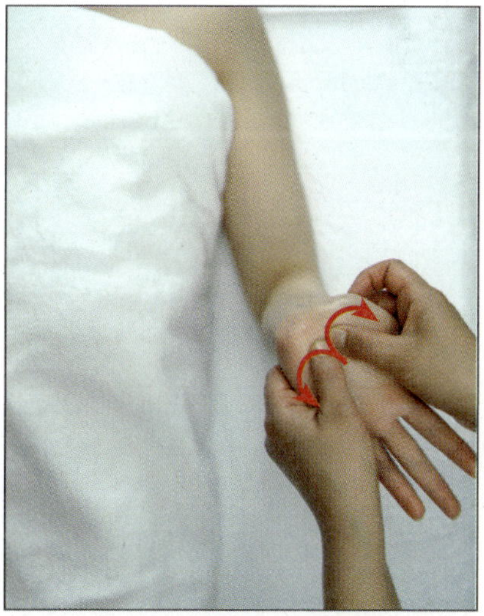

12 손등 전체를 엄지를 이용하여 원을 그리며 쓸어주기 한다.

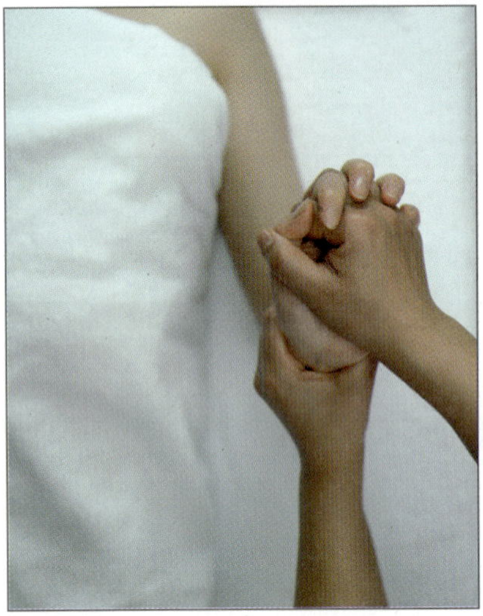

13 손가락 전체를 끼우고 손목을 돌려준다.

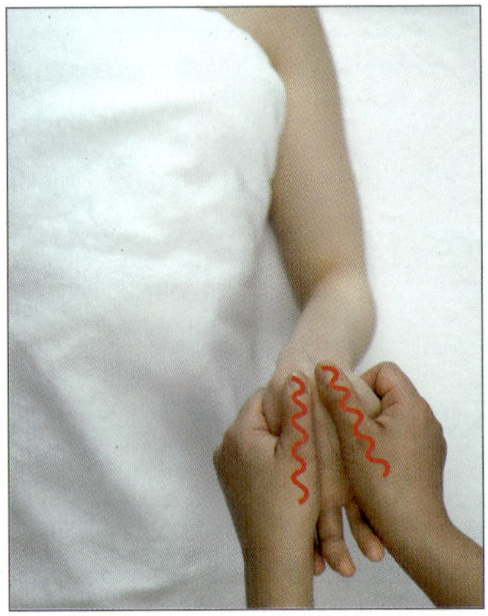

14 손가락을 끼우고 진동(바이브레이션) 한다.

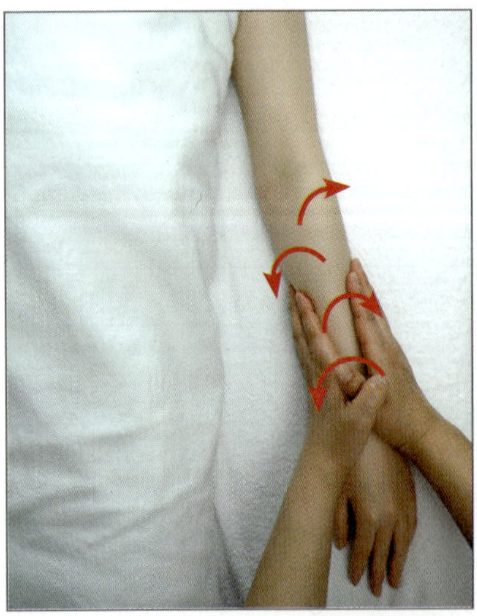

15 두 손 엄지 교차 후 사지를 이용하여 팔 전체를 쓰다듬기 한다(나비모양).

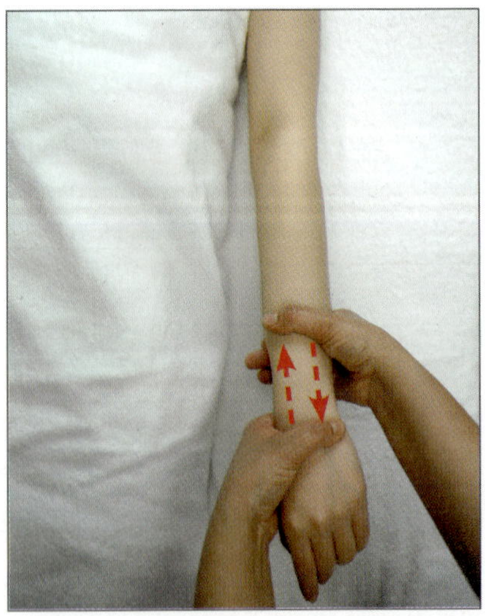

16 한 손으로 손목을 잡고 위아래로 쓸어올려준다.

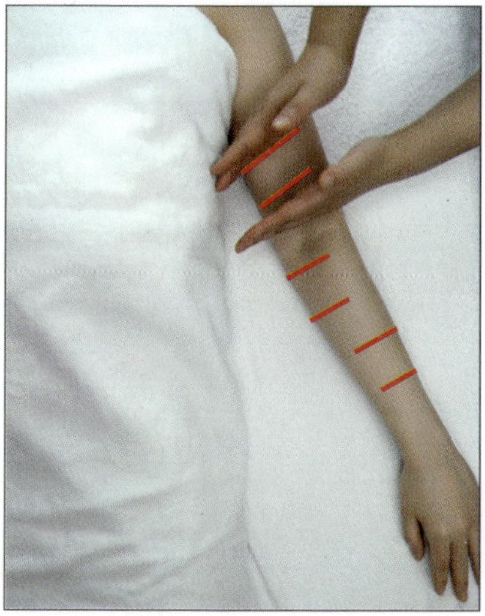

17 두 손의 측면을 이용하여 팔 전체를 가볍게 두드리기 한다.

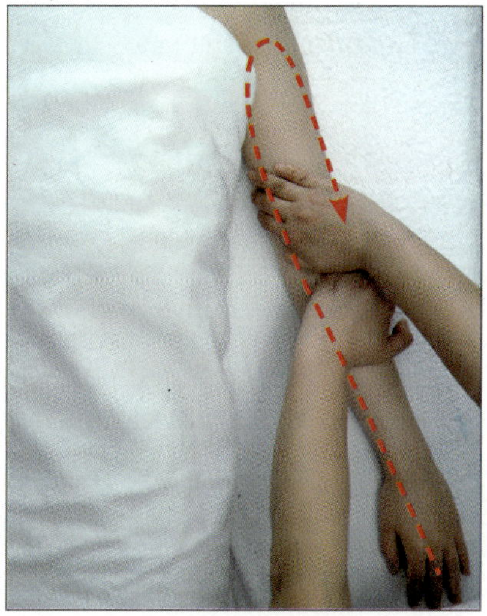

18 팔 부위 전체를 쓰다듬기 한다.

5 하체 관리(다리 후면)

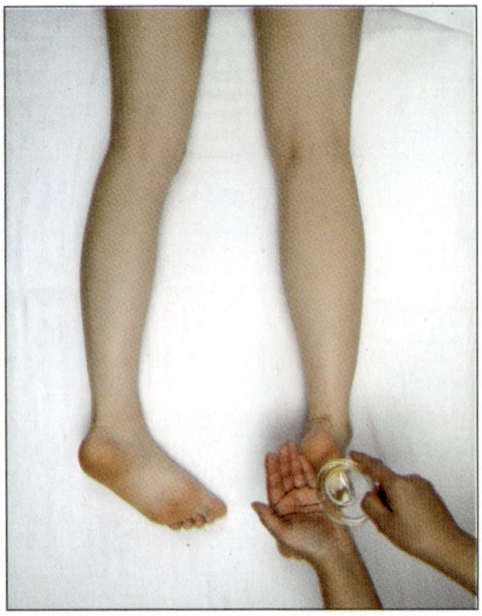

1 손 소독 후 피부유형에 맞게 블렌딩한 아로마오일을 준비한다.

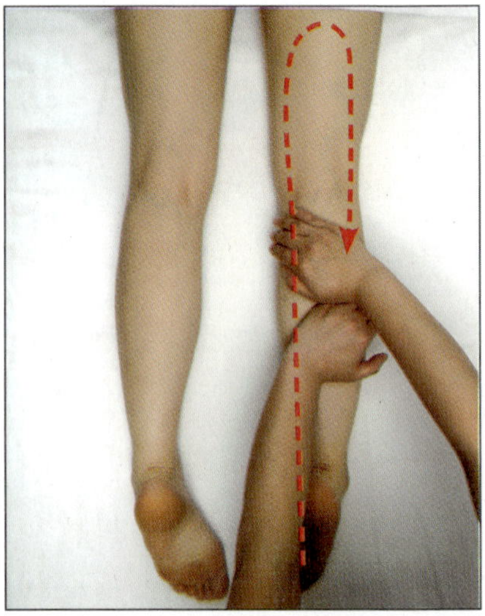

2 발바닥에서부터 다리 후면 부위 전체에 오일 도포 후 쓰다듬기 한다.

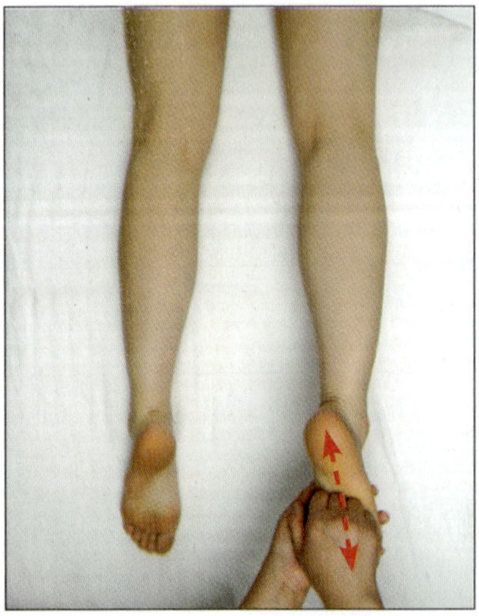

3 주먹을 쥐고 발바닥 전체를 문질러 준다.

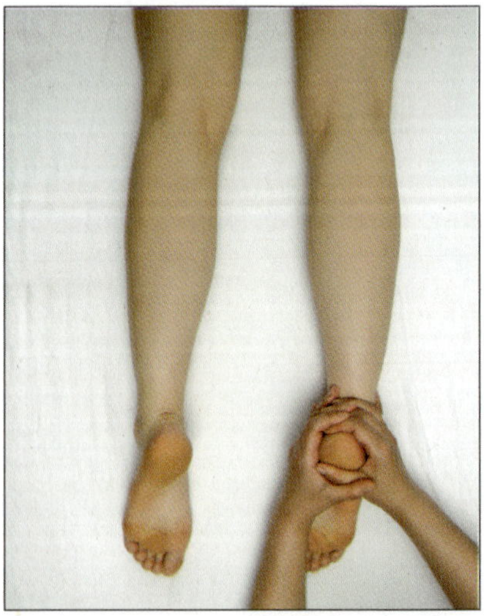

4 발 뒤꿈치 부위를 손으로 감싸고 자극을 준다.

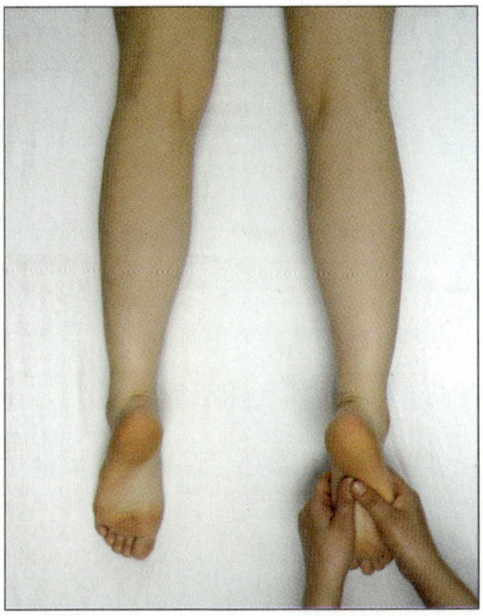

5 발바닥 전체를 손으로 감싸고 쓰다듬기 한다.

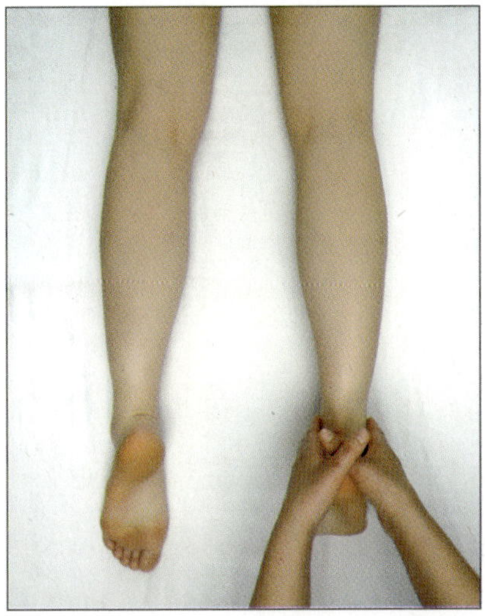

6 족내외과 부위를 두 손끝을 이용하여 원을 그리듯 쓰다듬기 한다.

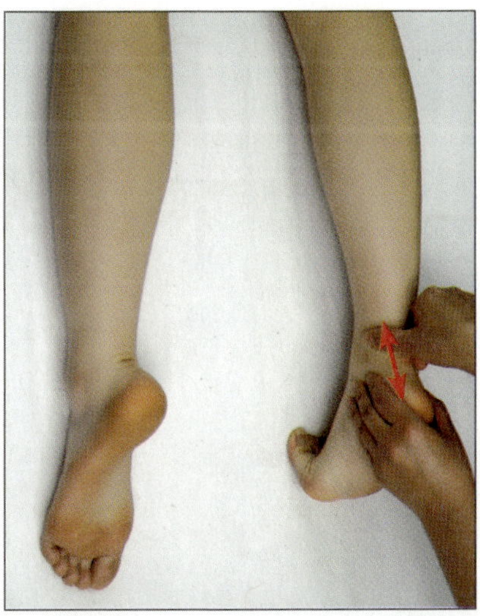

7 발목의 아킬레스건을 충분히 풀어주고 쓰다듬기 한다.

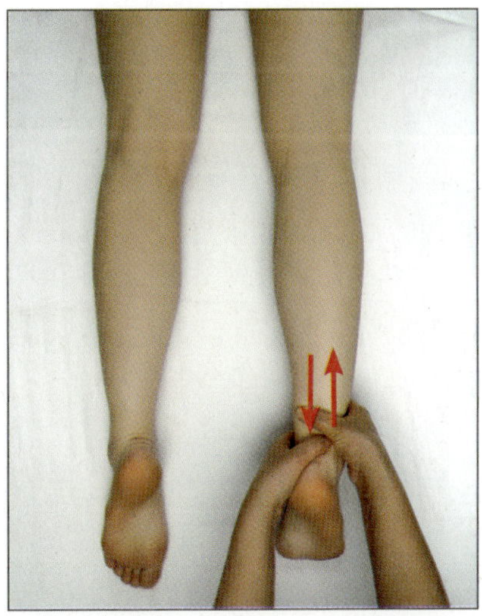

8 발목을 잡고 비틀고 위아래로 쓸어올려 준다.

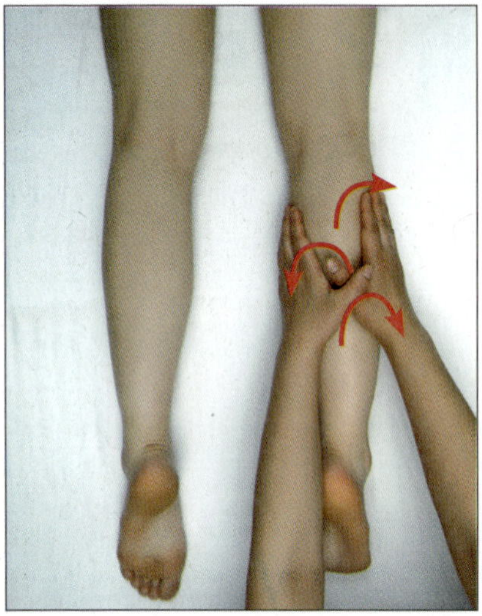

9 두 손을 이용하여 종아리부위를 큰 원을 그리며 쓰다듬기 한다.

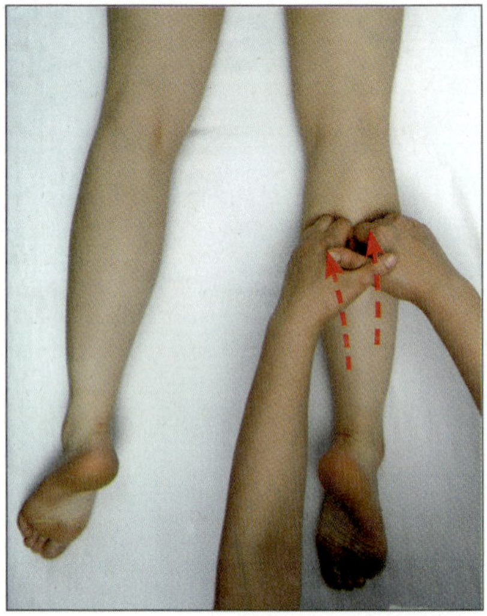

10 종아리 부위를 주먹을 쥐고 압력을 주어 문지르기 한다.

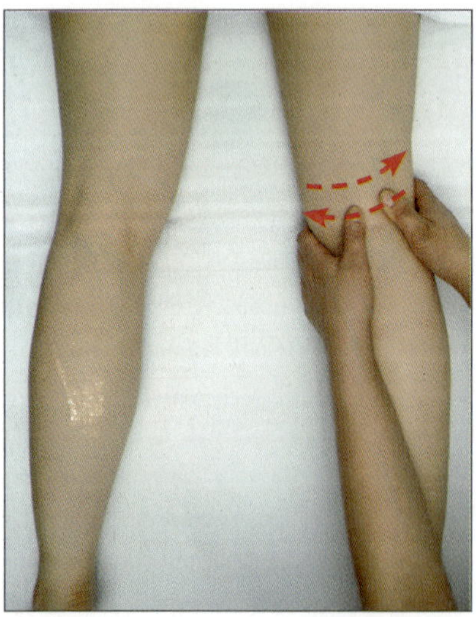

11 뒷무릎(오금) 부위를 엄지를 이용하여 부드럽게 쓰다듬기 한다.

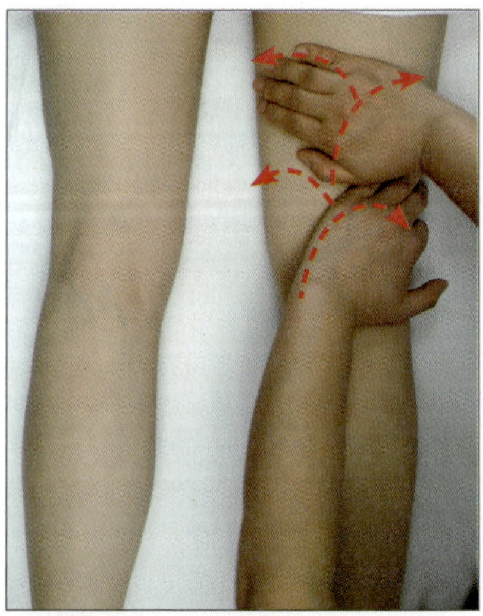

12 두 손을 이용하여 대퇴 부위를 전체를 쓰다듬기 한다.

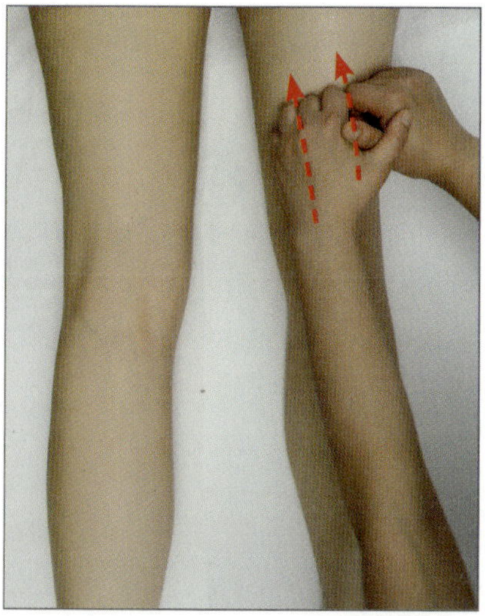

13 대퇴 부위를 주먹을 쥐고 압력을 주어 문지르기 한다.

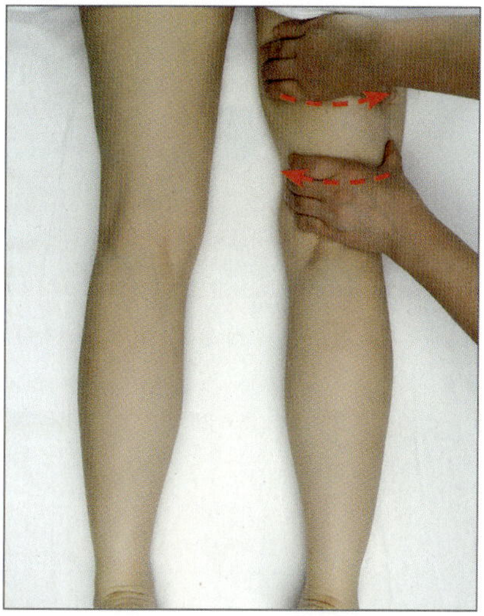

14 대퇴 부위를 비틀어 주무르기 한다.

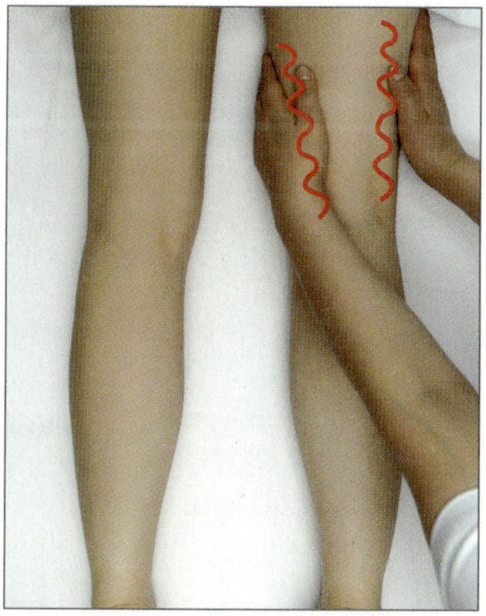

15 대퇴 부위를 두 손 전체를 이용하여 진동(바이브레이션) 한다.

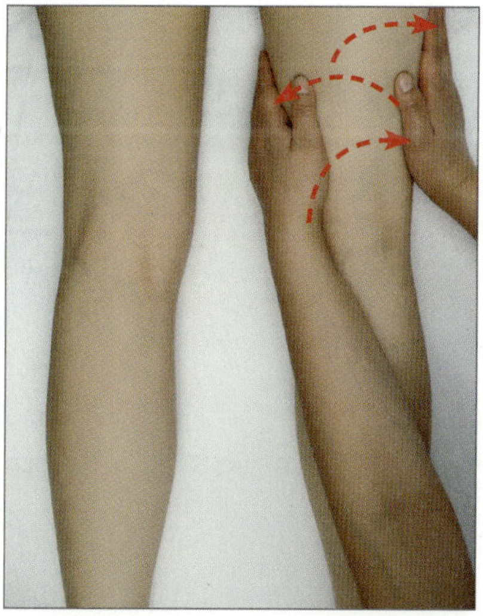

16 대퇴 부위를 엄지를 이용하여 큰 원을 그리며 쓰다듬기 한다.

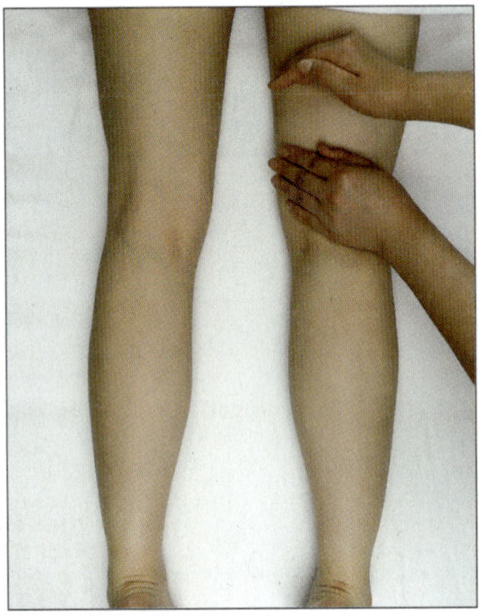

17 다리 뒷면 부위 전체를 손을 오목하게 만들어 토닥토닥 두드려준다.

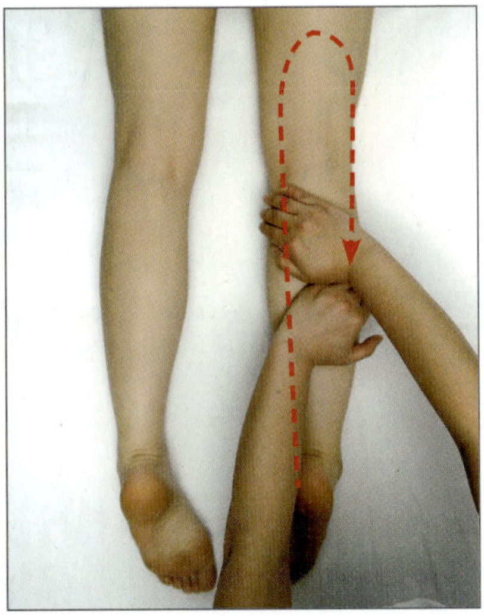

18 다리 뒷면 부위 전체를 쓰다듬기 한다.

6 하체 관리(다리 전면)

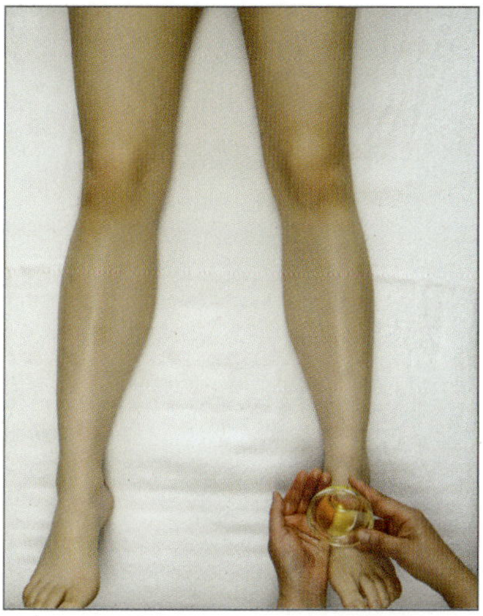

1 손 소독 후 피부유형에 맞게 블렌딩한 아로마오일을 준비한다.

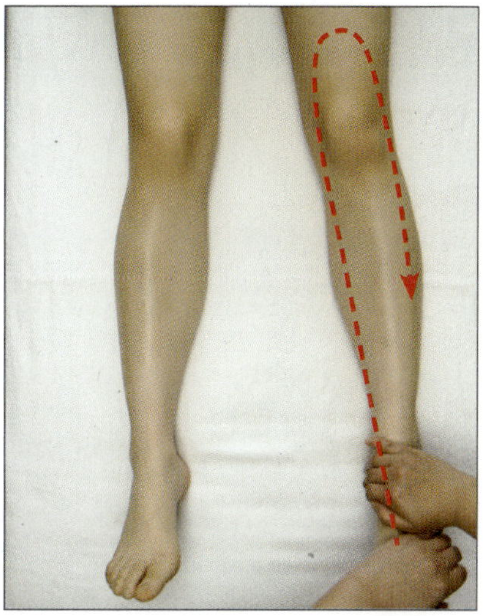

2 발끝에서부터 다리전면 부위 전체를 오일 도포 후 쓰다듬기 한다.

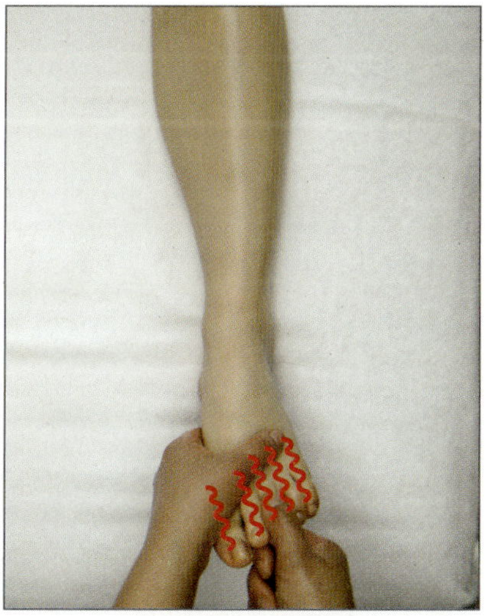

3 발가락 전체를 문지르고 쓰다듬기 한다.

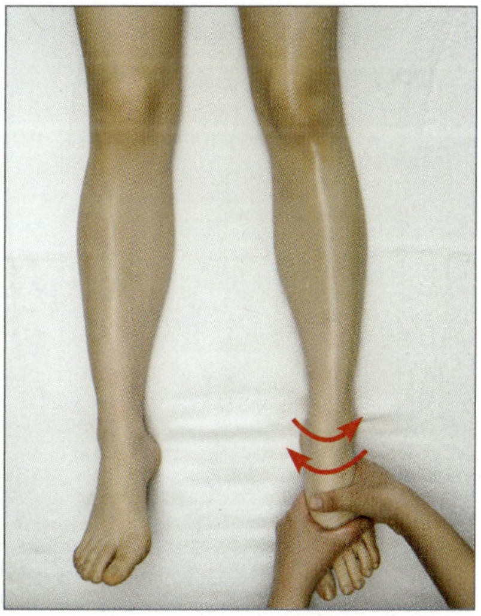

4 발등 부위 전체를 쓸어주고 문지르기 한다.

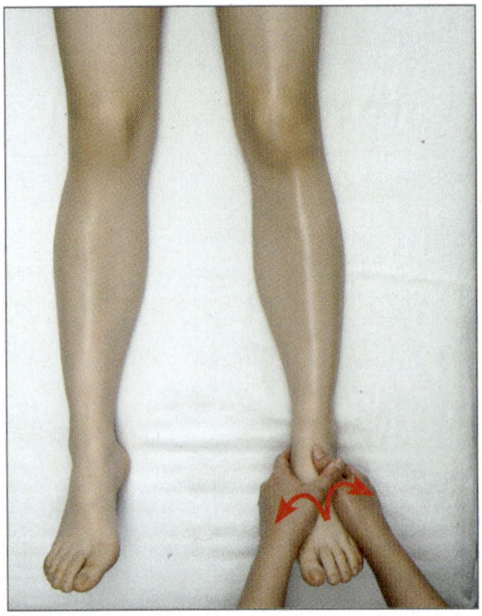

5 발목 부위 전체를 위아래로 쓸어준다.

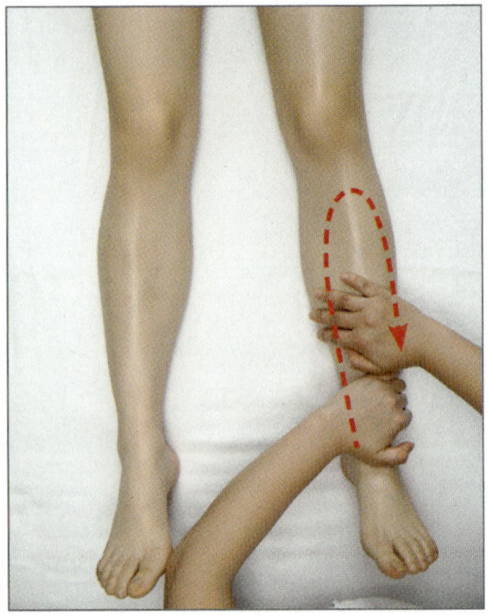

6 슬와부 아래 부위를 두 손을 이용하여 쓰다듬기 한다.

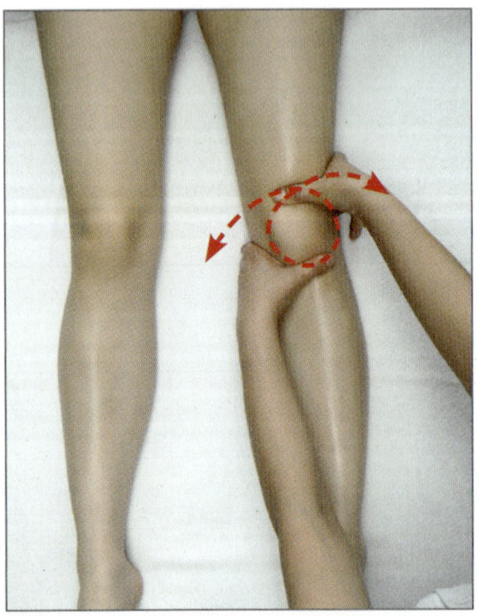

7 슬와부 부위 무릎을 엄지를 이용하여 원을 그리며 문지르기 한다.

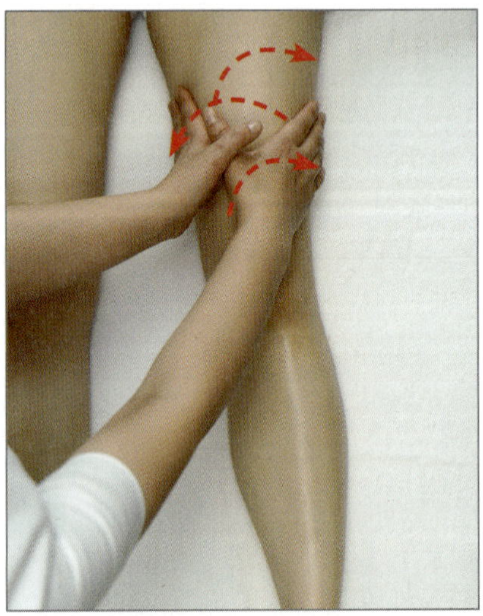

8 대퇴 부위를 두 손을 이용하여 번갈아가며 쓸어주기 한다.

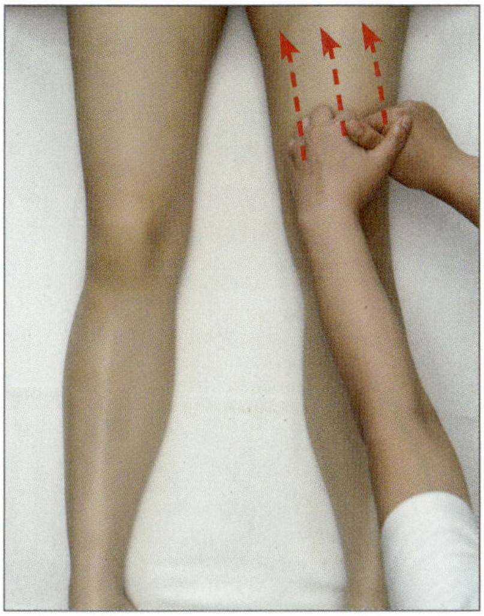

9 대퇴 부위를 주먹을 쥐고 압력을 주어 문지르기 한다.

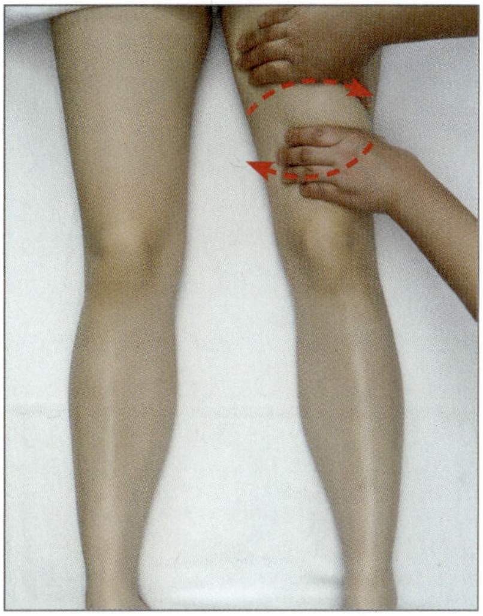

10 대퇴 부위를 두 손바닥을 이용하여 지그재그 반죽하듯 비틀어준다.

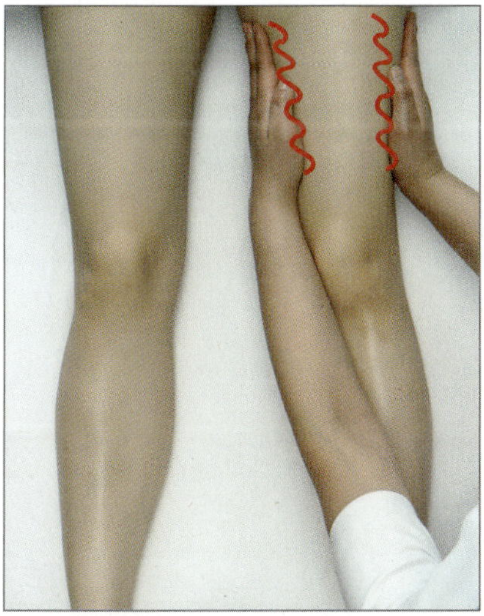

11 대퇴 부위를 두 손바닥을 이용하여 진동(바이브레이션)한다.

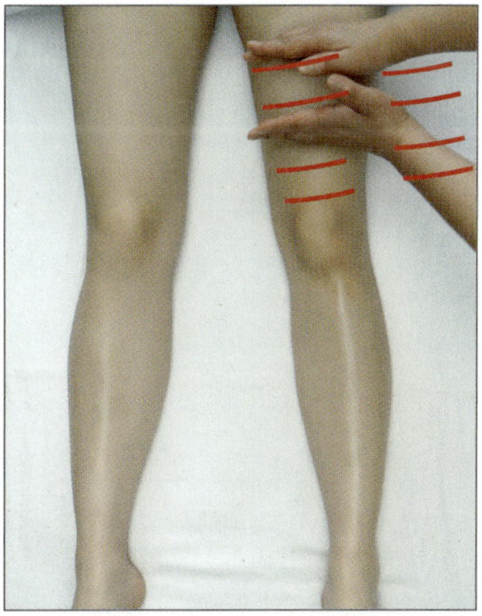

12 대퇴 부위를 두 손을 세워 측면을 이용하여 토닥토닥 두드리기 한다.

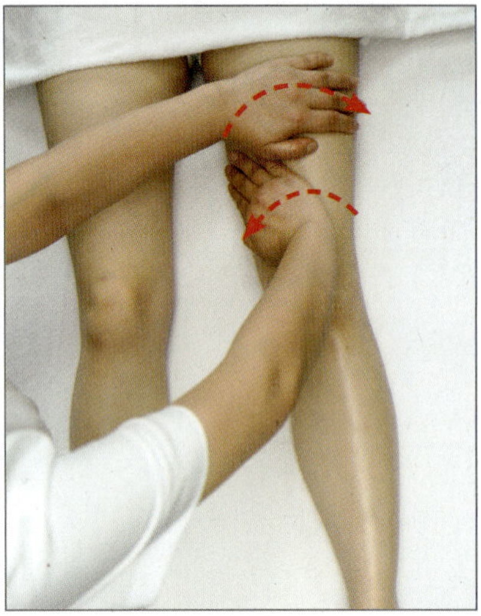

13 두 손바닥을 이용하여 대퇴부 전체를 쓰다듬기 한다.

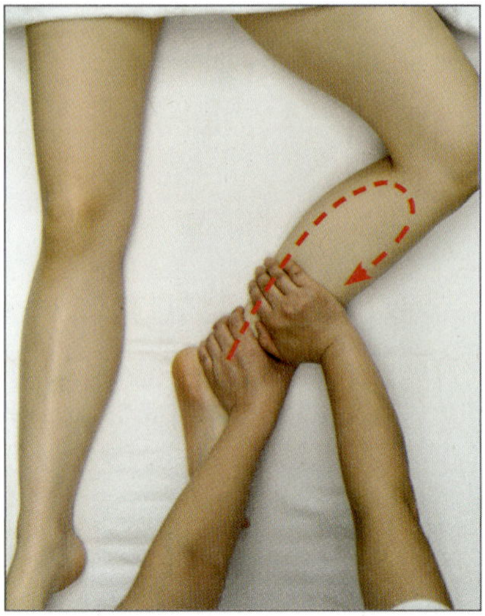

14 다리를 접어서 다리측면 아래쪽 부위를 쓰다듬기 한다.

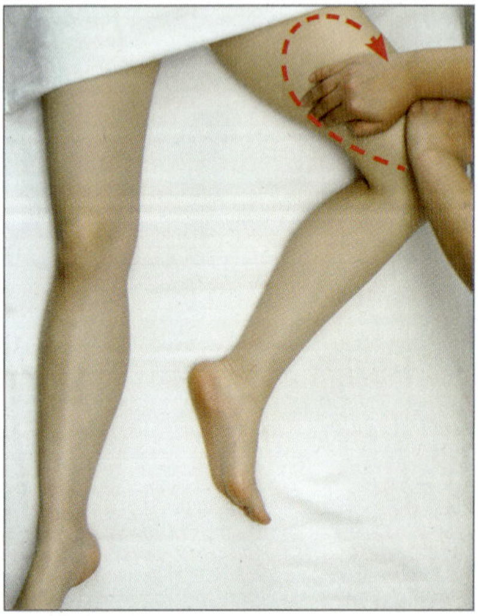

15 다리를 접은 상태에서 대퇴부 안쪽 부위를 부드럽게 쓸어주기 한다.

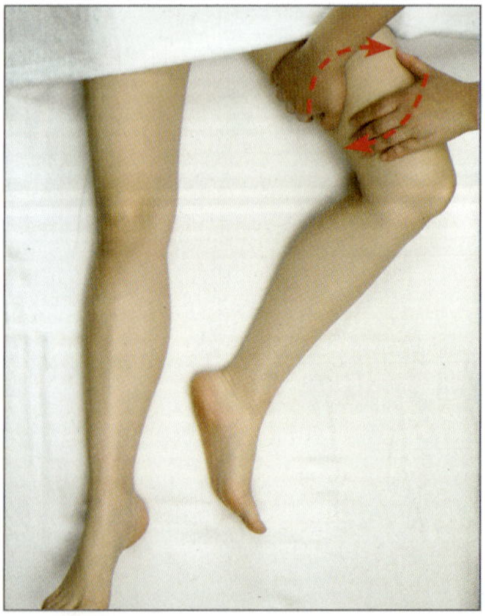

16 다리를 접은 상태에서 대퇴부 안쪽 부위를 비틀듯이 주무르기 한다.

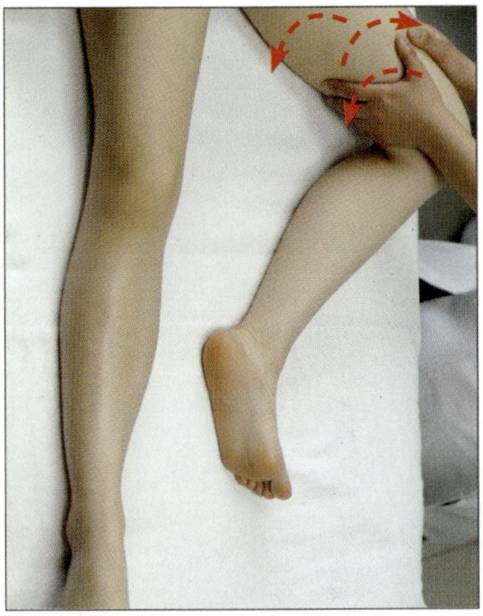

17 다리를 접은 상태에서 대퇴부 쓰다듬기 후 서혜부 방향으로 쓸어 내려준다.

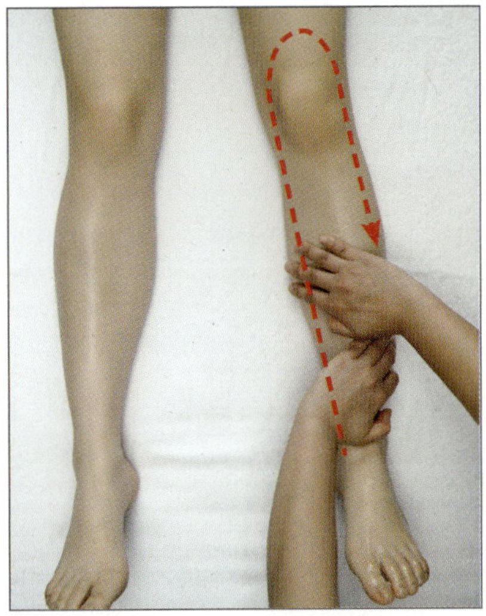

18 다리 앞면 부위 전체를 쓰다듬고 마무리 한다.

Chapter 8

아로마테라피 평가

1 교수 방법

- 피부관리실과 유사한 작업환경의 강의실에서 안전하고 위생적으로 실습이 이루어지도록 준비한다.
- 아로마테라피를 하기 위해 관리에 필요한 아로마오일과 베이스오일 등 제품과 재료를 확인하여 수업이 진행될 수 있도록 준비한다.
- 아로마테라피의 효과를 높이기 위해 관리실 내부에 아로마향초와 아로마오일을 분사하여 흡입할 수 있도록 하고, 아로마 에센셜오일의 성분에 따른 적용 여부를 지도한다.
- 캐리어오일의 목적에 따른 올바른 적용 여부와 아로마오일의 상품별 효능에 따른 적용 여부 그리고 금기사항에 대한 사항들을 학습시킨다.
- 에센셜오일의 원산지와 추출 부위별 특성, 추출 방법 등에 대하여 이해하고 분류할 수 있도록 사진과 실물 등을 활용하여 자세하게 설명하고 학습시킨다.
- 아로마 에센셜오일 제품을 피부유형과 신체 부위, 또는 통증이 있는 상태에 따라 적절한 용량과 올바른 방법으로 블렌딩 할 수 있도록 설명하고 시연한 후 실습에 임하도록 한다.
- 아로마테라피 관리 시에 고객의 표정을 잘 살피며 안정감 있게 관리받을 수 있도록 배려하고 만족감을 높이기 위해 조용한 음악을 준비하여 관리하는 방법을 시연을 통해 지도한다.
- 아로마테라피 관리가 끝난 후 물이나 허브차를 권하여 아로마테라피 관리의 효과를 높일 수 있도록 설명하고 시연한 후 실습하게 한다.

2 학습 방법

- 아로마 에센셜오일의 성분과 그에 따른 적용 여부, 캐리어오일의 목적에 올바른 적용 여부, 아로마 에센셜오일의 상품별 효능에 따른 적용 여부 등을 학습한다.
- 아로마테라피 관리 효과를 높이기 위한 흡입법과 금기사항 등의 아로마테라피 고려사항에 대해 이해한다.

- 아로마 에센셜오일의 원산지와 추출부위, 추출방법 등에 대해 이해하고 에센셜오일의 특성에 대해 설명할 수 있도록 반복 학습한다.
- 캐리어오일의 목적에 따른 올바른 적용 여부와, 아로마오일의 상품별 효능에 따른 적용 여부 등을 학습한다.
- 아로마테라피 관리 제품을 고객 취향과 피부 유형 및 신체 부위에 따라 적절한 용량으로 블렌딩 할 수 있게 올바른 방법과 순서를 이해하고 실습한다.
- 아로마테라피 관리 시 고객의 표정을 살피며 안정감 있게 관리받을 수 있도록 배려할 수 있어야 하며, 관리 후 고객응대를 통하여 고객의 만족도를 확인할 수 있도록 반복적으로 실습하여 숙지한다.

3 평가

1) 평가 준거

- 평가자는 학습자가 수행 준거 및 평가 항목에 제시되어 있는 내용을 성공적으로 수행하였는지를 평가한다.

학습내용	평가항목	성취수준		
		상	중	하
아로마 선택하기	생산지와 보유기간, 보관장소 등을 확인하고 관리할 수 있다.			
	고객의 상태를 파악하여 취향에 맞는 아로마 제품을 선택할 수 있다.			
	선택한 아로마 제품의 효능을 고객에게 설명할 수 있다.			
아로마 블렌딩하기	에센셜오일과 캐리어오일의 종류와 특징을 파악할 수 있다.			
	관리목적과 관리부위에 적절한 용량의 비율로 블렌딩할 수 있다.			
	아로마블렌딩의 유의사항을 파악한 후 사용할 수 있다.			
아로마 테크닉하기	관리부위를 클렌징하고 토너로 피부를 정돈할 수 있다.			
	관리목적에 맞게 블렌딩한 아로마오일을 피부에 도포할 수 있다.			
	5가지 동작을 안배하여 부드럽게 매뉴얼테크닉할 수 있다.			
	아로마테라피 후 흡수효과를 높이기 위하여 고객관리를 시행할 수 있다.			

2) 평가 방법

■ 평가자 체크리스트

학습내용	평가항목	성취수준		
		상	중	하
아로마테라피	관리사의 복장상태 적합성 여부			
	아로마 관리에 적합한 준비사항 수행 여부			
	위생적인 아로마오일 관리 능력			
	적절한 아로마블렌딩 능력			
	유의사항을 준수하여 아로마 관리를 하는지 여부			
	관리시 금속 장식품 착용 여부			

■ 작업장 평가

학습내용	평가항목	성취수준		
		상	중	하
아로마테라피	관리사의 복장상태 적합성 여부			
	아로마 관리에 적합한 준비사항 수행 여부			
	위생적인 아로마오일 관리 능력			
	적절한 아로마블렌딩 능력			
	유의사항을 준수하여 아로마 관리를 하는지 여부			

■ 평가자 질문

학습내용	평가항목	성취수준		
		상	중	하
아로마테라피	아로마 관리 부적용 대상의 이해 여부			
	아로마의 인체 유입경로 이해 여부			
	휘발속도에 따른 에센셜오일 분류 능력			

참고문헌

- 림프드레니쥐 & 아로마, 김광옥 외, 도서출판 성화(2004)
- 림프, 아로마 관리학, 이현화 외, 청구문화사(2003)
- 살바토레의 아로마테라피 완벽가이드, 살바토레 바타글리아, 현문사(2008)
- 아로마테라피, 김연숙 외, 메디시언(2014)
- 아로마테리피, 이치헌 외, 훈민사(2009)
- 아로마테라피, 하병조, 수문사(2006)
- 아로마테라피 이론 및 실기, 김기연 외, 수문사(2008)
- 아로마테라피 솔루션, 베로니카 시블리, 정담미디어(2009)
- 에센스 아로마테라피, 강승연 외, 메디시언(2014)
- 여성을 위한 아로마테라피, 마기 티설랜드, 대원사(2007)
- 피부미용인을 위한 아로마테라피, 오흥근 외, 훈민사(2006)

찾아보기